Adam Wishart

EINER VON DREIEN

Adam Wishart

EINER VON DREIEN

Mein Vater, der Krebs und die Hoffnung der Medizin

Aus dem Englischen von
Karl-Heinz Siber

Verlag C. H. Beck

Titel der englischen Originalausgabe:
One In Three. A son's journey into the history
and science of cancer
Profile Books, London 2006

Satz: Janß GmbH, Pfungstadt
Druck und Bindung: CPI – Ebner & Spiegel, Ulm
Gedruckt auf säurefreiem, alterungsbeständigem Papier
(hergestellt aus chlorfrei gebleichtem Zellstoff)
Printed in Germany
ISBN 978 3 406 57719 2

www.beck.de

Inhalt

Einleitung

Ich klammere mich an Vaters Riesenhand. Mit langen Schritten eilen wir durch London. Ich bin sechs. Ich kriege manchmal einen Fuß auf den Boden, habe aber ansonsten das Gefühl, von seinem Tempo einfach mitgerissen zu werden. Ich trage einen hellgelben Umhang und auf dem Kopf eine Seemannsmütze als Regenschutz. Viele eilige Leute sind unterwegs, um Weihnachtseinkäufe zu machen, und ich nutze jede Pfütze, um sie nass zu spritzen. Vater schimpft mit mir, aber ich weiß, dass er nicht wirklich böse ist: Wir sind ein verschworenes Paar. Wir kommen gerade aus einer Ausstellung in der Royal Academy über irgendeine uralte Zivilisation, wo er mich hoch über die Köpfe der Leute gehoben hatte, damit ich die blitzenden goldenen Schwerter anschauen konnte. Jetzt sind wir irgendwohin unterwegs, wahrscheinlich zu dem Kaffeegeschäft in Soho, denn Vater ist in diesen Dingen höchst wählerisch. Obwohl wir es sehr eilig haben, bleibt er, als wir gerade um eine Ecke biegen, plötzlich stehen, und ich pralle voll auf seinen Kamelhaarmantel, der sich warm und feucht anfühlt. Er ist stehen geblieben, weil er mir eine Geschichte über einen gewissen John Snow erzählen will, dessen Name und Konterfei auf einem Pub-Schild auf der anderen Straßenseite zu sehen ist.

Vor vielen Jahren, sagt Vater, hatte Dr. Snow Hunderte Patienten, die an einer besonders bösartigen Krankheit starben. Da er nicht wusste, welche Ursachen die Krankheit hatte, konnte er sie weder behandeln noch ihren Ausbruch verhindern. Um herauszufinden, was die Patienten gemeinsam hatten, zeichnete er eine Karte von London und markierte die Wohnadressen aller seiner Patienten mit Punkten. Mit einer schweifenden Armbewegung zeigt Vater die Broadwick Street hinunter und erklärt mir, dass in diesem Bereich die Karte fast schwarz vor lauter Punkten war, während weiter weg die Punkte spärlicher wurden. Er fragt mich, was die Gemeinsamkeit der Patienten gewesen sei. Ich kratze mich am Kopf. Dr. Snow wusste es auch nicht, daher ging er zu den Familien und fragte sie über ihre Lebensweise aus. Schwungvoll ausholend, deutet Vater auf eine Stelle, an der früher einmal eine Wasserpumpe gestanden hatte, und sagt, Dr. Snow habe herausgefunden, dass die kranken Leute alle ihr Wasser von dieser Pumpe geholt hatten. Manchen hatte das Wasser so gut geschmeckt, dass sie sogar von weit her gekommen waren. Um die Krankheit zu stoppen, legte Dr. Snow einfach die Pumpe still. Danach wurde niemand mehr krank.

Vater sagt, das sei der Anfang der Epidemiologie gewesen. Ich frage ihn, welche Dämonen Dr. Snow entdeckt habe, aber er lacht nur. Er erklärt mir, es handle sich um die Wissenschaft von den Epidemien, und fügt amüsiert hinzu, das sei eines der Themen in seinen Vorlesungen über Statistik.

Was mein Vater mir über die Cholera-Epidemie von 1854 erzählte, ist meine früheste Erinnerung an sein unermüdliches Bemühen, mir Dinge beizubringen, auch wenn ich sagen muss, dass er mir, rückblickend betrachtet, eine eher mythologisierende und kindgerechte Version der Geschichte auftischte. Doch von da an hörte er nie auf, mir Dinge über Naturwissenschaftler, Mathematiker und Revolutionäre zu erzählen, von Marie Curie bis zu Benjamin Franklin. Von meinen Jugendjahren an entwickelten wir die Gewohnheit, abends lange aufzubleiben und uns, während Mama schon im Bett war, am Küchentisch über diese Dinge zu unterhalten. Wir waren zwei Menschen, die nie über ihre Gefühle sprachen, sondern ein intimes Vertrauensverhältnis über das gemeinsame Interesse an Politik, Geschichte und am Fortschritt der Wissenschaften aufbauten. Er glaubte wohl, dass ich, wenn ich mich in Geschichte auskannte, vielleicht besser durchs Leben kommen würde, denn er selbst hatte die Vergangenheit immer als einen Kompass benutzt, der ihm half, seinen Platz auf der Welt zu finden und zu verstehen.

Solange ich zurückdenken kann, war immer ich derjenige, der schließlich vom Tisch aufstand. Vater schloss dann die Türen ab und schaltete das Licht aus, während ich mich bettfertig machte. Der Schlussteil des Rituals bestand darin, dass er die Tür zu meinem Zimmer gerade weit genug aufmachte, um seinen Kopf durchstecken zu können und mir eine gute Nacht zu wünschen. Danach spitzte ich die Ohren, um zu hören, wie er die letzten Lampen ausschaltete und sich dann zurückzog. Viele Jahre später, als Vater krank wurde, begannen wir erneut, mehr Zeit miteinander zu verbringen, und wir erzählten uns auch wieder Geschichten wie früher, nur dass sie jetzt von den Wissenschaftlern, Ärzten und Patienten handelten, die im Lauf der Jahrhunderte gegen den Krebs gekämpft hatten. Ich suchte nach einem Buch, das wir beide lesen und über das wir dann diskutieren könnten. Es gab Autobiografien berühmter Persönlichkeiten, die gegen eine Krebserkrankung «gekämpft» hatten, doch ich wusste, dass Vater sich dafür nicht interessieren würde. Es gab Ratgeber in Buchform, die grundlegende Informationen bereithielten, aber das Thema nicht in seinen größeren Zusammenhängen behandelten. Dann gab es Bücher, die den Stand der Krebsforschung ausführlich beschrieben, doch gingen sie, wie mir schien, nicht auf das subjektive Erleben eines Krebspatienten ein. Und es gab gelehrte historische Abhandlungen, die es jedoch irgendwie nicht schafften, die Vergangenheit zum Leben zu erwecken.

Auch ohne ein Buch, das ihm als Stütze hätte dienen können, beschäftigte Vater sich intensiv mit den großen Fragen: Warum, zum Beispiel, gab es noch immer kein Heilmittel gegen Krebs? Ich durchforstete Bibliotheken nach Biografien von Forschern, die danach gesucht hatten, und wollte herausfinden, warum sie gescheitert waren. Hin und wieder zeigte Vater mir einen ausgeschnittenen Zeitungsartikel über die neueste genetische Krebstherapie, und ich versuchte dann, mittels meiner neu erworbenen Kenntnisse den Hintergrund auszumalen. Es war wie ein Spiel aus meiner Kindheit, allerdings mit dunklen Anklängen, weil dahinter die Absicht stand, meinem Vater eine Ablenkung vom Blitzgewitter seiner Schmerzen zu verschaffen.

Das vorliegende Buch stellt in dieser Hinsicht den Höhepunkt und Abschluss des gemeinsamen Weges dar. Es erzählt die Geschichte der Krebsbehandlung, von den chirurgischen Lösungen der viktorianischen Zeit bis zu den neuesten Entwicklungen im Bereich der Gentherapie, und es tut dies mithilfe eines Dutzends Kapiteln, die von wissenschaftlichen Kraftakten handeln. Es sind Geschichten beispielsweise von unorthodoxen Ärzten, die nach einem Heilverfahren suchten, obwohl ihre Kollegen sie zu Scharlatanen erklärten, und von Patienten, die um ihr Leben kämpften. Als roter Faden zieht sich durch diese Kapitel ein Abriss der Medizingeschichte, der zeigen soll, wie sich das wissenschaftliche Verständnis der menschlichen Biologie entwickelt hat. Gleichzeitig werfen diese Geschichten einige der grundlegenden Fragen auf, über die Vater und ich uns den Kopf zerbrachen: Was ist die Biologie des Krebses, wie wächst ein Tumor, warum ist er manchmal so schwer zu entdecken, und wie funktionieren und wirken Strahlen- und Chemotherapien?

Vaters Krankheit reflektierte diese historischen Momente. Es gab Zeiten, da offenbarte die Medizingeschichte eine unmittelbare Relevanz für seine eigene Erfahrung. Es gab andere, da schien eine Resonanz zwischen dem Geist dieser oder jener Geschichtsperiode und der Stimmung innerhalb unserer Familie zu schwingen. Die Geschichte der Erkrankung meines Vaters bildet infolgedessen eine Art Kontrapunkt zur Geschichte des Krebses und des Kampfes der Menschen gegen ihn.

Es ist jetzt fast vier Jahre her, seit ich erfuhr, dass Vater krank war, und seit die Angst um ihn Besitz von mir ergriff. Ich wünschte, ich hätte damals gewusst, was ich heute weiß. Denn das Wissen über Krebs, das ich mir aneignete, nahm einigen dieser Ängste ihre Macht.

Als ich mit der Niederschrift dieses Buches begann, war ich der Überzeugung, dass nicht nur die Verbreitung dieser Krankheit zunahm – dass immer mehr Leute daran starben –, sondern dass die Medizin es auch nicht vermocht hatte, ihrer Heilung näherzukommen. Doch je mehr Krebsärzte ich kennenlernte, desto klarer wurde mir, dass das verflossene Jahrzehnt eine historische Phase für die Krebsforschung gewesen ist: Die Sterberaten sind zum ersten Mal zurückgegangen, in Großbritannien, den USA und quer durch Europa, und wir wissen von der Biologie des Krebses heute sehr viel mehr als je zuvor. In den letzten fünf Jahren sind die ersten Behandlungsmethoden, die auf einem Verständnis der genetischen Mechanismen der Krankheit beruhen, auf den Markt gekommen. Viele Ärzte prophezeien daher, dass der Krebs in einigen wenigen Jahrzehnten eine Krankheit ähnlich der Diabetes sein wird, eine, mit der man leben muss, an der man aber nicht mehr stirbt.

Am wichtigsten ist mir, dass dieses Buch mich auf den Moment vorbereitet, an dem die Krankheit vielleicht das nächste Mal zuschlägt – gleich ob der Betroffene ich selbst sein werde, einer meiner Freunde oder ein Mitglied meiner Familie. Ich weiß, dass dies geschehen wird, denn jeder Dritte wird im Lauf seines Lebens Krebs bekommen. Wenn wir die Häupter unserer Lieben, unserer Freunde oder unserer Arbeitskollegen zählen, führt kein Weg an der Einsicht vorbei, dass wir alle auf diese oder jene Weise betroffen sein werden. Und ich habe gelernt, dass eine Mixtur aus Angst, archaischen Vorurteilen und Unwissenheit absolut kein taugliches Mittel zum Umgang mit Krebs ist. Lange genug war diese Krankheit in den Schleier eines gefährlichen Tabus gehüllt; es ist Zeit, diesen Schleier zu lüften.

DER ANFANG **Ausbruch**

Die Krankheit beginnt sich zu regen

Als Kind verfolgte mich die Vorstellung, mein Vater habe nicht mehr lange zu leben. Er hatte zwar die Statur eines Bären – 188 cm groß, kräftig gebaut, auf dem Kopf eine Bürste aus krausem schwarzen Haar –, doch mir kam er stets zerbrechlich vor. Obwohl er mich, als ich noch klein war, hoch über seinen Kopf stemmen konnte, erschien es mir schon damals so, als sei er vom Alter geschwächt; wie ein verfallenes Schloss, dem der Einsturz droht, schien er ständig in Gefahr umzukippen. Vielleicht hatte sich bei mir dieser Eindruck verfestigt, weil Vater so viel älter war als die Väter meiner Freunde. Ihren Höhepunkt erreichte meine Angst, als ich elf war und Vater ein Freisemester nahm und für drei Monate verreisen wollte. In den Tagen vor seiner Abreise gelangte ich zu der Überzeugung, dass er sterben und ich ihn nie wiedersehen würde. Die Fahrt zum Bahnhof war daher in meiner Vorstellung mein letztes Zusammensein mit ihm. Anstatt mit ihm unverbindlich zu plaudern, begann ich daher, im Innenspiegel des Autos seine Hautfalten und seine Augen zu mustern. Wie ein Kartograf teilte ich sein Gesicht in Abschnitte ein und bemühte mich in einem verzweifelten Versuch, seine Physiognomie in meinem Gedächtnis zu bewahren, mir jede Kontur und jedes Fleckchen auf seiner Haut einzuprägen. Bis zum heutigen Tage passiert es mir, dass, wenn ich diese bestimmte Wegstrecke fahre, Schnappschüsse seines Gesichts vor meinem geistigen Auge aufblitzen.

Ich hatte nie Vorahnungen dieser Art in Bezug auf meine Mutter; in ihrem Wesen gibt es nichts, das an Sterblichkeit gemahnt hätte.

Meine Sorgen um Vater wurden nicht geringer, als ich älter wurde. Wenn er mir von der Haustür aus nachwinkte, wenn er losmarschierte und in die Menschenmenge einer Londoner Straße eintauchte oder wenn sein Zug den Bahnhof verließ und sein Gesicht sich in der Ferne verlor, fragte ich mich oft, ob ich ihn zum letzten Mal gesehen hatte. Eine Geste verkörperte, wie es mir schien, auf ganz besondere

Weise meine Vorstellung davon, wie er sich von der Welt verabschieden würde: Oft streckte er, wenn er auf dem Sprung zur nächsten Verabredung im Eilschritt davontrabte, den Arm nach oben und winkte adieu, ohne zurückzublicken. Viele Jahre lang dachte ich jedes Mal, wenn er das tat, es werde wohl meine letzte Erinnerung an ihn sein.

✦

Der Krebs war schon immer ein Begleiter der Menschheit. Als vor über einer Million Jahren in der afrikanischen Savanne der erste Mensch aufrecht ging, litt er oder einer aus seinem Stammesverband an Krebs: Ein versteinerter Kieferknochen, der 1932 bei Nairobi ausgegraben wurde, weist eine Schädigung auf, die viele für die Folge eines bösartigen Tumors halten; der Besitzer des Knochens war entweder ein *Australopithecus* oder ein *Homo erectus*, die beide einer sehr frühen Entwicklungsstufe der Menschheit angehören. Auch bei ägyptischen Mumien hat die Krankheit ihre filigranen Spuren hinterlassen, desgleichen an einem 2400 Jahre alten Inka-Leichnam und an Menschenköpfen aus der Bronzezeit. Einer der ältesten erhaltenen Texte, eine ägyptische Schriftrolle, die ungefähr aus dem Jahr 1600 v. Chr. stammt und als Ebers-Papyrus bekannt ist, beschreibt ein von großen unschönen Tumoren entstelltes Bein. Tausend Jahre später berichteten ayurvedische Medizinbücher aus Indien über Mund- und Rachentumore und über Methoden zu ihrer Heilung. Spätestens um 400 v. Chr. lagen Schriften griechischer Ärzte über Tumore der Brust, des Magens, der Haut, der Halswirbel und des Dickdarms vor. Als Gattungsbegriff für diese Gruppe von Krankheiten wählten sie das griechische Wort für Krebs, *carcinos* (von dem sich Begriffe wie «Karzinom» ableiten), offenbar weil manche Tumore, insbesondere solche der Brust, harte Wucherungen auf der Haut ausbilden, von denen hervortretende Blutadern ausgehen, die an Krebsbeine erinnern. (Der englische Begriff *cancer* geht auf das lateinische Wort für Krebs zurück.)

Obwohl der Krebs also schon in der Antike erkannt und klassifiziert wurde, war er jahrtausendelang nur für einen winzigen Prozentsatz aller Todesfälle verantwortlich; sehr viel mehr Menschen starben an Blattern, der Pest und einer Vielzahl unidentifizierter Infektionen. In einer Zeit, in der die durchschnittliche Lebenserwartung bei etwa dreißig Jahren lag, lebten nur die wenigsten lange genug, um einen lebensbedrohlichen Tumor zu entwickeln – heute treten zwei Drittel aller Krebserkrankungen ab dem 65. Lebensjahr auf. Dazu kommt, dass viele tödliche Krebserkrankungen unerkannt blieben, weil den Ärzten der Antike das Instrumentarium für eine Untersuchung innerer Organe fehlte: Leichenöffnungen wurden oft unterlassen, weil sie mit vorherrschenden abergläubischen Dogmen über die Unantastbarkeit des menschlichen Körpers kollidierten. So kam es, dass der Krebs kaum Eingang in die Kultur oder Vorstellungswelt der Antike fand.

«Warum sich diese Symptome entwickeln, wissen nicht einmal die Ärzte selbst, geschweige denn die Massen», schrieb der berühmteste Mediziner des römischen Zeitalters, Galen, 165 n. Chr. zum Thema Krebs. «Die Ärzte stellen auch keine systematischen Forschungen an, sie verkünden einfach, was sie glauben.» Galen war bekannt als Leibarzt des Kaisers Marc Aurel und berühmt dafür, dass er lebende Schweine öffentlich sezierte (die so lange quiekten, bis er ihnen mit theatralischer Geste den Kehlkopfnerv durchschnitt). Galen war aber auch der fruchtbare Autor einer ganzen Reihe von Arbeiten, in denen er die Ideen des Hippokrates und anderer griechischer Ärzte erläuterte, verfeinerte und weiter ausarbeitete. Er gelangte jedoch nie zu einer eindeutigen Definition des Krebses und brachte die Merkmale und Symptome von Tumoren mit denen aller möglichen anderen Krankheitsbilder wie Hämorriden, Unterleibsgeschwülsten oder Zysten durcheinander. Als er schließlich eine Charakterisierung des Krebses versuchte – «Schwellungen, die widernatürlich sind und den ganzen Körper oder irgendwelche Teile davon in Mitleidenschaft ziehen» –, war sie so allgemein, dass sie nichts aussagte.

Auch über den Mechanismus der Krebserkrankung hatte Galen eher verworrene Vorstellungen, glaubte er doch, alle Krankheiten bzw. Heilungen würden durch die Wechselwirkung der vier Körpersäfte verursacht: Blut, Schleim, gelbe und schwarze Galle. Dies war die vorherrschende Theorie seiner Zeit. Tumore bildeten sich und wuchsen, vermutete er, wenn die schwarze Galle, verantwortlich für den melancholischen Gemütszustand, faul wurde und stagnierte. Er stellte die These auf, dies könne passieren, wenn die Milz – das Organ links vom Magen und unter dem Zwerchfell – ihre Aufgabe nicht mehr erfüllte, das Blut von Nahrungsgiften zu reinigen. Ägypter hatten nach seiner Ansicht ein besonders hohes Erkrankungsrisiko, weil sie sich von Eselfleisch ernährten. Galen vermutete des Weiteren, dass hohes Lebensalter ein Risikofaktor sein könne: Wenn das lebhafte Blut der Jugend zähflüssig und schal würde, widersetze sich die schwarze Galle älterer Frauen der natürlichen Ausscheidung und sammle sich in den Brüsten. Galen empfahl eine Veränderung des Speisezettels zugunsten blutlosen weißen Fleisches, dazu Aderlasse durch Ansetzen von Blutegeln. Äußerlich sichtbare Tumore behandelte er durch Auftragen von Kohlenteer und ätzenden Salben. Tumore, die tief im Körperinneren saßen, wurden zumeist nicht entdeckt, und solche, die an der Wirbelsäule ansetzten, behandelte man gar nicht erst, aus Angst, den Patienten schwere Schädigungen zuzufügen.

«Ich habe für die Medizin so viel getan wie Trajan für das Römische Reich, als er Brücken baute und Straßen durch Italien», rühmte sich Galen einmal, und tatsächlich beherrschten seine Ideen ein Jahrtausend lang die byzantinische Welt (auch nach ihrem Übergang zum Islam) und die großen ärztlichen Schulen Norditaliens. Noch in der Renaissance wurden seine Schriften in mehr als 500 Ausgaben neu verlegt. Natürlich waren viele von Galens Theorien falsch; zu sehr ließ er seine Arbeit von der römischen Lehre beeinträchtigen, der zufolge der menschliche Körper sakrosankt sei und nicht in seiner Totenruhe gestört werden dürfe. Es fehlte ihm daher an Kenntnissen aus erster Hand über die einfachsten humanbiologischen Mechanismen. Die einzigen Einblicke in die menschliche Anatomie eröffneten in seiner Zeit die Wunden von Gladiatoren, die inspiziert werden konnten, solange die Männer noch lebten.

Ungeachtet dieser Beschränkungen hallen Echos der Lehren Galens bis in unsere Zeit nach: Der falsche, aber überraschend weitverbreitete Glaube zum Beispiel, Melancholie könne Krebs auslösen, lässt sich auf die antike Vorstellung zurückführen, melancholische Körpersäfte seien ein ursächlicher Faktor. Galen empfahl übrigens auch den Ärzten, am Krankenbett förmlich und bestimmt aufzutreten, da dies das beste Mittel sei, das Vertrauen des Patienten zu gewinnen – in vielen Krankenzimmern und Arztpraxen wird dieser Rat bis heute befolgt. Es bedurfte erst der frei denkenden Köpfe des Zeitalters der Wissenschaftsrevolution, um in der Medizin, wie anderswo, die falschen Vorstellungen der Antike zu korrigieren.

✦

Meine lebenslange Angst um die Gesundheit meines Vaters hatte ihren Grund teilweise in seiner Unfähigkeit, in seinem Körper irgendetwas anderes zu sehen als ein ziemlich unnützes, unzweckmäßig konstruiertes Transportmittel für sein Gehirn. Ohne je einen Gedanken an seine Körperlichkeit zu verschwenden, nahm er zum Beispiel Nahrung fast nie aus einem anderen Grund zu sich, als weil ihn danach gelüstete; er trieb keinerlei Sport, rauchte hin und wieder, meiner protestierenden Mutter zum Trotz, eine Zigarre und trank Rotwein in exzessiven Mengen. Trotz alledem funktionierte sein Körper brav weiter, abgesehen von einer Episode, die ich im Alter von etwa acht Jahren erlebte: Aus meinem Fenster im oberen Stock beobachtete ich, wie Sanitäter meinen Vater, schreiend und sich windend vor Rückenschmerzen, zum Ambulanzwagen trugen. Bald darauf war er aber wieder gesund.

Von der Last befreit, über seinen Körper nachdenken zu müssen, konnte Vater sich darauf konzentrieren, sein Denken zu entwickeln. Obwohl es sein Beruf war, an der Universität Birmingham Statistik zu lehren, zog er es vor, seinen Studenten etwas über romantische Dichter, griechische Philosophen und große Denker des 18. Jahrhunderts zu erzählen und damit ihre Fantasie auf Trab zu bringen. Er war der Meinung, diejenigen, die einfach nur das Semesterpensum lernen wollten, täten besser daran, die Fachliteratur zu lesen. Nach seinem Rückzug aus dem Lehrbetrieb hatte er die wissenschaftliche Statistik zugunsten eines breiten Spektrums anderer Themen an den Nagel gehängt: Oper, Geschichte und ägyptische Hieroglyphen, um nur einige zu nennen.

Seine größte Leidenschaft war es, schöne Streitschriften und Ephemera zu drucken. Über Jahre hinweg füllte sich die Familiengarage mit sperrigen gusseisernen Druckmaschinen und die Dachkammer darüber mit Hunderten Kartons und Kisten, in denen sich winzige Blei- und riesige Holzlettern befanden, manche 30 cm hoch. Als Kind saß ich oft auf der Werkbank und schaute ihm zu, wie er die Lettern von Hand setzte, die Walze mit Tinte bestrich und die Papierbögen in die Druckmaschine einfädelte, die wie ein alter Güterzug ratterte. Besonders stolz war er auf *Diseases of Printers*, ein 16-seitiges Pamphlet; es war ein Auszug aus einem Buch, das ein gewisser Bernardino Ramazzini, der Begründer der Lehre von den Berufskrankheiten, im Jahr 1700 veröffentlicht hatte. Dieser spezielle Teil des Werks befasste sich mit den diversen Beschwerden, die typischerweise bei den «Bediensteten der Republik der Buchstaben» auftraten. Auf der letzten Seite fand sich die nicht gerade originelle Empfehlung Ramazzinis, Drucker, die von einer akuten Krankheit befallen würden, müssten «mit Heilmitteln behandelt werden, die ihrem besonderen Fall angemessen sind».

✦

Die ersten Wurzeln der wissenschaftlichen Heilkunst und damit der Erkenntnisse, die letzten Endes die Grundlage aller Krebstherapien bilden, wurden in der zweiten Hälfte des 16. Jahrhunderts gepflanzt, als Anatomen menschliche Leichen zu sezieren begannen und Form und Struktur aller inneren Organe beschrieben und zeichneten. Die erste bedeutsame Errungenschaft dieser naturwissenschaftlichen Revolution war ein 1628 veröffentlichtes Buch, in dem William Harvey die Zirkulation des Blutes durch den Körper und die Funktion der beiden Herzkammern beschrieb. Bald darauf kamen andere Forscher einem Verständnis des lymphatischen Systems näher, eines weitverzweigten Röhrensystems, in dem eine farblose wässerige Flüssigkeit namens «Lymphe» und eine Reihe von Drüsensekreten transportiert werden. Entdeckungen in Bezug auf die Verdauung und die Arbeitsweise des Nervensystems folgten rasch nach. Die Vorstellung vom menschlichen Körper als einem integrierten physikalisch-chemischen Apparat setzte sich langsam im Denken der Wissenschaftler fest.

Die Fortschritte im anatomischen Wissen hatten jedoch kaum unmittelbare Auswirkungen auf die Behandlung des Krebses, wie überhaupt die schönsten Kupferstichdarstellungen der menschlichen Anatomie kaum eine Erklärung dafür lieferten, wie Krankheiten ausbrechen, sich entwickeln und zum Tode führen konnten. Nach wie vor war die Zahl der krebsbedingten Todesfälle sehr gering. Andererseits waren manche Tumore so ungewöhnlich, dass beispielsweise 1669 die Familie eines Mädchens namens Elizabeth Trevers aus der Grafschaft Dorset, einer braunhaarigen jungen Frau mit «anmutigem Gesicht», Tausenden Fremden erlaubte, einen Blick auf die enorm vergrößerte Brust des Mädchens zu werfen – ein Bericht darüber wurde der Royal Society in London unterbreitet. Bernardino Ramazzini erwähnte in seinem 600-Seiten-Wälzer über Berufskrankheiten, der 1700 erschien, den Krebs nur ein einziges Mal, indem er feststellte, er befalle häufig die Brüste von Nonnen: «Man wird kaum einen Nonnenkonvent finden, der nicht diese verfluchte Pest, den Krebs, unter seinem Dach birgt.»

Das ganze 17. Jahrhundert hindurch blieb der Krebs ein seltenes Leiden älterer Frauen, neue Vorschläge zu seiner Heilung gab es praktisch nicht. Man behalf sich mit alten Methoden: Tumore wurden mit Breiwickeln, Wegerich- oder Tabakblättern, Arsenpaste, Saft aus den Blättern des Schwarzen Nachtschattens oder mit Blei- und Quecksilbertinkturen behandelt. Bei schweren Magengeschwüren versuchten es die Ärzte mit faulen Äpfeln, Froschlaich, frischem Kalbs- oder sogar Taubenfleisch, aus dem lebenden Tier herausgeschnitten. Eine populäre Behandlungsmethode bestand darin, dass man Flusskrebse oder Krabben auf einen äußeren Tumor schichtete, getreu der Vorstellung, die Natur selbst suggeriere die wirksamste Behandlung – eine weitverbreitete Überzeugung, die in Büchern wie Nicholas Culpepers *The English Physician Enlarged* von 1653 große Verbreitung fanden.

Eine operative Entfernung von Tumoren wurde selten in Betracht gezogen, weil sich an den Schnitträndern Wundbrand und Gewebefäule bildeten. Doch wenn alle anderen Mittel versagten, war auch der Griff zum Skalpell eine Option. Der Chirurg sollte in diesem Fall, so der Rat eines medizinischen Lehrers, «standfest sein und sich von den Schreien des Patienten nicht beirren lassen». Ein holländischer Tüftler erfand ein Gerät, das an einen überdimensionalen Zigarrenschneider erinnert, bestehend aus zwei halbrunden Backen aus gutem Stahl, die die weibliche Brust fixieren sollten, während ein sichelartiges Messer sie in einer kreisenden Bewegung abschnitt – mit der wahrscheinlichen Folge, dass eine klaffende und blutende Wunde zurückblieb, die große Gefahr lief, brandig zu werden. Kaum verwunderlich, dass dieses Instrument nie ein Bestandteil des gängigen chirurgischen Arsenals wurde.

✦

Vater litt schon drei Wochen an einem beständigen Schmerz – der als dumpfes Pochen angefangen und sich zu einem messerscharfen Bohren entwickelt hatte –, als er mir zum ersten Mal davon erzählte. Sein Arzt hatte ihm schmerzstillende Medikamente verschrieben und einen Röntgentermin für ihn gemacht. Vollbeschäftigt, wie er mit seinen 72 Jahren noch war, hielt er die Sache für ein unbedeutendes Ärgernis und erwähnte die Schmerzen nur beiläufig während eines Telefonats.

Als ich einige Wochen später anlässlich eines Sonntagsessens nach Hause kam, fand ich Vater in der Küche, wo er tatkräftig Gemüse klein schnitt. Es war Mitte April 2002. Er stand gebeugt da, die Schultern waren etwas gekrümmter als sonst, und sein Kopf wirkte wie eingezogen. Anstatt in der Küche umherzuwirbeln, wie er es gewöhnlich tat, lehnte er auf einer Stehhilfe, und als ich ihn fragte, wie es ihm gehe, sagte er, er habe leichte Rückenschmerzen. Ich führte diese darauf zurück, dass er seit Jahren große Kästen voller Bleilettern umherschleppte, um seinem Druckhobby zu frönen. Erst während des Essens wurde mir klar, wie schlimm seine Schmerzen sein mussten, denn er war nicht einmal in der Lage, die Pfanne oder einen Teller zu heben. Er erzählte, dass er in den letzten Tagen nicht mehr im Liegen habe schlafen können und mehrere Nächte, mehr schlecht als recht schlafend, im Lehnsessel verbracht habe. Auf die Ergebnisse der Röntgenaufnahmen wartend, hatte er schaufelweise Schmerzmittel eingenommen. Als seine Schwester Helen von seiner Selbstmedikamentierung erfuhr, machte sie, die selbst Ärztin ist, ihn darauf aufmerksam, dass er nahe daran war überzudosieren.

✦

Ein wenig sichtbarer wurde der Krebs um die Mitte des 18. Jahrhunderts. Um 1750 öffnete im französischen Reims das erste ausschließlich der Krebsbehandlung gewidmete Krankenhaus seine Pforten, finanziert vom Kardinal der örtlichen Kathedrale – vielleicht lag ihm die ärztliche Versorgung seiner Nonnen am Herzen. Doch die Medizin hatte zu jener Zeit Krebskranken noch wenig zu bieten, ungeachtet der großen Erkenntnisfortschritte in anderen Wissensgebieten, etwa in der Astronomie oder in der Lehre von den Eigenschaften der Gase. Grundlegende Fragen waren nach wie vor unbeantwortet: Worin unterschied sich der Krebs von anderen Schwellungen, beispielsweise der Lepra? War ein Tumor ein Symptom für eine Fehlfunktion des Körpers als Ganzen oder etwas, das nur einzelne Organe befiel? Und die wichtigste Frage: Was war seine Ursache? Der Mangel an gesicherten Erkenntnissen wurde durch Spekulationen kompensiert. Eine Theorie, die aus dem 16. Jahrhundert stammte und in ganz Europa breiten Anklang fand, besagte, Tumore würden durch «Übersäuerung» ausgelöst, eine Vermischung ungesunder Chemikalien im Blut. Ein Arzt war von der Richtigkeit dieser Theorie so überzeugt, dass er sich ein Stückchen von einem herausgeschnittenen Brusttumor auf die Zunge legte, um dessen hohen Säuregrad zu demonstrieren. Andere glaubten, ein Tumor sei die Folge eines körperlichen Traumas, und ein prüder Mediziner stellte die These auf, die unzüchtige Berührung der weiblichen Brüste könne die Krankheit auslösen. Manche vertraten die Ansicht, Lebensverdruss oder ein Schock seien die Ursache.

Erste Strahlen der Aufklärung zeigten sich am Horizont, als 1761 Battista Morgagni, ein 80-jähriger Professor der Anatomie an der Universität Padua, sein Buch *De sedibus et causis morborum* veröffentlichte. Gestützt auf die Ergebnisse von über 700 Autopsien, legte der Autor den Zusammenhang zwischen bestimmten Krankheiten und der Degenerierung bestimmter Organe dar. Er gliederte sein Buch in vier Teile, die sich respektive mit Erkrankungen des Kopfes, der Brustregion, des Bauches sowie mit inneren, chirurgisch zu behandelnden Erkrankungen befassten. Er schilderte detailliert die Fallgeschichte jedes Patienten und setzte sie in Beziehung zu den Autopsieergebnissen. Eine seiner Beobachtungen besagte etwa, dass bei einem Patienten, der einem Herzfanfall erlegen war, die Autopsie Verklumpungen in den herznahen Blutgefäßen offenbart hatte, und er konnte zeigen, dass bei einem Schlaganfall Veränderungen in den Blutgefäßen des Kopfes (nicht in der Gehirnsubstanz selbst) vorlagen. Zwar schrieb Professor Morgagni wenig über Krebs, doch hatte er eine neue wissenschaftliche Methode entwickelt, um den Fortgang von Krankheiten rekonstruieren zu können: die Pathologie. Indem er das Augenmerk der Mediziner von den äußerlichen Symptomen auf krankhafte Veränderungen innerer Organe verlagerte, schuf er ein Werkzeug, das ebenso bahnbrechend war wie Galileos Fernrohr, das den Zugang zum Himmel geöffnet hatte.

✦

Am Tag nach dem sonntäglichen Mittagessen mit Vater schickte ich ihm Listen von Chiropraktikern und Osteopathen, war ich mir doch sicher, dass eine heilgymnastische Behandlung den Schmerz lindern würde. Diese Praktiker wollten aber zunächst die Röntgenbilder sehen, und Vater wandte sich deswegen noch einmal an seinen Hausarzt. Am nächsten Tag wurde Vater in die Sprechstunde bestellt. Der Befund war eindeutig: Einer seiner Halswirbel war fragmentiert, ein zweiter schien schwer angeknackst zu sein.

Der Arzt hatte Vaters Einweisung in die Klinik als Notfall organisiert; Vater bestand darauf, die eineinhalb Kilometer dorthin zu laufen. Seine Halswirbelsäule war so fragil, dass er, wäre er auf dem Weg in die Klinik gestolpert, hätte sterben können. Im Krankenhaus bugsierten sie ihn auf die Liegefläche eines Magnetresonanz-Scanners. Kaum dass der brummende Sarkophag ihn eingesogen hatte, durchzuckte seinen Nacken ein Schmerz, wie er ihn in dieser Intensität nie zuvor verspürt hatte. Später stellte sich heraus, dass in diesem Moment der zweite Wirbel durchgebrochen war.

Da mein Vater sich über so weite Strecken seines Lebens ausschließlich über seinen Intellekt definiert hatte, schien der Art und Weise, wie die Natur jetzt versuchte, seinen Kopf vom Rest seines Körpers abzutrennen, etwas besonders Bösartiges innezuwohnen. Es war, als wolle sein körperliches Ich, um das er sich so lange nicht gekümmert hatte, sich plötzlich mit einer kühnen neuen Selbstgewissheit zu Wort melden.

✦

Ein Jahrhundert nachdem Isaac Newton die Physik auf eine neue Grundlage gestellt hatte, begann endlich auch die Krebsmedizin große

Schritte nach vorne zu tun. Im Jahr 1775 fiel Sir Percival Pott vom Londoner St. Bartholomew's Hospital auf, dass unter den Patienten, die mit Hodenkrebs in seine Abteilung kamen, viele Schornsteinfeger waren. Man hatte sie schon im Kindes- und Jugendalter gezwungen, «sie werden enge und manchmal noch heiße Schornsteine hochgejagt, wo sie sich blaue Flecken und Quetschungen zuziehen, Verbrennungen erleiden und fast ersticken», schrieb Pott. «Und wenn sie die Pubertät erreichen, werden sie mit großer Wahrscheinlichkeit Opfer einer höchst widerlichen, schmerzhaften und fatalen Krankheit.» Es war die erste Identifizierung einer berufsbedingten Krebskrankheit. Und indem Pott den Ruß dafür verantwortlich machte, war er auch der Erste, der einen chemischen Faktor als mögliche Krebsursache benannte, wenngleich es sich um einen sehr spezifischen und seltenen Krebs handelte. Die Krebserkrankung trat ins öffentliche Blickfeld, mit der Folge, dass der Brauer Whitbread 1791 die erste Krebsstation in einem Londoner Krankenhaus, am Middlesex Hospital, stiftete.

Die Krankheiten, die zu Beginn des 19. Jahrhunderts das Bewusstsein der Öffentlichkeit beherrschten, waren Tuberkulose und Seuchen wie Ruhr, Typhus und Cholera. Die erste statistische Analyse von Todesfällen durch Krebs führte Domenico Antonio Rigoni-Stern für die Zeit zwischen 1760 und 1839 in Verona durch. Während dieser Zeitspanne waren 994 Frauen, aber nur 142 Männer in Verona an Krebs gestorben. Insgesamt ging weniger als einer von hundert Toten auf das Konto dieser Krankheit. Heute liegt diese Quote bei rund 25 Prozent, wobei der Anstieg in erster Linie der besseren Diagnostik und unserer wesentlich erhöhten Lebenserwartung geschuldet ist.

Immerhin erregte der Krebs so viel Besorgnis, dass eine Gruppe schottischer Honoratioren sich 1802 bemüßigt sah, sich zu einer Art Kommission zusammenzutun, bewegt «einzig und allein von der Absicht, in dem lobenswerten Bemühen um Linderung der Auswüchse menschlichen Leidens zusammenzuwirken [und] … Remeduren für eine höchst schmerzhafte und furchtbare Krankheit zu finden, gegen die alle bislang vorgeschlagenen und ausprobierten Arzneien und Behandlungsmethoden fruchtlos geblieben sind». Den Männern war klar, dass es sich hier um eine Krankheit handelte, die vorwiegend ältere Leute befiel, doch darüber hinaus wussten sie wenig. So veröffentlichten sie eine Broschüre, die dem Zweck diente, Wissenschaftler zur Beschäftigung mit diesem schwierigen Problem aufzufordern. Sie formulierten in der Broschüre einige Fragen: Ist Krebs eine Primärerkrankung? Ist er erblich? Ist er ansteckend? Gibt es einen Gemütszustand, der ihm förderlich ist? Lässt er sich mit natürlichen Mitteln heilen? Können «rohe Geschöpfe» auch an Krebs erkranken? Vier Jahre später gab es, was diese Fragen betraf, kaum Antworten zu vermelden. Ein Grund für die geringen Erkenntnisfortschritte war, dass es sowohl in Europa als auch in Amerika an zur Sektion freigegebenen Leichen mangelte. Viele Familien weigerten sich, die Seele ihres verstorbenen Angehörigen stören zu lassen, andere hatten Angst, irgendwelche Wissenschaftler würden aus Toten menschenähnliche Monster machen wie in Mary Shelleys 1818 erschienenem Bestseller *Frankenstein*. In ihrer Verzweiflung heuerten manche Anatomen Leichenräuber an und bezahlten sie dafür, heimlich Gräber zu öffnen und die verwesenden Überreste in der Universität abzuliefern. Berühmt wurde der Fall des Duos William Burke und William Hare aus Edinburgh, die Menschen ermordeten und ihre Leichen verkauften. 1827 griff der sich zuspitzende Konflikt zwischen der Öffentlichkeit und den Pathologen – die sich als Herolde eines neuen wissenschaftlichen Zeitalters sahen – auf die Straßen über. In Aberdeen versammelten sich 20 000 Menschen vor der Medizinischen Fakultät. Die Menge wurde immer größer, irgendwann gaben die Tore nach, und wenig später streiften Angehörige von kürzlich Verstorbenen durch die Korridore, wurden handgreiflich gegenüber Ärzten und Personal und schleppten die Leichname ihrer Freunde und Verwandten aus dem Gebäude. Zuvor hatte es schon Tumulte in New York gegeben, ausgelöst durch einen makaberen Scherz eines Medizinstudenten, der einen kleinen Jungen mit einem menschlichen Arm erschreckte und behauptete, man habe ihn seiner Mutter abgeschnitten.

So sahen sich die Parlamente in Großbritannien und Nordamerika 1832 gezwungen, «Anatomiegesetze» zu verabschieden, die ein Reglement für das Sezieren von Leichnamen einführten und zugleich festlegten, dass Arbeitshäuser sich verpflichten mussten, die Körper ihrer mittellosen Insassen nach deren Tod der medizinischen Forschung zur Verfügung zu stellen. Zum ersten Mal waren danach Wissenschaftler in der Lage, Tausende Leichen zu sezieren und die Krankheiten, die zum Tod geführt hatten, zu rekonstruieren. Krebs nahm im Rahmen dieser Forschungsarbeit einen einzigartigen Rang ein, weil die Ärzte zu Recht annahmen, aus dem Studium des zügellosen Wucherns von Tumoren Einsichten in die Mechanismen des normalen Gewebewachstums gewinnen zu können. Als nun das neue Zeitalter der Krebsforschung begann, schickten sich die Ärzte mithin an, nicht nur einen der gefährlichsten Feinde der Menschen verstehen zu lernen, sondern auch einige der Geheimnisse des menschlichen Lebens als solche.

1831 Chirurgie

Das blutige Handwerk

Am Samstag, dem 9. April 1831, ein Jahr vor der Verabschiedung des Anatomiegesetzes und nur wenige Monate nach der Einweihung der weltweit ersten für den Personenverkehr gebauten Eisenbahnstrecke, versammelte sich im Guy's Hospital in London eine große Anzahl von Männern in Zylinder und Frack. Nach Vorweisung einer Eintrittskarte erhielten sie Zutritt zum Operationssaal. Hunderte weitere drängelten sich draußen auf den Straßen. Die Klinikverwaltung hatte versucht, einen Massenauflauf zu verhindern, indem sie das Ereignis um drei Tage vorverlegt hatte, doch die engmaschige und klatschfreudige Medizinergemeinde Londons hatte die beabsichtigte Wirkung dieser List vereitelt. Das ganze Aufsehen galt einem Patienten: dem 32-jährigen chinesischen Taglöhner Hu-Lu, der rund drei Wochen zuvor auf einem Segelschiff an den Königlichen Docks angelandet war. Er war ein ziemlicher Problemfall: An seinem Unterleib hing ein gigantischer Tumor, der sein Geschlechtsorgan einschloss, bis zu den Knien reichte und einen Umfang von deutlich mehr als einem Meter hatte. Knoten, Schwellungen und bösartige Geschwulste, die die Betroffenen massiv verunstalteten, waren zwar bis zu der Zeit, als chirurgische Eingriffe Routine wurden, häufig vorgekommen, aber bei Hu-Lu handelte es sich um ein außergewöhnlich großes Gewächs, wie man es «in dieser Beschaffenheit und diesen Ausmaßen in diesem Land noch nicht gesehen» hatte. Es hatte zehn Jahre gebraucht, um so groß zu werden, und die Ärzte in Kanton, die Hu-Lu aufgesucht hatte, hatten es abgelehnt, ihn zu behandeln. Als die Wucherung immer weiter gewachsen war, hatte er die sechsmonatige Seereise nach London auf sich genommen, in der Hoffnung, die dortigen Ärzte seien in der Kunst der Chirurgie weiter fortgeschritten und hätten keine Angst davor, ihn zu operieren. Bei seiner Ankunft im Guy's Hospital muss er bemerkt haben, welches Aufsehen er erregte, denn während er darauf wartete, operiert zu werden, kamen «Personen aller Rangstufen in großer Zahl» an sein Krankenbett, die allesamt höchst neugierig waren, einen Blick auf diese fernöstliche Kuriosität zu werfen.

Wegen des großen Andrangs verkündete die Klinikleitung, die Operation werde im «Großen Anatomischen Saal» durchgeführt. Es kam nach zeitgenössischen Berichten zu einem «ungeheuren Gedränge», als nicht weniger als 680 Herren sich den Weg in den zum OP umfunktionierten Raum bahnten. Eine Viertelstunde später wurde Hu-Lu hereingefahren und auf den Sektionstisch gelegt, der noch schwarze Flecken vom getrockneten Blut der letzten hier durchgeführten Autopsien aufwies. Zwei Krankenschwestern banden Hu-Lus Arme und Beine am Tisch fest, sodass es ihm nicht möglich sein würde, bei starken Schmerzen die Flucht zu ergreifen – Narkosen gab es damals noch nicht. Hu-Lu ließ alles mit einem Gleichmut und einer Tapferkeit über sich ergehen, «wie sie in den Annalen der Chirurgie niemals übertroffen worden sind».

Die Schwestern deckten sein Gesicht ab, um ihm den Anblick dessen zu ersparen, was die Ärzte mit ihm anstellten. Dann betrat Sir Astley Cooper den Schauplatz, der als bedeutendster Arzt seiner Zeit galt; sein Ruhm beruhte unter anderem darauf, dass er an der Einbalsamierung des Leichnams von König George IV. mitgewirkt und einmal einen Hund gestohlen hatte, um an ihm eine Vivisektion durchzuführen, und dass er sich vor einem Parlamentsausschuss mit seinen guten Beziehungen zu Leichenräubern gebrüstet hatte. Einmal hatte sich Dr. Cooper einen Verweis eingehandelt, nachdem er bei einem Besuch in den königlichen Gemächern einen Morgenmantel getragen hatte, der noch mit den Eingeweiden irgendeines Unglücklichen beschmiert war. Wahrscheinlich erschien er zur Operation an Hu-Lu in einer ähnlichen Garderobe. Im Verein mit dem operierenden Chirurgen Charles Key beschloss er, dass man versuchen werde, bei dem Eingriff das Geschlechtsorgan des Patienten zu erhalten.

Dr. Key postierte sich vor dem Tumor und setzte den ersten Schnitt rechts unterhalb von Hu-Lus Bauch an. Kaum ein Ächzen oder Keuchen des Patienten war zu hören, als das Skalpell die ersten 15 cm abwärtsglitt, den Penis links liegen lassend. «Die Eigenschaft, die bei chirurgischen Eingriffen als die wichtigste gelten sollte, ist Selbstbeherrschung», hatte Sir Cooper einmal im Hörsaal verkündet. «Das Hirn muss immer die Hand kontrollieren.» Key vollführte denselben Schnitt auf der linken Seite des Patienten und verband anschließend die beiden Schnitte unterhalb des Geschlechtsorgans. Dann hob er den Tumor hoch und schnitt sorgfältig um die Harnröhre herum. Die Zuschauer hielten den Atem an und streckten die Hälse, um Hu-Lu zu sehen und zu hören. Wenn Key eine Vene durchschnitt, griff er nach einem Seidenfaden, um sie zuzubinden, wobei er womöglich das blutige Skalpell zwischen die Zähne klemmte, wie es zu der Zeit üblich war. Derweil presste der Patient seinerseits «fest die Zähne zusammen und spannte schicksalsergeben jeden Nerv an, ganz im Sinne der Entschlossenheit, mit der er sich dem Messer ausgeliefert hatte». Nach jedem größeren Schnitt gaben die Ärzte Hu-Lu etwas Zeit, damit er sich von den «Krämpfen der Überanstrengung» erholen konnte, denn ohne Narkose war das Trauma, das die Schnitte auslösten, häufig fast genauso gefährlich wie die Schnitte selbst und der Blutverlust. Mit «großer Delikatesse» versuchte Key, das Tumorgewebe um den Penis herum abzutrennen, doch als schon über eine Stunde seit dem ersten Einschnitt vergangen war, beschlich Dr. Cooper die Sorge, eine so lange Operationsdauer könne den Patienten gefährden – chirurgische Eingriffe dauerten sonst kaum länger als ein paar Minuten. Er bestand darauf, die Operation so schnell wie möglich zu Ende zu führen und die Genitalien zu opfern. Hu-Lu fiel von einer Ohnmacht in die andere. Die Schwestern massierten seine Zehen und flößten ihm Weinbrand ein, um ihn bei Bewusstsein zu halten. Er hatte jedoch schon einen halben Liter Blut verloren, das zum Teil auf dem Operationstisch geronnen war. Studenten, die im Auditorium saßen, erboten sich, durch eine Blutspende das Leben Hu-Lus zu retten, eine Transfusion mit einem Viertelliter Spenderblut war bereits versucht worden. Key schnitt weiter, und endlich, eine Stunde und 40 Minuten nach Operationsbeginn, hatte er den Tumor völlig von Hu-Lus Körper abgetrennt. Er wog 58 englische Pfund. Mit einem letzten Seufzer fiel Hu-Lu wiederum in Ohnmacht. Die Ärzte stellten fest, dass sein Herzschlag «allmählich und merklich» schwächer wurde. Dann starb er. Die medizinische Zeitschrift *The Lancet* warf den Ärzten eine Woche später vor, sie hätten Hu-Lu umgebracht. Nach Ansicht der Zeitschrift war die Operation zu früh angesetzt worden – bevor der Patient die Chance gehabt hatte, sich an das britische Klima zu gewöhnen. Außerdem habe die verbrauchte Luft im Saal seine Lebenskräfte geschwächt. Auch Korrespondenten der Zeitschrift übten in den folgenden Wochen Kritik an Sir Astley Coopers Tollkühnheit. «Meiner Meinung nach konnte mit dieser Operation weder die Wissenschaft noch die Chirurgie vorangebracht werden», schrieb W. Simpson aus Hammersmith, «geschweige denn dass sie der Menschheit in sonstiger Weise zum Vorteil gereichen könnte. Sie war weder von der Vernunft her geboten noch von der Erfahrung her gerechtfertigt.»

Der Fall Hu-Lu war ein Extrembeispiel für die Brutalität – und die häufige Vergeblichkeit – chirurgischen Wirkens im frühen 19. Jahrhundert. Schon die relativ einfache operative Entfernung eines Brusttumors löse ein «jeder Beschreibung spottendes Grauen & qualvollste Schmerzen» aus, schrieb die Romanautorin Fanny Burney. Doch als der furchtbare Stahl in die Brust gestoßen wurde – er durchtrennte Venen, Arterien, Fleisch und Nerven –, da bedurfte es nicht der Anordnung, meine Schreie nicht zurückzuhalten. Ich begann einen Schrei, der während der ganzen Zeit des Schneidens ununterbrochen anhielt – und fast nimmt es mich wunder, dass er nicht jetzt noch in meinen Ohren klingt, so unsäglich war die Qual. Im Allgemeinen galt die Regel, von chirurgischen Eingriffen abzusehen, es sei denn, ein Tumor wurde so groß oder blutete so stark, dass das Leben des Patienten unmittelbar bedroht war. In Ermangelung jeglicher Möglichkeit, das Körperinnere zu begutachten, wagten sich Chirurgen ohnehin nur an von außen sicht- oder ertastbare Tumore (oder allenfalls an solche im Halswirbelbereich) heran.

Neben den Schmerzen des Patienten gab es noch einen zweiten Grund dafür, dass Tumore selten operiert wurden: Patienten, die einen solchen Eingriff zunächst überlebten, starben oft wenig später an typischen «Krankenhausleiden»; es gab davon eine ganze Reihe, mit Symptomen wie Wundfäule oder Wundfieber. Zog sich ein Patient eine solche Krankheit zu, so dauerte es nicht lange, bis die Luft im Krankenhaus «giftig» wurde und Patienten in den benachbarten Betten, und nach einiger Zeit auch in anderen Abteilungen, reihenweise erkrankten. Manche Medizinforscher malten sich aus, die Ursache dieser scheußlichen Kettenreaktionen seien Ausdünstungen infolge der Vermischung von Körpersäften mit resultierender Selbstzerstörung des Gewebes. Um diesem spontanen Zersetzungsprozess vorzubeugen, wurden an heilende Wunden Blutegel angesetzt, doch nichts schien in der Lage, die Zahl der Todesfälle zu reduzieren. Das Problem bestand natürlich darin, dass niemand wirklich verstand, wie Krankenhausleiden sich entwickelten und sich ausbreiteten, und so wusste auch niemand, welche Vorkehrungen dagegen getroffen werden konnten.

✦

Um 8.30 Uhr morgens am Tag nach seiner Aufnahme in die Klinik wurde Vater auf einer Liege durch die Korridore des Queen Elizabeth

Hospital in Birmingham geschoben – und kam dabei nahe an den Zimmern vorbei, in denen meine Schwester und ich das Licht der Welt erblickt hatten. Ich war an dem Tag in London; Mutter hatte mir zwar die Nachricht hinterlassen, dass Vater im Krankenhaus war, doch hatte ich keine Ahnung, dass ihm eine Notoperation bevorstand. Als Vater durch die Flügeltüren in den grauen Operationssaal gerollt wurde, erblickte er seinen Chirurgen, Mr. Graham Flint. Vater hatte sich schon immer über den Manierismus englischer Chirurgen mokiert, die sich nicht, wie in Amerika und anderswo üblich, mit dem Titel «Doktor» schmückten, sondern sich «Mister» (bzw. «Miss») nennen. Nach seiner Kenntnis hatte diese Gepflogenheit ihren Ursprung im 17. Jahrhundert, als die Chirurgen spezialisierte Handwerker und nicht akademisch ausgebildete Mediziner waren, und er sah keine Notwendigkeit, an ihr jetzt noch festzuhalten. Er war jedoch momentan nicht in der Verfassung, eine Debatte darüber zu beginnen. Das OP-Team bestand neben Mr. Flint aus einer Schwester, einem Anästhesisten und einem OP-Helfer. Man hatte Vater gesagt, man wolle operativ seine Halswirbelsäule stabilisieren. Ohne diesen Eingriff drohten ihm Lähmung, Inkontinenz und unaufhörliche starke Schmerzen. Da andererseits alle Lebensfunktionen – Blut, Luft und Nerven – durch den Nacken verlaufen, wusste Vater, dass auch ein gewisses Risiko bestand, dass der Eingriff genau das beschleunigen würde, was er verhindern sollte.

✦

1846, fünfzehn Jahre nach dem Debakel mit Hu-Lu, durchschnitten Dampfschiffe die Meereswellen, Eisenbahnstrecken schlängelten sich durch England, und in den unlängst gegründeten Debattierzirkeln und akademischen Gesellschaften Londons kam ein neu geprägtes Wort in Mode: «scientist». In Boston (Massachusetts) legte der 27-jährige Grünschnabel William Thomas Green Morton letzte Hand an seine Erfindung, einen Inhalierapparat für Äther. Das Gas war schon seit Jahrhunderten bekannt, war aber bislang nur für Unterhaltungszwecke eingesetzt worden – bei ausgelassenen Äther-Soiréen etwa, wo die Teilnehmer sich daran berauscht hatten. Morton, seines Zeichens Dentist, Unternehmer und Erfinder, war auf die Idee verfallen, einen Äther-Inhalator zu konstruieren, um seinen Patienten Schmerzen zu ersparen – und auch in der zaghaften Hoffnung, damit sein Glück zu machen. Da Äther leicht zu bekommen war und schon andere die schmerzlindernden Eigenschaften des Gases bemerkt hatten, fürchtete Morton, man werde ihm seine Idee stehlen; um potenzielle

Nachahmer in die Irre zu führen, nannte er den «Wunderstoff», den er verwendete, Letheon. Er hatte das Gas an einem Spaniel und an einem seiner Assistenten getestet. Um auf seine Erfindung aufmerksam zu machen, überredete er den angesehenen Chirurgen John Collins Warren vom Massachusetts General Hospital, einer Demonstration des Geräts und seiner Wirkungsweise an einem seiner Patienten zuzustimmen. Mortons Frau, Elizabeth, war von dem Vorhaben alles andere als begeistert. Sie hatte, auch auf Drängen anderer, ihr Möglichstes getan, ihren Mann von dem Experiment abzubringen. «Es erschien mir unmöglich», meinte sie, «dass ein so junger Mann … klüger sein sollte als die gelehrten und wissenschaftlichen Männer, für die er die Demonstration veranstalten wollte.» Sie fürchtete, die Mediziner würden ihren Mann auslachen, oder er würde gar den Patienten umbringen und wegen Totschlags unter Anklage gestellt.

Am 16. Oktober 1846 nahm ein 20-jähriger Kunstmaler aus Boston namens Gilbert Abbott, über dessen Nacken sich ein dicker Gefäßtumor wölbte, in einem Sessel im Operationssaal Platz. Eine größere Anzahl Ärzte hatte sich zu der Demonstration eingefunden. Nachdem sie eine Viertelstunde auf Morton gewartet hatten, erklärte Dr. Warren mit einem hämischen Lachen: «Ich vermute, er hatte etwas Besseres vor.» Vielleicht hatte ein Streit mit seiner Frau den guten Morton aufgehalten, doch just als der Chirurg sein Skalpell einpacken wollte, kreuzte der junge Mann auf. «Ihr Patient ist bereit», sagte Dr. Warren. Morton holte einen Glaskolben hervor, in dem sich mit «Letheon» getränkte Schwämme befanden. Auf seine Anweisung hin drückte Abbott sich das Mundstück auf die Lippen und saugte die mit Äther gesättigte Luft in seine Lungen. Nach wenigen Minuten schlief der Patient ein. «*Ihr* Patient ist bereit», sagte Morton mit süffisanter Betonung zu dem Chirurgen. Einer der Zuschauer, ein Arzt namens Washington Ayer, beschrieb diesen Moment später als «die großartigste Szene, die man je in einem Operationssaal erlebt hat».

Der erste Schnitt war 6 oder 8 cm lang und rief beim Patienten, wie Warren danach sagte, «zu meiner großen Überraschung kein Zucken, keinen Schrei und auch kein anderes Anzeichen für Schmerz hervor». Die durch den Tumor verlaufenden Venen wurden durchtrennt und mit seidenen Fäden abgebunden. Als Dr. Warren die Wunde vernähte, zuckte Abbott leicht mit Armen und Beinen und stieß «ungewöhnliche Laute» aus. Nach vollbrachter Operation drehte Warren sich zu den Zuschauern um und erklärte: «Meine Herren, das ist kein Hokuspokus.» Es war die erste öffentliche Demonstration einer

Narkose. Als Abbott erwachte, erzählte er, er habe keinen Schmerz empfunden, aber den Durchgang der Klinge gespürt, allerdings den Eindruck gehabt, als werde ein stumpfes Instrument über seinen Nacken gezogen.

In den Tagen danach berichteten die Zeitungen über die erfolgreiche Demonstration. Das Londoner *People's Journal* frohlockte: «Wir haben den Schmerz besiegt. Dies ist in der Tat ein ruhmreicher Triumph, ein Sieg des reinen Geistes. … Es ist ein Sieg nicht nur für heute, nicht nur für unsere Lebzeiten, sondern für ein anderes Zeitalter und für alle Zeiten – nicht nur für eine Nation, sondern für alle Nationen, von Generation zu Generation, so lange die Welt bestehen wird.»

Nach dem erfolgreichen Eingriff an Gilbert Abbott verbreitete sich Äther als Narkosemittel über die ganze Welt. Bösartige Knoten und Tumore ließen sich jetzt herausschneiden, ohne dass man den Patienten bis aufs Blut quälen musste. Dennoch sträubten sich die meisten Menschen weiterhin gegen das Chirurgenmesser, weil sie das Risiko der Wundfäule und der anderen krankenhaustypischen Infektionen scheuten.

✦

Vor Beginn seiner Operation starrte Vater an die Decke des OP und fragte sich, ob er jemals wieder das Licht sehen, ob er seine geliebten Enkel noch einmal zu Gesicht bekommen oder seine Druckmaschinen noch einmal anfassen würde. Sensoren wurden mit Pflastern auf seine Brust geklebt, die seinen Herzschlag messen würden. Ein an seinem Finger befestigtes Messgerät würde den Sauerstoffgehalt seines Blutes messen, eine ihm um den Oberarm gelegte Manschette seinen Blutdruck. Eine Röhre wurde ihm in den Mund geschoben, die seine Atemwege frei halten sollte. Dann bekam er eine Maske über den Mund gestülpt. Eine mit einem Schlauch verbundene Kanüle wurde in eine Vene seines Handrückens eingeführt. Der Anästhesist fragte Vater, ob er bereit sei, und injizierte ihm über die Handvene ein Betäubungsmittel. Wie Vater mir später erzählte, hatte er danach für einen Moment eine Halluzination: Er sah Spinnen über die Decke krabbeln. Sonst erinnerte er sich an nichts.

✦

1867, zwanzig Jahre nach der Erfindung der Äthernarkose, ratterten in jedem Postamt Telegrafen, Dampfkraft trieb Druckmaschinen und Eisenwerke an, und die halbe Welt diskutierte über die These Charles

Darwins, dass nicht Gott, sondern die natürliche Evolution den Menschen geschaffen habe.

Eine 44-jährige Londonerin namens Isabella Pim entdeckte im Juni jenes Jahres einen großen harten Knoten, der in einer ihrer Brüste herangewachsen war. Sie war die Tochter des Naturwissenschaftlers Joseph Jackson Lister, der 1830 die Grundlage für leistungsfähigere Mikroskope geschaffen hatte, und sie wandte sich nun an einen der angesehensten Ärzte der Stadt, James Paget, der seine Praxis in der Wimpole Street hatte. Er erklärte ihr, er halte das Risiko eines chirurgischen Eingriffes für zu groß, weil der Krebs bei ihr schon zu weit fortgeschritten sei. Frau Pim war nicht willens, sich mit dieser niederschmetternden Auskunft abzufinden; sie fuhr nach Edinburgh, um James Syme aufzusuchen, einen ebenfalls bekannten Arzt, der der Schwiegervater ihres Bruders war. Allein, auch er sprach sich gegen eine Behandlung aus. Beide Ärzte begründeten ihre Bedenken nicht zuletzt mit dem Problem der Krankenhausinfektionen, an denen nach wie vor so viele Patienten starben.

Bevor sie bei einem Quacksalber Hilfe suchte, traf sie sich mit ihrem Bruder Joseph Lister, der am Royal Infirmary in Glasgow als Professor für Chirurgie wirkte. Er hatte erst drei Monate zuvor in *The Lancet* eine Artikelserie veröffentlicht, die einen Überblick über einige der bedeutsamsten Forschungsansätze und -ergebnisse enthalten hatte. Er hatte darin etwa beschrieben, wie er die Überlebenschancen von Patienten mit offenen Knochenbrüchen, deren Haut von Knochenteilen durchbohrt worden war, verbessert hatte. Waren früher rund 50 Prozent solcher Patienten an Krankenhausinfektionen gestorben, so überlebten bei Lister zehn von elf, und bei denen, die starben, war die Ursache meist nicht eine Infektion, sondern ein zu großer Blutverlust.

Der Durchbruch, den Lister erzielt hatte, basierte auf einem neuen Verständnis des Ablaufs von Krankheiten. Er hatte zwei Jahre zuvor eine wissenschaftliche Arbeit des damals noch unbekannten Louis Pasteur gelesen; der hatte nachgewiesen, dass winzige, scheinbar unbelebte Teilchen, die in der Luft schwebten, tatsächlich Keime verschiedener niedriger Lebensformen waren. Lister hatte diese abstrakte wissenschaftliche Erkenntnis auf das Phänomen der Klinikinfektionen angewandt und die Arbeitshypothese aufgestellt, die von Pasteur entdeckten Keime seien die Ursache dieser Infektionen. Vorkehrungen, die diese Keime daran hinderten, an offene Wunden zu gelangen oder sich in deren Nähe zu sammeln, wurden zum zentralen Anliegen der

Lister'schen Methode, wie sie bald genannt wurde. Eine verdünnte Lösung von Phenol (damals noch meist Karbolsäure genannt) wurde im Operationssaal versprüht, auf das Verbandmaterial aufgetragen und für die Reinigung von Skalpellen und Klammern verwendet. Zu dem Zeitpunkt, als Listers Schwester sich um Hilfe an ihn wandte, war seine Methode ausschließlich bei der Behandlung von Abszessen und komplizierten offenen Brüchen angewandt worden.

Der Knoten in der Brust seiner Schwester stürzte Lister in ein Dilemma. Er selbst war von den Vorzügen seiner Methode überzeugt, aber andere Ärzte hatten Zweifel daran geäußert. Hatten seine Kritiker recht, dann würde ein chirurgischer Eingriff an seiner Schwester ihr Leben womöglich verkürzen, anstatt es zu verlängern. In seiner Not beschloss er, ebenfalls nach Edinburgh zu reisen und seinen Schwiegervater James Syme zu konsultieren. «Niemand kann behaupten, dass eine Operation nicht eine Chance böte», meinte Syme jetzt. Dass er seine Ansicht geändert hatte, lag vielleicht an seinen eigenen jüngst durchgeführten Experimenten mit der Lister'schen Methode. «Ich empfand seine tief empfundene Freundlichkeit und seine *manifeste*, wenn auch eher unausgesprochene Sympathie sehr intensiv und verließ Edinburgh in großer Erleichterung», schrieb Lister.

Lister hatte zwar schon etliche Tumorexzisionen vorgenommen, übte aber die Operation vorsichtshalber erst einmal an einem weiblichen Leichnam. «Ich vermute, dass, wenn du dies erhältst, die Operation der lieben B[ella] vorüber sein wird», schrieb er am 16. Juni an seinen Vater. Es machte ihm offenbar zu schaffen, dass er ein Mitglied der eigenen Familie operieren sollte, denn er fuhr fort: «Ich empfinde große Genugtuung darüber, dass B. gründliches Vertrauen in mich zu setzen scheint. Sie sagt ganz entschieden, ich sei ihr als operierender Arzt sehr viel lieber als irgendjemand anders. Und in Anbetracht dessen, um *was für eine* Operation es sich handelt, würde ich sie auch nicht gern von jemand anderem machen lassen.»

Schon einen Tag später lag Isabella in Listers Haus am Woodside Place in Glasgow auf dem Operationstisch. «[Wir] sahen ihm an, wie viel es ihm abforderte, einen so kühnen Eingriff zum ersten Mal und an einer ihm so teuren Person durchzuführen», sagte Hector Cameron, der ihm zusammen mit zwei Krankenschwestern assistierte. Bellas Brust wurde mit Phenol abgerieben, dann wurde die Operationszone mit einem in Phenol getränkten Mulllappen abgedeckt. Lister tauchte sein Skalpell in die Säure. Isabell atmete Chloroform ein (das inzwischen als noch besseres Narkosemittel als Äther galt), bis sie das Bewusstsein verlor. Lister schlug den Mulllappen zurück und vollführte einen tiefen Einschnitt in die Brust. Brustschnitte sind normalerweise blutig; Lister stoppte den Blutfluss, indem er das Gewebe versengte, wodurch die kleineren Blutgefäße abgedichtet wurden. Er durchtrennte das Fleischgewebe um die größeren Blutgefäße herum, die den Tumor mit dem Organismus der Patientin verbanden, band die Gefäße mit Seidenfaden ab und schnitt sie dann durch. Die ganze Prozedur erinnerte an die Arbeit einer Näherin, die ein kunstvoll und vielschichtig gearbeitetes Kleidungsstück auftrennen muss. Alle «Kanäle», die den Tumor mit dem Körper verbanden, jedes einzelne Blutgefäß und jede Lymphröhre wurden abgebunden und dann abgezwackt. Schließlich war der Tumorknoten aus dem Körper der Patientin herausgelöst. Diejenigen Blutgefäße, die nahe an der Geschwulst verlaufen waren, löste Lister aus dem umliegenden Gewebe heraus und entfernte dies sogleich, um ja keine bösartigen Überreste im Körper der Patientin zu belassen. Als die Wunde zugenäht war, wurde sie mit einem neuen phenolgetränkten Mulllappen abgedeckt. Am Tag danach schrieb Lister an seinen Vater: «Ich darf sagen, dass die Operation genauso gut gelaufen ist, als wäre es nicht meine Schwester gewesen. Aber noch einmal möchte ich so etwas nicht machen.» In den ersten Tagen nach der Operation zeigte sich keine Infektion der Wunde.

Sieben Wochen nach dem Eingriff fuhr Lister nach Dublin, um bei einer Konferenz der British Medical Association einen Vortrag zu halten. Hatte er früher seine Methode nur für die Behandlung von Abszessen und offenen Brüchen empfohlen, präsentierte er sie nun als universell anwendbar. «Über das antiseptische Prinzip in der chirurgischen Praxis» lautete die Überschrift seines Arbeitspapiers. Seit er diese Methode praktiziere, erklärte er, sei in seinen Abteilungen kein einziger Fall von Wundbrand mehr aufgetreten. «Da es keinen Zweifel in Bezug auf die Ursache für diese Veränderung zu geben scheint, lässt sich die Bedeutung dieser Tatsache kaum zu hoch bewerten.»

Die kritischen Stimmen gegen Lister füllten in den Wochen danach die Spalten der medizinischen Zeitschriften. «Wo sind diese kleinen Biester? «Zeigen Sie sie uns, und wir werden daran glauben. Hat sie bisher schon irgendwer gesehen?» fragte ein Ungläubiger. Doch Lister erwies sich als harter Brocken; auf Vortragsreisen durch Europa und Amerika erklärte er jedem, der ihm zuhören wollte, sein Verfahren, das Krankenhauspatienten vor einem qualvollen Siechtum und Tod bewahrte. Seine Schwester Isabella hatte die Operation gut überstanden und lebte noch drei Jahre, bevor sie einem sekundären Krebs, der ihre Leber zerfraß, erlag.

In den darauffolgenden zwei Jahrzehnten wurde die Lister'sche Methode (oder die eine oder andere Variante von ihr) in das Repertoire der meisten Ärzte übernommen. Operationsschürzen, Gummihandschuhe, absolute Hygiene und Sauberkeit und die Verbannung von Zuschauern aus dem OP trugen dazu bei, die Chirurgie sicherer zu machen. Die Chancen, beim Glücksspiel mit dem Chirurgenmesser zu gewinnen, wurden zunehmend größer.

✦

Vaters operierender Arzt, Graham Flint, und seine Assistenten trugen Schürzen und Handschuhe; ihre Skalpelle waren steril, ihre Kanülen neu. Vater lag auf dem Rücken. Seinen Kopf legte Flint auf ein Kissen. Jahrelange Erfahrung hatte ihn gelehrt, dass eine leicht erhöhte Stellung des Kopfes zwar den Zugang zu den Halswirbeln etwas erschwerte, aber trotzdem vorteilhaft war, weil man dadurch eine Verengung der Kehle vermeiden konnte. Eine Krankenschwester desinfizierte Vaters Haut. Dann griff Flint zum Skalpell und setzte einen 6 bis 7 cm langen Schnitt, der vom rechten Schlüsselbein aus Richtung Ohr führte. Mit etwas Kraftaufwand schob Flint Vaters Kehlkopf zur einen Seite und drückte die Halsschlagader auf die andere. Durch die entstandene Lücke sah er jetzt die äußeren Umrisse von Vaters Halswirbelsäule, umspannt von einer dünnen Muskulatur.

✦

1881, fünfzig Jahre nach der Operation an Hu-Lu, wurde eine 43-jährige Frau namens Therese Heller in die Klinik des bedeutenden Chirurgen Theodor Billroth in Wien eingeliefert. Sie litt seit geraumer Zeit an Verstopfung, das Essen bereitete ihr Schmerzen, und sie erbrach sich regelmäßig. Sie war blass, ihr Puls war schwach, und sie hatte sechs Wochen lang kontinuierlich abgenommen, da sie sich fast nur noch von Buttermilch ernährte. In der letzten Zeit war sie bettlägerig gewesen, und ihre acht Kinder hatten sie versorgen müssen. Als Billroth ihre Magengegend abtastete, spürte er unter der Haut einen faustgroßen Tumor.

Billroth, zu dieser Zeit fünfzig Jahre alt und fettleibig, war sehr darauf bedacht, wie die Nachwelt ihn beurteilen würde. Dieser Gedanke setzte ihm so zu, dass er zu selbstzerstörerischen Depressionen neigte, zumal wenn er sich mit seinem guten Freund Johannes Brahms verglich, der nach seiner Überzeugung die Fähigkeit besaß, erhabene, für die Ewigkeit bestimmte Musik zu komponieren. Billroth beschloss, seinen Verdruss wenigstens zu einem kleinen Teil dadurch zu lindern, dass er Therese Heller zum Versuchskaninchen für eine ehrgeizige Operation machte: Er würde ihr einen Teil ihres Magens herausschneiden und sodann die gesunden Teile ihres Verdauungstrakts zusammenfügen, vergleichbar einem Installateur, der einen kurzen verrosteten Abschnitt aus einer Rohrleitung heraussägt und die beiden offenen Enden wieder miteinander verbindet. Seit einigen Jahren hatte Billroth sich auf einen solchen Eingriff vorbereitet, indem er mit Magenoperationen bei Hunden experimentiert hatte, um herauszufinden, wie chirurgische Wunden in einem Magensäuremilieu heilen. Andere hatten diese Operation schon vor ihm durchgeführt, doch waren die Patienten in allen Fällen sehr schnell gestorben.

Vier Tage nach ihrem ersten Untersuchungstermin wurde Therese Heller in den Operationssaal geschoben. Billroth hatte ein eingespieltes Team, das wie am Schnürchen funktionierte; seine Leute sorgten für eine konstante Raumtemperatur von 24 Grad, narkotisierten ihre Patienten mit einer Mixtur aus Äther, Alkohol und Chloroform und desinfizierten die Operationszone mit Phenol. «Es herrschte nicht die geringste Konfusion», berichtete Billroth später, «keine Minute wurde vergeudet.» Als Erstes setzte Billroth einen 8 cm langen Schnitt oberhalb von Therese Hellers Nabel. Sogleich wurde der Tumor sichtbar, der oberhalb und ein Stückchen rechts vom Nabel saß und den Umfang eines «mittelgroßen Apfels» hatte. Nachdem der Arzt den Tumor von Nerven und Blutgefäßen abgetrennt hatte, zog er ihn zusammen mit dem Magen durch die Operationsöffnung heraus, und eine der Schwestern schob einen großen Schwamm als Unterlage darunter. Der Tumor hüllte den Magenausgang rundherum ein. Billroth setzte als Nächstes einen Schnitt oberhalb des Tumors, quer durch den unteren Teil des Magens, und einen weiteren unterhalb des Tumors durch den oberen Teil des Zwölffingerdarms. Er konnte den Tumor daraufhin herausholen, zusammen mit dem unteren Teil des Magens, mit dem der Tumor zusammengewachsen war. Als dies geschafft war, vernähte Billroth die Ränder des durchgeschnittenen Magens mit dem verbliebenen Rest des Zwölffingerdarms (analog dem Zusammenlöten von zwei Rohrenden), verstaute den Magen wieder im Bauchraum und nähte die Operationswunde zu. Eineinhalb Stunden nach Beginn der Operation wurde die Naht mit Phenol bestrichen und verbunden.

Als Frau Heller aus der Narkose erwachte, hatte sie weder Schmerzen, noch fühlte sie sich schwach. «Ich war freudig überrascht von ihrer völlig komplikationslosen Genesung», schrieb Billroth sechs Tage später. Mit stündlichen Buttermilchgaben aufgepäppelt, bat die Patientin schon nach wenigen Tagen um die Verlegung in ein Mehrbettzimmer, weil sie sich langweilte. Vierzehn Tage später berichtete Billroth in einem Brief aufgeregt einem Freund, Frau Therese sei nach wie vor bester Laune. «Ich wage kaum zu glauben, dass weiterhin alles so glatt laufen wird.»

Unglücklicherweise bildete sich der Tumor neu, und 84 Tage nach ihrer Operation starb Therese Heller. Billroth war zwar enttäuscht, sah darin aber nicht einen Fehlschlag auf der ganzen Linie, sondern führte weitere Operationen dieser Art durch und berichtete über ihre Ergebnisse mit ebenso großer Euphorie.

Der technische Aufbruch des viktorianischen Zeitalters hatte endlich auch den Operationssaal erreicht. Der menschliche Körper war, so schien es wenigstens, ein Aggregat, das sich ebenso reparieren ließ wie eine Dampf- oder eine Schreibmaschine. Und Billroth hatte mit seinen Operationen gezeigt, dass auch Krebstumore, die tief im Körperinneren wuchsen, entfernt werden konnten. In den folgenden Jahren und Jahrzehnten wurde es möglich, Krebsgeschwüre zu operieren, die an so schwer zugänglichen Stellen wie der Speiseröhre, dem Darm oder der Blase wucherten.

✦

Beim Blick durch die Operationsöffnung an Vaters Hals erkannte Flint, dass sich um Vaters Wirbelsäule herum eine Entzündung gebildet hatte. Sich an einem Röntgenbild orientierend, das die Lage der fragmentierten Wirbel genau zeigte, schnitt Flint die feinen spinalen Muskelstränge ab, um zum Herd des Problems vorzudringen. Der Wirbelknochen war nicht mehr massiv, sondern mit weichen Teilen durchsetzt, die ein fleischliches Rot zeigten. Um den Tumor herum spannte sich ein Netz feiner, sekundär entstandener Blutgefäße. Vater verlor Blut, das Flint mit einem strohhalmähnlichen Gerät absaugte – am Ende der Operation hatte Vater rund 700 ml verloren, ungefähr so viel wie seinerzeit Hu-Lu. Flint ging nun daran, die beiden kaputten Wirbel vollends zu zertrümmern, mit dem Ziel, diese beiden Glieder aus der Kette von Wirbelknochen, die Vaters Rückgrat bildeten, zu entfernen.

Zwischendurch verlagerte sich der Brennpunkt der Operation zu Vaters Hüfte. Flint machte dort einen Schnitt und meißelte ein einige

Zentimeter langes Knochfragment aus dem Hüftknochen. Er setzte dieses Fragment zwischen den beiden gesunden Wirbeln in Vaters Hals ein. Als Nächstes baute er eine Stütze aus Titan ein. Er drehte zwei rund zweieinhalb Zentimeter lange Schrauben hinein, um die Stütze auf beiden Seiten in den Wirbelknochen zu verankern. Die Idee war die, dass mit der Zeit Knochenmasse nachwachsen würde, dass aber bis dahin das «Gerüst» Vaters Schädel tragen und stützen würde. Zweieinhalb Stunden später rollte Vater auf einer Liege in sein Zimmer zurück.

Zwei Tage nach der Operation lag Vater in einem normalen Klinikbett auf dem Rücken. In der Abteilung ging es laut und geschäftig zu, die Agonie anderer Patienten schien wie ein Echo durch die Korridore zu hallen. Vaters Kopfkissen war blutbeschmiert, der ganze hintere Teil seines Kopfes war eine verklebte Masse aus Haaren und geronnenem Blut. «Mein Kopf ist blutig, aber ungebeugt», sagte er, den viktorianischen Dichter W. E. Henley zitierend. Ich hatte in meiner Angst, Vater könne dem Tod nahe sein, einen Brief geschrieben, in dem ich ihm meine Liebe versicherte – etwas, das ich nie zuvor getan hatte. Den Brief übergab ich ihm jetzt. Doch Vater war schon wieder dabei, mir Fragen zur Geschichte der Medizin zu stellen, etwa dazu, wie sich die Chirurgie im viktorianischen England entwickelt hatte. Er erzählte mir, was er über die Geschichte des Krebses wusste, und redete, bis sein Gesicht rot angelaufen war und welk wirkte. Offenbar musste er reden, so als sei die Fähigkeit, Wissen mitzuteilen, seine Art, sich und anderen zu beweisen, dass er noch lebte.

Am nächsten Tag besuchte ich ihn erneut. Das Erste, was ich sah, war sein leeres Bett. Ich glaubte, er müsse in der Nacht verstorben sein, doch als ich um die Ecke bog, sah ich ihn auf einem Stuhl sitzen – allem Anschein nach bestens gelaunt. Er wusste, dass er Glück gehabt hatte.

Er war auf dem Weg der Besserung, aber noch hatten uns die Ärzte nicht gesagt, was zu dem Kollaps der beiden Halswirbel geführt hatte.

1845 Zellen

Eine wissenschaftliche Revolution

Im März 1845 wurde eine 50-jährige Köchin namens Marie Straide mit geschwollenen Beinen, Magenschmerzen und blutigem Durchfall in die Berliner Charité eingeliefert. Die Ärzte klopften ihren schmerzenden Bauch ab, kamen aber nicht dahinter, woran sie litt, und wussten daher auch nicht, wie sie sie behandeln sollten. Zwei Monate später hatte sich bei der Frau ein akuter, heftiger Schmerz im Bereich der Milz entwickelt. Im Juni kam dazu wiederholtes starkes Nasenbluten. Die Ärzte spritzten ihr eine Lösung aus Kalium- und Aluminiumsalzen, genannt «Alaun», und gaben ihr ein spezielles Schwefelpräparat zu trinken, von dem sie hofften, es werde ihr Blut stärken. Allein, es ging mit ihr weiterhin abwärts.

Um ihrer Krankheit auf den Grund zu kommen, studierten ihre Ärzte Karl Rokitanskys *Handbuch der Pathologischen Anatomie*, dessen zwei Bände im Verlauf der zurückliegenden drei Jahre herausgekommen waren. Es war das bis dahin umfassendste Nachschlagewerk zu dem Thema. Rokitansky hatte zahlreiche Krankheiten klassifiziert, von Krebstumoren über Tuberkulose bis hin zu Pocken und Zirrhose, und hatte die Symptome aller dieser Krankheiten in Beziehung gesetzt zu Verfärbungen, Entzündungen und Zersetzungsprodukten diverser innerer Organe. Jede körperliche Fehlfunktion wurde in bildhafter, fast liebevoller Sprache beschrieben: Degenerierte Eingeweide zum Beispiel verglich Rokitansky mit «Himbeergelee», «pürierten Erbsen» oder «Kaffeesatz».

Rokitanskys *Handbuch* war gewiss ein enzyklopädisches Werk, aber in keiner Beziehung innovativ, denn die Erkenntnisse, die seiner Pathologie zugrunde lagen, waren gute fünfzig Jahre alt. Rokitansky hatte einfach nur einen bestehenden Wissensfundus mit einer Fülle von Details angereichert, indem er die gesammelten Resultate von über 10 000 Autopsien ausgewertet hatte, die er im Verlauf seiner 15-jährigen Tätigkeit als Professor der Pathologie in Wien durchgeführt hatte.

Dazu kam, dass das *Handbuch* in manchen Passagen hinter dem aktuellen Stand der Forschung zurückblieb. So beschrieb Rokitansky zum Beispiel geheimnisvolle im Blut enthaltene, für Erkrankungen verantwortliche Substanzen, so als hänge er noch den Ideen Galens nach. Auch hatte er bei seiner Arbeit nie ein Mikroskop verwendet, obwohl sich in der Technik der Mikroskopie seit Beginn seiner Laufbahn bedeutsame Fortschritte vollzogen hatten. Hatten damals nach Augenmaß geschliffene Linsen verzerrte, von gebrochenen Regenbögen gesäumte Bilder geliefert, so standen zu dem Zeitpunkt, als Marie Straide in die Charité eingeliefert wurde, Mikroskope mit Doppellinsenoptik zur Verfügung, die eine über 100-fache Vergrößerung ohne Unschärfen und Verzerrungen ermöglichten. (Einen entscheidenden Beitrag zu diesem Fortschritt hatte 1830 Joseph Jackson Lister geleistet, der in London als Forscher tätige Vater von Joseph Lister und Isabella Pim.) Rokitansky hatte es jedoch stets vorgezogen, mit dem bloßen Auge zu arbeiten. Sein *Handbuch* war daher nicht nur lückenhaft, was die Beschreibung von Krankheiten und ihrer Spuren im menschlichen Körper anging, sondern in gewisser Weise auch archaisch.

Sosehr sich die Ärzte von Marie Straide auch bemühten, sie konnten keine dokumentierten Krankheitsfälle mit diesen Symptomen finden. Sie verstanden einfach nicht, was im Inneren ihres Körpers vorging; es war, als beobachteten sie die Bewegung der Zeiger über das Zifferblatt einer Wanduhr, ohne die geringste Vorstellung davon zu haben, welche mechanische Vorrichtung die Zeiger in Bewegung hielt.

Am 21. Juli, viereinhalb Monate nachdem Marie Straide sich der Charité anvertraut hatte, wurde ihr Zustand kritisch. Die Ärzte nahmen tiefe Einschnitte in die Hände der Patientin vor, um die großen Mengen eitrige Flüssigkeit abzulassen, die sich dort angesammelt hatte. Trotzdem schwanden ihre Kräfte zusehends, es ging rapide mit ihr bergab, wie mit einem «kleinen Boot, das in den Wellen versinkt». Zehn Tage später war sie tot. 28 Stunden nach ihrem Tod lag ihr nackter Körper auf dem Seziertisch im «Leichenhaus» der Charité. Ein junger, noch in Ausbildung befindlicher Arzt namens Rudolf Virchow beugte sich über ihn.

Rudolf Virchow war der Sohn des Kämmerers einer Kleinstadt namens Schivelbein in Pommern. Als 18-jähriger war er nach Berlin gekommen, um Medizin zu studieren, angetrieben von einem brennenden Ehrgeiz. Schon im ersten Jahr nach seinem Abschlussexamen, ein paar Monate vor seiner Beschäftigung mit dem Fall Marie Straide, hatte er den in die Jahre gekommenen Direktor des «Leichenhauses» beiseitegedrängt und trug jetzt, mit 24 Jahren, die Verantwortung für die pathologische Untersuchung aller Leichen, die in dem 1500-Betten-Krankenhaus anfielen. Ungehobelt und arrogant, nahm er für sich in Anspruch, Vorkämpfer einer Revolution zu sein, die angetreten war, mit medizinischen Ammenmärchen und Mythen aufzuräumen. «Das war eine Zeit des großen Verfalls in der Medizin», schrieb Virchow später. «Die Methode des geordneten Forschens war völlig verloren gegangen. ... Die Menschen fanden sich, als das alte System zusammenbrach, in dessen hoffnungslosen Trümmern wieder; erfüllt von überzogenen Erwartungen, klammerten sie sich an jedes Bruchstück, das ein vorlauter Zuschauer ihnen zuzuwerfen beliebte».

Die sommerliche Hitze verstärkte den typischen Geruch im Leichenhaus. Virchow begann die Autopsie damit, dass er das Gehirn untersuchte – es wies keine Anomalien auf. Dann stellte er sich zur Rechten Marie Straides auf, die linke Hand dicht bei ihrem Kopf auf den Seziertisch gestützt. Während andere Pathologen das Skalpell wie einen Bleistift hielten, umklammerte Virchow es mit der ganzen Hand, wie vielleicht ein Metzger ein großes Zerlegemesser hält; auf diese Weise konnte er großzügigere und kräftige Schnitte setzen. Er schnitt in einem Zug ihren Torso der Länge nach auf, vom Kinn bis zum Schambein. Nach dem Öffnen des Brustkorbs konnte er das Herz begutachten, das mit «grünlich gelbweißen Gerinnseln» gefüllt war. Dann untersuchte er ihre Milz, die «enorm hypertrophirt» war, «fast einen Fuß lang», vier- oder fünfmal so groß wie eine gesunde Milz; er beschrieb sie als «sehr schwer, dunkel braunroth, von brettähnlicher Resistenz».

Virchow öffnete und inspizierte auf diese Weise jedes Organ und jedes Gliedmaß der Toten und diktierte seine Erkenntnisse seinem Assistenten. Schließlich kam der Verdauungstrakt an die Reihe. «Es ist eine unangenehme Geschichte», erklärte er später seinen Studenten, «selbst wenn man sich die größte Mühe gibt, lässt es sich kaum vermeiden, dass man sich selbst, die Instrumente und Gefäße, das Subjekt und den Tisch, auf dem es liegt, beschmutzt.» Doch auch in Marie Straides Eingeweiden fand Virchow nichts Ungewöhnliches.

Jede Autopsie wurde auf exakt dieselbe Weise durchgeführt, damit die Resultate vergleichbar waren. Auch noch die winzigste Beobachtung, so unbedeutend sie erscheinen mochte, wurde im Protokoll festgehalten; so konnte sich ein Autopsiebericht über zehn oder mehr Seiten erstrecken. Die Untersuchung dauerte im Normalfall nahezu drei Stunden. Da Virchow pro Tag drei oder vier Autopsien durchführte, bedeutete dies, dass er von 8 Uhr morgens bis nach Mitternacht arbeitete, unterbrochen nur von einer kurzen Mittagspause. Er beklagte sich einmal darüber, dass er für einen Monat Arbeit weniger Geld bezahlt bekam, als ein junger Mann im Dienst der Eisenbahn pro Tag verdienen mochte, aber er war stolz auf seine Arbeit, wie aus einem Brief an seinen Vater ersichtlich wurde: «Es ist aber eine wahre Danaïden-Arbeit, diese Medicin; nichts ist ordentlich untersucht, Alles muß man selbst von vornher wieder selbst durcharbeiten, und das ist soviel, dass man manchmal wirklich den Muth verliert.»

Wo Virchow von der Praxis der vorhergehenden Pathologengeneration, zu der etwa Rokitansky gehörte, abwich, war, dass er in jedem Stadium der Autopsie Gewebeproben und Blutkleckse unter dem Mikroskop begutachtete. Dank der wesentlich verbesserten Vergrößerung und Auflösung konnte er erkennen, dass etwa ein Streifen Muskelfleisch, der mit bloßem Augen ebenmäßig wirken mochte, tatsächlich aus Millionen winziger Zellen zusammengesetzt war, deren jede einen Durchmesser von rund einem hundertstel Millimeter hatte. In jeder Zelle befand sich im Zentrum ein dunkler Punkt, der Zellkern, der von einer Flüssigkeit umgeben war; Kern und Flüssigkeit waren von einer Haut oder Wand umhüllt. Virchow war fasziniert von dieser mikroskopischen Welt und ein enthusiastischer Vertreter der sogenannten Zellentheorie, die andere Medizinforscher erst sechs Jahre zuvor formuliert hatten. Nach Überzeugung Virchows bedeutete diese Sichtweise, dass «das Leben seinem Wesen nach nichts anderes ist als Zellen-Aktivität».

Jedes Mal, wenn Virchow eine Gewebeprobe aus Marie Straides Körper unter das Mikroskop legte, justierte er den darunter angebrachten Spiegel, um möglichst viel Sonnen- oder Kerzenlicht einzufangen. Er wusste bereits, dass gesundes Blut wie ein Ozean voller winziger Korpuskeln, der sogenannten roten Blutzellen, aussah, die bei starker Vergrößerung allerdings an Farbwirkung verloren. Er wusste ebenfalls, dass sich in gesundem Blut vereinzelt sehr viel größere und nicht so regelmäßig geformte Korpuskeln fanden, die sogenannten weißen Blutzellen. Nun stellte er fest, dass es in Marie von Straides Blut geradezu von diesen größeren, unregelmäßigen «weißen Blutkörperchen» wimmelte; manche waren hufeisenförmig, bei anderen war ein Kern in Kleeblattform zu erkennen. In jeder Blutprobe, die Virchow mikroskopierte – aus dem Herzen, aus den Händen, aus der Milz –, zeigte sich dasselbe abnormale Muster; kleine rote Blutzellen waren nur vereinzelt zu sehen. In seinem Bericht über den Fall, der drei Monate nach der Autopsie herauskam, unterstrich Virchow den Befund, in dem er später rückblickend seinen ersten Beitrag zur naturwissenschaftlichen Forschung sah: ein Überhandnehmen der weißen Blutzellen als Charakteristikum einer noch unverstandenen Krankheit. Im Verlauf des folgenden Jahres verfasste Virchow zwei weitere Beiträge über «weißes Blut» und prägte für die Krankheit den Begriff «*leukaemia*», nach dem griechischen Wort für «weiß», (*leukos*). Heute weiß man, dass Leukämie eine Krebserkrankung des Blutes ist.

✦

Nach Vaters Operation packten die Ärzte einen wenige Zentimeter großen Klumpen, der das Überbleibsel der beiden kaputtgegangenen Wirbel war, in einen kleinen Plastikbehälter; der ging aus dem OP ins Histologische Labor, wo ätzend riechendes Formalin hinzugegeben wurde. Das Formalin durchdrang die Substanz und verhinderte Fäulnisprozesse und die Zersetzung der Zellstrukturen – die Pathologen sprechen vom «Fixieren». Im Labor stapelten sich viele weitere Plastiktöpfchen, manche fast so groß wie Putzeimer, in denen Mägen, Brüste, Lungen und diverse weitere menschliche Organe und Körperteile aufbewahrt wurden; alle nahmen das vorgeschriebene 24-stündige Formalinbad.

Am Tag danach begann ein Pathologe, während Vater in seinem Krankenzimmer noch halb benommen von der Narkose dalag, mit dem Sezieren des knorpeligen Gebildes. Er legte es zunächst auf eine Unterlage, wo es trocknen konnte. Dünne Gewebestreifen, etwa briefmarkengroß und bleistiftdick, wurden sorgfältig abgeschnitten. Jedes dieser Stücke wurde in eine winzige Plastikschachtel gelegt, die mit einem Deckel aus perforiertem Stahlblech geschlossen und mit einer Nummer versehen wurde. Eine Reihe dieser nummerierten Kästchen wurde dann in ein Gerät namens Gewebeprozessor eingestellt, das die ganze Nacht über brummte und summte und jede Gewebeprobe nacheinander in diverse Chemikalien tauchte, um die darin verbliebene Feuchtigkeit zu entfernen.

Während Vater sich von seiner Operation erholte, teilten seine Ärzte uns mit, der aus seinem Nacken entfernte Klumpen sei wahrscheinlich ein Krebstumor. Über dessen genauen Charakter und Herkunft waren sie sich jedoch noch nicht einig. Es sei möglich, sagten sie, dass der Tumor sich ursprünglich und primär im Nacken entwickelt hatte, es könne aber auch sein, dass Krebszellen sich aus einem anderswo in Vaters Körper befindlichen primären Tumor gelöst hätten, in den Blutstrom geraten waren und sich im Nacken abgelagert hatten. Die Ärzte rieten angesichts dieser Ungewissheit erst einmal zur Geduld. Wir alle warteten auf einen umfassenden histologischen Bericht und hofften auf Erkenntnisse, die es uns erlauben würden, eine Therapie ins Auge zu fassen.

✦

Einen Tag nach seiner Autopsie an Marie Straide hielt Virchow einen Vortrag vor hohen Gesundheitsbeamten, Militärärzten und den Direktoren der Charité, in dem er eine Lanze für empirische Beobachtungen, für den Einsatz der Mikroskopie und für eine systematische wissenschaftliche Forschung brach. In einem Brief an seinen Vater berichtete er, einige hätten ihm vorgehalten, er sei «vollkommen umwälzerisch, wenigstens ganz unpreussisch»; offenbar hielten noch viele aus der ärztlichen Zunft an ihrem Glauben an althergebrachte medizinische Dogmen und an ärztlichen Therapien fest, die auf mittelalterlichen Vorstellungen über den menschlichen Körper beruhten. Trotz der Kritik, die ihm entgegengeschlagen war, ließ Virchow sich nicht irritieren, weil, wie er erklärte, «ich die Leute nie für so dumm gehalten hätte, als mir das an diesem Tag klar geworden ist». Im Lauf des darauffolgenden Jahres klassifizierte Virchow mithilfe seiner mikroskopischen Befunde weitere Krankheitsbilder – von Zysten an den Sehnen eines Fingers bis zu Blutgerinnseln in der Lungenarterie –, womit er dem von Rokitansky und anderen angehäuften Wissensfundus wesentliche neue Aspekte hinzufügte. Doch sein eigentlicher Ehrgeiz richtete sich darauf, die Grundgesetze der menschlichen Biologie zu formulieren, wie Newton die der Physik formuliert hatte. «Es ist das Privileg großer Männer, einfache Gesetze zu finden», schrieb Virchow. Ihm war freilich auch klar, wie schwierig es sein würde, im Bereich der Biologie eine universelle Gesetzmäßigkeit zu finden: «Nur das Einfache ist schwer auszumachen; das Vielfältige, sich auf allen Seiten anders Darstellende, ist dem gewöhnlichen Auge sichtbar.» Dennoch suchte er weiterhin nach dem grundlegenden Mechanismus, der die Erklärung dafür liefern konnte, wie und warum Organe degenerierten, Tumore wuchsen und weiße Zellen das Blut überschwemmten. Genau diese Fragen sprach Karl Rokitansky im dritten Band seines *Handbuchs der Pathologischen Anatomie* an, das einige Monate nach dem Tod Marie Straides herauskam. Hatte er sich in den ersten beiden Bänden auf die Klassifizierung von Krankheiten konzentriert, so stellte Rokitansky jetzt eine kühne neue Theorie auf, die besagte, alle krankhaften Wucherungen hätten ihre Ursache in der Vermischung diverser Komponenten einer geheimnisvollen Körperflüssigkeit, die er das *blastema* nannte. Er erklärte, Tumore könnten quasi aus dem Nichts heraus im Körper entstehen, so wie sich Kristalle in klaren, farblosen Flüssigkeiten bilden könnten. In den aufeinanderfolgenden Kapiteln seines dritten Bandes verfeinerte er seinen Grundgedanken; so interpretierte er Gehirntumore als Folge einer in den körpereigenen Gefäßsystemen abgelagerten «Schlacke». Diese Auffassung Rokitanskys harmonierte mit einer Theorie, die vielen Ärzten als absolut einleuchtend erschien, nämlich dass das Leben durch «spontane Zeugung» aus den in seiner Umgebung vorhandenen Komponenten entstand – wie in einem alchimistischen Labor. So bildeten sich Schimmelpilze aus Obst, Maden aus Fleisch und – warum auch nicht? – Tumore aus Blut.

Als Virchow, der siebzehn Jahre jünger war als Rokitansky, den dritten Band des *Handbuchs* las, stimmte die Lektüre ihn überaus traurig; selten, meinte er, habe er ein Buch gelesen, das «gefährlicher für die Medizin» gewesen sei. Rokitansky vermische in diesem Werk «Hypothesen so innig mit korrekten Tatsachenfeststellungen, dass sich keine Trennlinie mehr erkennen lässt», schrieb Virchow in einer Besprechung, die die *Preußische Medizinal-Zeitung* im Dezember 1846 veröffentlichte. Virchow griff darin die Warnung an die Adresse der Wissenschaft auf, die John Stuart Mill in seinem kurz zuvor veröffentlichten Buch *System der Logik* artikuliert hatte, nämlich dass es gefährlich sei, unabgesicherte Theorien zu verkünden, die auf einer beschränkten Datenbasis beruhten. Rokitansky habe, so schrieb Virchow, «die Naturwissenschaft in ein System von Glaubensartikeln» verwandelt. Er zählte die Irrtümer, Lücken und Widersprüche auf, die für ihn Ausgeburten eines übereifrigen Gehirns waren. Das theoretische Konstrukt eines *blastema* stand auf besonders schwachen Füßen; Virchow hatte unter dem Mikroskop nie eine Spur davon entdeckt. Es hatte den Anschein, als habe dafür die Vorstellung von den Galen'schen Körpersäften, die Krankheiten verursachten, Pate gestanden. Virchow erklärte das *blastema* zu einem «ungeheuren Anachronismus».

Virchow riskierte durchaus seine Karriere, indem er als Jungarzt das größte bis dahin veröffentlichte wissenschaftliche Werk zur Pathologie so zerpflückte. «Darüber [Kritik am großen Werk von Rokitansky] ist nun ein großer Aufruhr ausgebrochen», schrieb er wenig später. «[...] die jüngeren Herren von der Wiener Schule wüthen.» Dagegen veröffentlichten führende Köpfe der Berliner Medizinergilde sogleich Artikel, die die Kritik Virchows stützten. Rokitansky selbst erkannte bald seine Irrtümer und tilgte aus der nächsten Ausgabe seines *Hand-*

buchs alle Spuren des *blastema*. Als Virchow viel später auf seine Laufbahn zurückblickte, erinnerte er stolz daran, dass dies das letzte Mal gewesen sei, dass die von Galen postulierten Körpersäfte auf dem «naturwissenschaftlichen Marktplatz» angeboten worden seien.

✦

Ein paar Tage nach Vaters Operation waren seine Gewebeproben geschnitten, fixiert und getrocknet. Sie harrten jetzt im pathologischen Labor der Dinge, jede in einem Plastikbehälter von der Größe einer Streichholzschachtel. In dem Labor gab es ein Gerät, das geschmolzenes Paraffinwachs flüssig hielt. Ein Techniker klappte den Deckel eines der Kästchen auf, prüfte, ob der empfindliche Gewebestreifen mittig darin lag, und stellte das Gefäß dann unter den Auslauf des Wachserhitzers, damit etwas von dem Wachs hineinlaufen konnte. Jedes Gewebestückchen wurde auf diese Weise in Wachs eingeschlossen, wie eine Fliege in Bernstein.

In einem anderen Raum setzte ein Techniker einen der so entstandenen Wachsquader auf ein Mikrotom, ein Schneidegerät, das wie eine Miniaturausgabe einer Wurstschneidemaschine im Supermarkt aussah. Bei jeder Drehung der Kurbel wurde ein wenige tausendstel Millimeter dünnes Scheibchen des Wachses und des darin befindlichen Gewebes abgeschnitten, wobei der Vortrieb der Stahlklinge bewirkte, das dass weiche Wachs sich in Falten legte. Um die hauchdünnen Scheiben wieder zu glätten, legte man jede von ihnen in Förmchen mit warmem Wasser. Nach einigen Minuten wurden sie aus dem Wasser gefischt und jede von ihnen auf ein gläsernes Mikroskopplättchen gelegt. Als alle Quader auf diese Weise in Scheiben geschnitten waren, wurden die Glasplättchen in ein Korbgestell platziert und dieses von einem automatisch arbeitenden Greifarm nacheinander in mehr als zwanzig Färbemittel getaucht. Jedes dieses Färbemittel hat eine Affinität zu einem ganz bestimmten (und nur zu diesem) Typ von Körperzellen und wird von diesen aufgenommen. Rote Blutkörperchen färben sich auf diese Weise orangerot, die Kerne weißer Blutzellen türkis; die Kerne von Krebszellen nehmen ein hässliches Dunkelblau an.

Als Vaters Glasplättchen trocken waren, wurden sie auf einen Bogen Karton gelegt, und die meisten zeigten eine altrosa Färbung. Durch das Mikroskop betrachtet, schienen die Proben wenig Ähnlichkeit mit gesundem Haut- oder Knochengewebe zu haben, bei dem jede Zelle tendenziell eine ähnliche Größe und Form hat wie ihre Nachbarzellen und mit diesen zusammen eine in etwa regelmäßige Gitterstruktur bildet, wie Ziegelsteine in einer Mauer oder Murmeln auf einem Teller. Vaters Zellen boten einen chaotischen Anblick: Manche waren viel größer als die anderen, bei manchen schien aus dem, was vielleicht einmal glatte Zellwände gewesen waren, ein Dickicht von Knötchen herauszuwuchern. Ihre Anordnung ließ auch keinerlei Regelmäßigkeit erkennen; während sie an einigen Stellen dicht gedrängt erschienen, klafften anderswo Lücken zwischen den Zellen. Dem geübten Auge des Pathologen verrieten diese Lücken, dass die Vorfahren dieser Zellen vermutlich in einer Drüse gehaust hatten.

An der Köperstelle, an der das Gewebe entnommen worden war, befand sich jedoch keine Drüse; die Folgerung lautete also, dass Vaters Tumor seinen Lebenszyklus nicht im Nackenbereich begonnen haben konnte. Man musste vielmehr annehmen, dass er in einer ganz anderen Körperregion herangewachsen war, vielleicht in einer Drüse des Magens oder in der Prostata, wahrscheinlich über Jahre hinweg; er hatte sich dann vermutlich in der unmittelbaren Umgebung breitgemacht, und irgendwann hatte sich eine bösartige Zelle gelöst und war in den Blutstrom gelangt. Sie war durch Vaters Körper zirkuliert und hatte sich schließlich an einen Knochen in seinem Nacken angeheftet; die Blutversorgung war hier besonders üppig. Die Zelle hatte sich dort zu einer Metastase, einem sekundären Tumor, ausgewachsen.

✦

Schon als Student hatte Rudolf Virchow erkannt, dass die medizinische Forschung Schauplatz eines Kampfes der Ideen war; er wollte in diesem Kampf mitmischen und wurde daher zu einer Art Kanzelprediger und Polemiker. Seinem Vater offenbarte er mehr als einmal, dass er mit seinen Streitschriften und öffentlichen Auftritten auch das Ziel verfolgte, seine Karriere voranzubringen. Und in der Tat wurde er für seine Kritik an Rokitansky mit der Ernennung zum Direktor des «Leichenhauses» der Charité im Alter von nur 25 Jahren belohnt, etwas mehr als ein Jahr nach seiner Autopsie an Marie Straide. Aber natürlich wollte er mit seinen Polemiken auch erreichen, dass die Ärzte ihre Praktiken und Überzeugungen überprüften und änderten. Zu diesem Zweck gründete er einige Monate nach seiner Beförderung, im April 1847, eine Zeitschrift, die er *Archiv für Pathologie und Medizin* nannte. In seinem ersten Leitartikel erklärte er: «Die wahre Wissenschaft besitzt die Fähigkeit des Könnens.» Mit diesem Satz brachte er seine Überzeugung auf den Punkt, dass schnöde Laborarbeit nutzlos war, wenn sie keine Fortschritte für das Leben der Menschen erzielte.

Während Virchow an seinem Mikroskop saß, versammelten sich draußen die Bürger Berlins in Wirtshaussälen und vor den Toren der Schlösser und forderten ihr Staatsoberhaupt, König Friedrich Wilhelm von Preußen, auf, Parlamentswahlen zuzulassen, eine Verfassung zu akzeptieren und Pressefreiheit zu gewähren. «Ein Gespenst geht um in Europa», schrieb Karl Marx Anfang 1848, «das Gespenst des Kommunismus.» Virchow nahm an keinen öffentlichen Kundgebungen der Revolutionäre teil. «Neben diesen großen Ereignissen arbeite ich ruhig fort», schrieb er. Um diese Zeit trafen in Berlin Berichte über eine Typhusepidemie in Oberschlesien ein, an der Tausende Menschen starben. «Von medizinischer Seite ist die Epidemie so interessant, dass ich das lebhafteste Verlangen verspüre, sie in der Nähe zu sehen», erklärte Virchow. Ein paar Tage später hatte er die Regierung überzeugt, ihm eine Rundreise durch die betroffene Region zum Zweck der Erstellung eines wissenschaftlichen Reports zu erlauben. Aus Schlesien schrieb er nach Hause, eine schreckliche Hungersnot habe zum Ausbruch der Seuche geführt. «Das Elend ist grenzenlos», und was ihn erschrecke, sei «die Stumpfheit [der Menschen], diese thierische Knechtschaft». In einer Stadt fand er 3000 Waisen vor. Die politische Obrigkeit erwartete von ihm wohl wissenschaftliche Empfehlungen für eine Lösung der Probleme – mehr Ärzte oder mehr Krankenhäuser vielleicht –, aber Virchow wies in seinem Bericht die Verantwortung für die Seuche dem Staat und der Kirche zu, dem Staat, weil er nicht in der Lage gewesen war, den Nahrungsmangel zu beseitigen, der Kirche wegen Misswirtschaft im Bereich der von ihr betriebenen Krankenhäuser. «Man sieht hier deutlich, was eine durch die katholische Hierarchie u. preussische Bureaukratie geknechtete Masse werden kann.» Als er nach zehn Tagen nach Berlin zurückkehrte, wollte er nicht mehr nur ein Zuschauer der revolutionären Ereignisse sein, sondern sich aktiv den Problemen zuwenden: «Die Medicin hat uns unmerklich in das sociale Gebiet geführt und uns in die Lage gebracht, jetzt selbst an die großen Fragen unserer Zeit zu stoßen», bemerkte er. Am Tag seiner Rückkehr, am Freitag, dem 10. März 1848, wurde Virchow Zeuge einer Reihe öffentlicher Kundgebungen. Ein paar Tage später bauten Berliner Bürger erste Barrikaden, mit denen sie diverse enge Straßen in der Stadtmitte sperrten – offenbar hatte die Revolution während Virchows zehntägiger Abwesenheit an Elan gewonnen. Die Reaktion des Staates kam postwendend und war entschlossen und militant: Dragoner töteten in der Nähe des königlichen Schlosses mehrere Demonstranten, was den Zorn der Massen nur noch weiter anfachte. Als Virchow Zeuge wurde, wie ein

Regiment mit gezogenen Säbeln gegen eine Menschenmenge vorging, war ihm klar, dass «in diesem Augenblick die Revolution ihren Anfang nahm». An diesem Abend kam es in der Stadt zu Verfolgungsjagden und Straßenschlachten, wobei die königlichen Truppen mit Kartätschen, Pistolen und Schrotflinten in die Menge feuerten. Er verstärkte die Wachmannschaft einer der weiter entfernten Barrikaden, spielte dabei aber wegen der geringen Reichweite seiner Pistole eine «relativ unbedeutende Rolle». Er, der seine berufliche Laufbahn dem Ziel gewidmet hatte, Leben zu retten, rechtfertigte jetzt seine Bereitschaft, Leben auszulöschen, damit, dass er nur das Volk gegen die Soldaten verteidige. Um 4 Uhr morgens kam es zu einem Waffenstillstand; Virchow kehrte in die Charité zurück und fand dort 52 verwundete Zivilisten, die versorgt wurden, und elf Tote, die der Autopsie harrten. Es hatte noch mehr Tote gegeben, aber sie waren anderswo gelandet. Immerhin hatte die Gewalt ihr Ziel erreicht: Das Militär und die Aristokraten hatten sich zurückgezogen, der König hatte eine Regierungsumbildung versprochen.

«Der Anblick Berlin's heute, verglichen mit dem vor 14 Jahren, ist wahrhaft traumhaft. Überall Leben, überall Waffen, überall freie u. öffentliche Rede», schrieb Virchow ein paar Tage später. «Das ist etwas ganz Neues u. fast das Wichtigste beider Sachen ist, dass wir jetzt Selbstgefühl, Selbstachtung, Selbstvertrauen gewonnen haben.» Auch im weiteren Verlauf des Jahres verschrieb Virchow sich der Sache der Revolution, gab ein Nachrichtenblatt heraus und propagierte die Demokratie. «Ich erachte es als meine Bürgerpflicht, mich an die Spitze der Agitation zu stellen.»

Trotz all dieser Bemühungen dauerte es kein Jahr, bis die preußische Aristokratie die Macht in Berlin wiedererlangt hatte. Die alte Ordnung wurde restauriert, die Anführer der Revolution wurden ergriffen und entweder hingerichtet oder zu langen Freiheitsstrafen verurteilt. Die wieder eingesetzte Regierung beschuldigte Virchow nun, er habe seine Stellung an der Charité missbraucht, um für die Revolution zu werben. Er konnte, indem er seine Beziehungen mobilisierte, gerade noch verhindern, dass er entlassen wurde, doch seine Wohnung auf dem Krankenhausgelände musste er räumen. In dieser Situation kam es ihm zupass, dass die Universität Würzburg ihm eine Professorenstelle anbot, allerdings mit der von einigen lokalen Honoratioren angemahnten Maßgabe, er müsse sich hüten, die Stadt zu einem «Tummelplatz» für seine «bisher kundgegebenen radicalen Tendenzen zu machen». In Ermangelung anderer Optionen willigte Virchow ein. Als er im November 1849 in Würzburg eintraf, war er 28 Jahre alt. «Politisch ist hier alles Stagnation», schrieb er an einen Freund. Seine erzwungene politische Enthaltsamkeit – er distanzierte sich sogar von seinen früheren sozialistischen Ideen – drückte ihm schwer aufs Gemüt. «Wir finden uns in einer Periode tiefer geistiger Bedrückung, in der alles Leben auf den Boden rein materieller Interessen abgesunken ist.» Er widmete sich nun dafür umso mehr seiner jungen Familie – drei seiner Kinder wurden im Lauf der folgenden paar Jahre geboren – und seiner Laborarbeit. Gleichgültig gegenüber seinen Studenten, die sich über seine Reizbarkeit beklagten, befand er, nur das Mikroskop schenke ihm wahren Trost.

In den nächsten sieben Jahren versuchte er herauszufinden, wie sich neue Zellverbände im menschlichen Körper bildeten. Für den längsten Teil dieser Zeitspanne hielt er an der Vorstellung fest, bei bestimmten Flöckchen, die er im Blut entdeckt hatte, handle es sich um «freie Kerne», die unter Umständen zu Keimzellen von Tumoren werden konnten. Er fand jedoch nie genug Beweise, um diese Idee zu einer Theorie weiterzuentwickeln oder sie aus voller Überzeugung zu vertreten. Statt des großen Wurfs gelangen ihm zahlreiche kleine Beiträge zum wissenschaftlichen Erkenntnisfortschritt, die sich aus mikroskopischen Beobachtungen an einer Anzahl unterschiedlicher Tumortypen ergaben. Dann jedoch, 1855, im Alter von 34 Jahren, veröffentlichte Virchow in seinem *Archiv* (VIII, 3) einen revolutionären Artikel unter der Überschrift «Cellular-Pathologie». Er beschrieb darin eine «Pathologie der Zukunft» und formulierte eine Reihe universeller Gesetzmäßigkeiten, die die Entwicklung von Krankheiten im Organismus regierten. Zwei seiner forschen Axiome wiesen einen relevanten Bezug zum Krebs auf. Das erste lautete, alle Zellen seien das Produkt der Teilung anderer Zellen, oder wie er es ausdrückte: «Omnis cellula e cellula» – jede Zelle entstammt einer Zelle. Das zweite Axiom besagte, alle Normabweichungen in der Struktur lebenden Gewebes resultierten aus der «Degeneration, Transformation oder Reproduktion normaler Strukturen». Ein Tumor entstehe also aus einer Fehlfunktion in einer gesunden Zelle eines Organs und nicht aus irgendeiner Störung im Blutkreislauf, im lymphatischen System oder in einem der anderen vitalen Systeme des Körpers.

Diese Theorie stützte sich auf die Arbeiten von Robert Remak, einem in Berlin praktizierenden Pathologen, dessen Karriere unstet verlaufen war, weil ihm als Jude bestimmte berufliche und akademische Positionen verschlossen blieben. Ein Jahr zuvor hatte Remak in einer

Veröffentlichung geschrieben, Tumore vermehrten sich «durch kontinuierliche Teilung, die, wie von mir beobachtet, mit dem Kern beginnt». Diese Einsicht war Remak gekommen, als er beobachtet hatte, wie tierische Embryonen sich immer wieder teilten, woraus zu schließen war, dass auch alle zukünftigen Zellgenerationen und alle zukünftigen Kerne durch diesen Mechanismus entstanden. Eine Parallele ziehend, hatte Remak die These aufgestellt, Tumore entwickelten sich, ohne dass es des Eingreifens irgendwelcher geheimnisvoller Partikel oder «freier Kerne» im Blut bedürfe. Virchow hatte die Arbeit Remaks zum Zeitpunkt ihres Erscheinens besprochen; er hatte sich weder zustimmend noch kritisch dazu geäußert, sondern lediglich neutral festgestellt: «[Remak] betont schließlich, wie zuvor, dass es keine freien Kerne gibt und keine extrazelluläre Zellentstehung.» Jetzt, ein Jahr später, hatte Virchow selbst eine Theorie veröffentlicht, die die Hypothesen Remaks ziemlich genau widerspiegelte und geringfügig erweiterte, ohne den geringsten Hinweis auf den Mann zu geben, der diese Ideen schon vor ihm formuliert hatte.

Die Rivalität zwischen Virchow und Remak intensivierte sich, als, einige Monate nachdem Virchow seinen «revolutionären Artikel» veröffentlicht hatte, eine Professur für Pathologie an der Berliner Charité vakant wurde. Virchow bat diverse Honoratioren, zu seinen Gunsten zu intervenieren, und sorgte dafür, dass wichtige Ärzte und Politiker Exemplare seiner Schrift zugeschickt bekamen, Leute, die die Möglichkeit hatten, Einfluss auf das Berufungsverfahren zu nehmen. Dabei wusste Virchow, dass der andere Kandidat für den Lehrstuhl Robert Remak war, der Mann mit dem von Virchow nicht gewürdigten Erstgeburtsrecht an den Ideen, die Virchow jetzt als seine eigenen verkündete.

Ein paar Monate später, im April 1956, erging der Ruf für den Berliner Lehrstuhl an Rudolf Virchow – es war genau acht Jahre her, dass man ihn aus Berlin vergrault hatte.

Ähnlich aggressive Taktiken legte Virchow in einer Auseinandersetzung an den Tag, die schon seit einem knappen Jahrzehnt köchelte. Ein schottischer Arzt namens John Hughes Bennett beschuldigte Virchow seit Jahren, ihm die Entdeckung der Leukämie streitig gemacht zu haben. Bennetts Arbeit darüber war sechs Wochen vor dem Bericht Virchows über die Autopsie Marie Straides, 1845, erschienen. In einer Serie scharf formulierter Briefe verteidigte sich Virchow, indem er erklärte, er allein habe als Erster das grundlegende Charakteristikum der Krankheit entdeckt, nämlich dass die weißen Körperchen aus dem Blut selbst stammten und nicht aus einer Eiterquelle. Zweifeln an der Lauterkeit seines Vorgehens trat er mit der Erklärung entgegen: «Man verzeihe mir, dass ich in einen Schreibkrieg gegen revolutionäre Kombattanten eintrete, deren hauptsächliche Waffen die Herabsetzung und die Charakterschmähung sind.»

Diese beiden Beispiele zeigen einen Rudolf Virchow, der das Verhalten vieler späterer Krebsforscher vorwegnahm. Um sich in der Kakophonie wetteifernder Ideen Gehör zu verschaffen, bedienen sich moderne Naturwissenschaftler oft nicht nur überzeugender Forschungsresultate und rhetorischer Höhenflüge, sondern setzen auch kräftig die Ellenbogen ein.

Zurück in Berlin, das damals die Wissenschaftshauptstadt der Welt war, tourte Virchow mit seiner Botschaft durch Hör- und Vortragssäle, dass Tumorzellen sich aus anderen menschlichen Zellen entwickeln und nicht aus Fremdkörpern. 1858, zwei Jahre nach seiner Heimkehr, veröffentlichte er ein Buch mit dem Titel *Die Cellular-Pathologie*, in dem er ein neues Bild vom menschlichen Körper zeichnete: «[Zellen] bilden einen freien Staat von Individuen mit gleichen Rechten, wenn auch nicht gleichen Fähigkeiten, der Bestand hat, weil die Individuen aufeinander angewiesen sind.» Krebs sei somit ein Ausfluss des egoistischen und individuellen Verhaltens einiger dieser Zellen, die, indem sie sich vermehren, den Körper und seine Systeme bedrohen, ganz ähnlich, wie Revolutionäre die staatliche Ordnung untergraben. Das Buch erlebte in Deutschland zahlreiche Auflagen und wurde bald auch ins Englische übersetzt, die zweite Weltsprache der Wissenschaft. Mit einigen Ergänzungen seitens anderer Forscher wurde die Theorie Virchows zur allgemein akzeptierten Blaupause für das Verständnis des Krebses.

✦

Etwa eine Woche nach Vaters Operation warteten wir noch immer gespannt auf Neuigkeiten aus dem histologischen Labor. Da wir wenig über das Verfahren wussten, konnten wir nicht verstehen, warum es so lange dauerte. Die Pathologen hatten sich aber derweil nur rigoros an ihr gewöhnliches Procedere gehalten, das bis dahin nur zu der Gewissheit geführt hatte, dass der herausoperierte Klumpen in der Tat verkrebst war.

Das immunhistochemische Labor war die letzte Anlaufstelle für Vaters Zellen. Die dortigen Techniker würden feststellen, was für eine Art von Zellen sich in den Gewebeproben aus seinem Tumor befanden, um so Gewissheit darüber zu gewinnen, ob die bösartige Wucherung ihr Dasein in einer Drüse begonnen hatte oder ob sich ein Karzinom an einer anderen Stelle verbarg, etwa in einer tieferen Hautschicht oder in seinem lymphatischen System oder anderswo. Den Tests in diesem Labor liegt die Erkenntnis zugrunde, dass sich jeder Zelltypus gemäß seiner Ausstattung mit einer charakteristischen Gruppe von Proteinen, sogenannten Antigenen, die an den Außenwänden der Zellen haften, klassifizieren lässt, sodass jeder Zelltypus gewissermaßen eine eigene Uniform trägt. Mithilfe bestimmter Farbstoffe können diese «Uniformen» sichtbar gemacht und identifiziert werden. Als der Techniker sich unter dem Mikroskop Vaters gefärbte Zellproben anschaute, bestätigte er, dass sie dem Typus «Adenokarzinom» angehörten, was bedeutete, dass sie ursprünglich aus Drüsengewebe stammen mussten. Doch konnten diese Tests keine Auskunft darüber geben, aus welcher Drüse die Zellen gekommen waren.

Endlich, rund zehn Tage nach der Operation, bekam Vater einen Brief vom Krankenhaus. Darin stand, der aus seinem Nacken entfernte Klumpen im Durchmesser von 3 cm habe aus «bräunlichem Gewebe» bestanden, das Nadeln («spicules») von Knochensubstanz enthalten habe. Diese Beschreibung von etwas, das immerhin ein Teil von Vaters Wirbelsäule gewesen war, schockierte mich, schien es doch zu bedeuten, dass sein Körper dabei war zu zerbrechen. Die Schlussfolgerung der Krankenhausärzte lautete, dass man meinem Vater ein «metastatisches Karzinom» herausoperiert hatte.

Die grundlegende Erklärung, auf die wir gehofft hatten, blieb der Brief uns schuldig. Die plausibelste Vermutung zur Herkunft des Krebsgeschwürs war die, dass es aus der Prostata stammte (einer Drüse hinter der Harnblase, deren wichtigste Aufgabe die Produktion von Samenflüssigkeit ist), denn Prostatakrebs ist die Krebsart, die bei Männern am häufigsten vorkommt. Um dies zu überprüfen, testete man sein Blut auf das Vorhandensein eines Proteins, das unter der Bezeichnung «prostata-spezifisches Antigen» (PSA) bekannt ist und auch beim gesunden Mann ständig im Körper nachweisbar ist, das aber in größerer Konzentration auftritt, wenn ein Prostatatumor vorliegt. Allein, auf einer Skala, auf der der Normalwert 4 beträgt und der Wert 100 in der Regel einen bösartigen Prostatakrebs indiziert, landete Vater mit einem PSA-Wert von 1 sozusagen auf der krebsfernen Seite. Das ließ eher vermuten, dass seine Prostata nicht befallen war. Die Ärzte wiesen indessen darauf hin, dass die wenn auch unwahrscheinliche Möglichkeit bestand, dass Vater Prostatakrebs und trotzdem einen niedrigen gemessenen PSA-Wert hatte, dass der gemessene Wert also ein «falsches negatives Resultat» war. Angesichts der komplexen Wechselwirkungen im menschlichen Körper mochte es dafür zahlreiche unterschiedliche Gründe geben.

Vor dem Hintergrund dieser anhaltenden Ungewissheit wurden andere Tests durchgeführt. Vater unterzog sich einer Computertomografie CAT, ließ mehrere Magnetresonanz-Scans MRI und einen Test mit radioaktivem Phosphor über sich ergehen, doch nichts davon ergab Hinweise auf den Sitz des primären Tumors.

✦

Das Paradoxe am Krebs ist, dass er das Wunder des Lebens in einer lebensfeindlichen Entartung ist. Alles Leben in seiner ganzen brodelnden Vielfalt verdankt sich dem Mechanismus, der bewirkt, dass aus einer Zelle zwei werden. Ein Embryo ist von Anfang an ein auf Wachstum durch Zellteilung programmiertes Wesen – aus dem befruchteten Ei werden zwei, dann vier, dann viele Zellen, bis wir als ausgewachsene Menschen aus rund 10 Millionen Millionen Zellen bestehen. Während unserer Lebenszeit vollziehen sich in uns hundert Millionen Millionen solcher Zellteilungen, die zahllose unterschiedliche Funktionen haben können, von der Erzeugung von Blut im Knochenmark über die Heilung von Wunden bis hin zur Ersetzung unserer gesamten Magenwand alle drei Tage. Geschmack, Tastsinn, Augenlicht, Geruch und Gehör, alle diese Funktionen werden über Aktivitäten unserer Zellen gesteuert. Sie sind die Bausteine, aus denen unser Körper zusammengesetzt ist, und obwohl jede Zelle eine selbstständige Einheit ist, kann unser Körper nur funktionieren, wenn und weil sie auf geordnete Weise zusammenwirken.

Damit sich ein Krebs entwickelt, bedarf es nur einer einzigen bösartigen Zelle, die sich auf chaotische und unkontrollierbare Weise durch Teilung vervielfacht; mit jeder Teilung gibt sie ihre gefährlichen Merkmale an die nächste Zellgeneration weiter; aus einem singulären Irrläufer wird auf diese Weise ein Zellverband, ein Klumpen, schließlich ein Tumor. Bei Leukämie werden so viele weiße Blutkörperchen erzeugt, dass sie das Blutsystem überschwemmen. Bei Brustkrebs wird die natürliche Zellvermehrung, die in der Menstruationsperiode durch das weibliche Hormon Östrogen stimuliert wird, häufig unkontrollierbar. Ein Jahr nachdem Virchow seine *Cellular-Pathologie* veröffentlicht hatte, kam Charles Darwins Buch *The Origin of Species* heraus (das in Deutschland 1860 als *Über die Entstehung der Arten* erschien), das berühmte Manifest der darwinistischen Theorie von der «natürlichen Zuchtwahl». Unter den Bedingungen einer starken Nahrungskonkurrenz werden, so argumentierte Darwin, einzelne Tiere oder Pflanzen, die zweckmäßige Fähigkeiten oder Verhaltensweisen erwerben, überleben und sich vermehren, während Exemplare mit abträglichen Eigenschafen zugrunde gehen. Ein Beispiel, an dem Darwin seine Auffassung erläuterte, war der Wolf, der diverse kleinere Tiere schlägt, es aber in den Wintermonaten sehr schwer hat, Beute zu finden. «Unter solchen Umständen hätten die schnellsten und schlanksten Wölfe am meisten Aussicht auf Fortkommen und somit auf Erhaltung und Verwendung zur Nachzucht.» Heute dominiert der Darwinismus das Denken der Wissenschaftler über den Krebs, weil sie den menschlichen Körper selbst als eine Art Umwelt betrachten, in der jeder Zelltyp so etwas wie eine eigene, von den anderen geringfügig abweichende Spezies ist; namentlich Tumorzellen mutieren beständig und finden «Verwendung zur Nachzucht». In jeder neuen Zellgeneration wird es einige Zellen geben, die besser als andere dafür gerüstet sind, die Ressourcen des Organismus zu nutzen oder den Angriffen diverser körpereigener Chemikalien zu trotzen. Diejenigen, die in dieser Hinsicht die besten Eigenschaften aufweisen, werden die größten Überlebenschancen haben.

Krebs beginnt damit, dass eine einzelne Zelle in ihrer Umgebung eine Nische findet, in der sie sich schneller vermehrt (oder eine höhere Lebenserwartung hat) als die Zellen des umgebenden gesunden Gewebes. Eine einzelne Zelle kann sich auch so weit entwickeln, dass sie in der Lage ist, sich vom Blutstrom forttragen zu lassen und anderswo im Körper an ein Organ anzudocken. Wenn eine solche Zelle sich zu einem sogenannten sekundären Tumor auswächst, kann daraus eine Bedrohung für den Körper als Ganzen entstehen. Krebs ist dann Leben, das Leben zerstört.

Die schreckliche Genialität des Krebses besteht darin, dass er die Naturkräfte des menschlichen Körpers in zerstörerischer Weise umfunktionieren kann. Anders als bei den meisten anderen Krankheiten, bei denen Bakterien oder Parasiten sich im Körper einnisten (und diesen im schlimmsten Fall funktionsunfähig machen können), sind beim Krebs die zerstörerischen Kräfte aufs Engste mit den grundlegenden Funktionen des Lebens verschränkt. Die schwierige Aufgabe der Medizin bestand und besteht darin, diese verschlungenen Bindungen zu entwirren, um die Krankheit besiegen zu können, ohne den Organismus des Patienten zu schädigen.

✦

Vater und der Rest unserer Familie warteten sehnsüchtig auf eine einleuchtende Erklärung, auf die Lokalisierung eines primären Krebstumors, der vielleicht mit einer Routineoperation herausgeschnitten werden konnte. Hätte mein Vater an Aids, Malaria oder an einer der vielen anderen Infektionskrankheiten gelitten, hätten sich die betreffenden Viren, Bakterien oder Parasiten in jeder Blutprobe von ihm sofort nachweisen lassen. Doch wenn er irgendwo einen primären Krebstumor sitzen hatte, konnte dieser unter Umständen erst die Größe einer Linse haben und aus wenigen Millionen Zellen bestehen. Er konnte sich in seiner Prostata, in seinem Magen, in seiner Leber oder anderswo befinden. So ernorme Fortschritte die Medizintechnik im Bereich der bildgebenden Untersuchungsverfahren im Verlauf der zurückliegenden zwei Jahrzehnte auch gemacht hat, ist es selbst mit modernsten Scan-Techniken außerordentlich schwierig, eine so kleine bösartige Wucherung von gesunden Zellverbänden zu unterscheiden. Ohne Vater aufzuschneiden, schien es nahezu unmöglich herauszufinden, wo in seinem Körper sich ein Tumor versteckte, der Keime für andere Tumore auf die Reise schickte.

Das Ausbleiben einer definitiven Aufklärung bestärkte uns in unserem Ohnmachtsgefühl. Ich hatte bis zu diesem Stadium meines Lebens die Medizin für eine präzise Naturwissenschaft gehalten, eine von Ordnung und Rationalität bestimmte Disziplin. Jetzt kam es mir immer mehr so vor, als sei sie eine hermeneutische Disziplin, um Verständnis ringend, aber vielfach auf Vermutungen, Glücksgriffe und blinde Hoffnung angewiesen. An die Stelle des Glücksgefühls, das ich nach Vaters Operation empfunden hatte, trat eine quälende Nervosität. Immer wenn wir nach einer genaueren Diagnose fragten, fiel den Ärzten nichts anderes ein, als die Achsel zu zucken und zu sagen, mein Vater solle sich, sobald er sich ausreichend erholt habe, einer Runde von Bestrahlungen unterziehen.

1895 **Bestrahlung**

Marie Curies neues Licht

Nach zehn Tagen im Krankenhaus wurde Vater entlassen. Zu Hause schlief er in einem Bett, das wir ihm in dem Raum im Erdgeschoss hergerichtet hatten, der ihm als Bibliothek diente. Trotz des starren Kunststoffkragens um seinen Nacken konnte er sich selbstständig ins Bett und aus dem Bett manövrieren. Es schien, als sei die Operation erfolgreich verlaufen.

Alles war jedoch anders geworden. Vater war fast immer müde, und so endeten unsere Gespräche viel früher als in den vergangenen Jahren. Er schluckte ein ganzes Farbenprisma von Pillen, putzte sich die Zähne über der Spüle in der Küche (die Treppe traute er sich nicht hinauf) und war froh, wenn er im Bett war. Er brauchte Hilfe, um seinen Nachttisch zu bestücken, der seine Zentrale gegen nächtliche Schlaflosigkeit und Schmerz geworden war: das Radio, starke Schmerzmittel, ein Glas Wasser, einige Bücher und seine Krücken, alles musste so aufgebaut werden, dass die Anordnung stimmte, wenn er nachts schnell nach einem dieser Hilfsmittel greifen musste. Da er seine Füße nicht mehr erreichen konnte, brauchte er Hilfe beim Öffnen der Schnallen seiner Sandalen. Um sich aufs Bett zu legen, benutzte er eine Technik, die er, wie er scherzhaft bemerkte, aus dem sorgfältigen Studium der Mechanik seiner Behinderung hergeleitet hatte: Mit einem kräftigen Schwung warf er die Beine aufs Bett und benutzte dabei das Gewicht seines Rumpfs als Hebel. Manchmal bereitete diese Bewegung ihm Schmerzen, und dann bat er darum, die Kissen umzuschichten oder seinen Körper in eine etwas andere Lage zu bringen. Wenn ich zu Besuch kam, ging ich jetzt als Letzter ins Bett und knipste die Lichter aus.

✦

Es gab eine Zeit, da die Welt in Dunkelheit getaucht war und in der sogar der großartigste Empfangssalon und das edelste Besprechungszimmer nur von flackerndem Kerzen- oder fahlem Gaslicht erleuchtet wurde. Doch in den 80er Jahren des 19. Jahrhunderts installierte der amerikanische Erfinder Thomas Edison in der Lower East Side von Manhattan einen Stromgenerator und ließ sich eine für die Massenproduktion geeignete Glühbirne patentieren. Nicht lange, und nicht nur Straßen und Bahnhöfe, sondern bald auch Operationssäle und Arztpraxen badeten im Luxus eines hellen, gleichmäßig strahlenden Lichts.

Am 8. November 1895 experimentierte im bayerischen Würzburg ein zurückgezogen lebender Forscher namens Wilhelm Röntgen mit einer einen knappen Meter langen, an beiden Enden zugeschmolzenen Glasröhre, aus der die Luft abgesaugt worden war. An beiden Drahtenden im Inneren der Röhre waren Metallplättchen als Elektroden angebracht. Als Röntgen den Kathodendraht an eine Stromquelle anschloss, bemerkte er aus den Augenwinkeln in einer Ecke des abgedunkelten Labors einen Lichtfunken, der offenbar von einem Häufchen phosphoreszierender Kristalle ausging, die zufällig auf einer Werkbank liegen geblieben waren. Da sich in dem Raum keine andere Energiequelle befand, mussten es, so schlussfolgerte Röntgen, Strahlen aus seiner Vakuumröhre gewesen sein, die die phosphoreszierenden Kristalle angeregt hatten, Licht auszusenden. Durch weitere Versuche fand er heraus, dass die Strahlen aus der Röhre, obwohl sie mit bloßem Auge nicht sichtbar waren, einige Eigenschaften mit Lichtstrahlen gemeinsam hatten, etwa dass sie sich in gerader Linie ausbreiteten. Er entdeckte des Weiteren, indem er die phosphoreszierenden Kristalle als Detektoren nutzte, dass die Strahlen Papier durchdringen konnten, nicht aber Blei. Als er ein Blatt unbelichtetes Fotopapier an die Vakuumröhre hielt, hinterließen die Strahlen auf ihm eine dunkle Wolke, ähnlich wie wenn man Fotopapier dem Sonnenlicht aussetzte.

Ein paar Wochen später nahm Röntgen seine Frau mit ins Labor. Sie legte ihre Hand auf eine fotografische Platte, und er ließ die Strahlen 15 Minuten darauf einwirken. Als die Platte entwickelt war, zeigte der Abzug das Skelett ihrer Hand, umspielt vom blassen Schatten des Fleisches; an einem der Knochenfinger war deutlich der Ehering zu sehen. Röntgen hatte keine Idee, wie er die Strahlen nennen könnte, und bezeichnete sie in seinem ersten Bericht einfach als X-Strahlung. In den darauffolgenden Wochen brachten Zeitungen in aller Welt Berichte über seine Entdeckung, einschließlich des Bildes von der Knochenhand seiner Frau.

Die von Röntgen entdeckten Strahlen – mystisch und doch modern, unfassbar und doch wissenschaftlich – nahmen die Fantasie des

Publikums gefangen. Bald zirkulierten Witze über die Notwendigkeit, sich strahlenresistente Unterwäsche anzuschaffen; an Theatern wurden Stücke inszeniert, in deren Mittelpunkt die neuen Strahlen standen, und auf Ausstellungen wurde ihre Wirkungsweise demonstriert: Die Besucher wurden eingeladen, sich vor einem phosphoreszierenden Schirm aufzustellen, auf dem sie dann als knöcherne Gestalten zu erkennen waren. Diese Bilder waren in ihrer makaberen Morbidität zu ihrer Zeit von ebenso tief greifender Wirkung auf die Menschen wie die ersten vom Weltraum aus aufgenommenen Bilder der Erde im späten 20. Jahrhundert. «Das Phänomen selbst reicht aus, um uns einen Blick in eine neue Welt tun zu lassen», kommentierte die französische Tageszeitung *L'Illustration*, die in den Röntgenstrahlen die Vorboten der Moderne sah. (Außerhalb des deutschen Sprachraums bürgerte sich der von Röntgen provisorisch geprägte Begriff X-Strahlen ein.) In der Tat ging von diesen nicht sicht- und nicht fassbaren Produkten einer naturwissenschaftlichen Hexerei eine fast magische Wirkung aus. Manche sahen in der Entfesselung dieser Strahlen eine gefährliche Einmischung in die Angelegenheiten Gottes, ein Omen des Todes.

In der Medizin wurden Röntgenstrahlen sehr bald als Diagnosewerkzeug eingesetzt, etwa um die in das Rückgrat eines jungen Mannes eingedrungene Klinge eines Taschenmesser zu entdecken oder einen Knochenbruch unter die Lupe zu nehmen. Die Entdeckung dieser Strahlen fiel zusammen mit anderen Fortschritten und Durchbrüchen in Medizin und Gesundheitswesen, wie neuen Standards für sauberes Wasser, Pockenschutzimpfungen auf breiter Front und einer verbesserten Ernährung. All dies trug zu einer Erhöhung der durchschnittlichen Lebenserwartung bei, die um die Wende zum 20. Jahrhundert herum in vielen westlichen Ländern zum ersten Mal über vierzig Jahre stieg. Mit der Entdeckung von Krankheitskeimen, den Fortschritten in der Krankenhaushygiene und jetzt der Nutzung der Röntgenstrahlen erreichte der Glaube an die Omnipotenz der Medizin ein solches Ausmaß, dass der Dramatiker George Bernard Shaw sich bemüßigt fühlte, eine Satire auf das blinde Vertrauen der Menschen zu den Ratschlägen geldgieriger Ärzte zu schreiben. In seinem Vorwort zu diesem Stück, *Der Arzt am Scheideweg*, gab er den Zuschauern den hilfreichen Rat: «Versucht gar nicht erst, ewig zu leben. Es wird euch nicht gelingen.»

Auf der anderen Seite hatte sich, als das 20. Jahrhundert anbrach, die Zahl der Krebsfälle in Europa und den USA innerhalb von nur sechzig Jahren mehr als verdreifacht, und Krebs war in den Vereinigten

Staaten mittlerweile die achthäufigste Todesursache. Die Mediziner waren sich nicht einig, wie dieser Anstieg zu erklären sei; viele vermuteten, dass die zunehmende Luftverschmutzung, ein verändertes Essverhalten, ein bewegungsarmer Lebensstil und die Übervölkerung der Städte schuld waren, fast so, als sei der Krebs ein Tribut an die Zivilisation. Zwar lösten andere Epidemien, etwa Diphtherie oder Scharlach, in der Öffentlichkeit größere Hysterie aus, aber der Krebs wurde zunehmend mehr als etwas Bedrohliches empfunden. Etliche auf Krebsbehandlungen spezialisierte Kliniken wurden eröffnet, erste Krebshilfe-Gesellschaften warben um Spenden, Schriftsteller beschrieben den Verlauf der Krankheit. «Der Krebs liegt so ruhig da, dass man glauben könnte, er schlafe, sähe man nicht das unaufhörliche Spielen und flatternde Grimassieren der Federzweige um seinen Mund», schrieb Rudyard Kipling 1893. «Die Bewegung lässt nie nach. Sie ist wie ein Schwelbrand, der sich in morsches Holz frisst, lautlos und ohne Hast.»

Im ersten Jahr nach der Entdeckung der Röntgenstrahlen erschienen über tausend wissenschaftliche Arbeiten über alle erdenklichen Aspekte dieser «neuen Strahlenart». Ein paar Jahre später fanden Physiker heraus, dass Röntgenstrahlen die Energie transportieren, die entsteht, wenn beschleunigte Elektronen auf die Metallplättchen in der Vakuumröhre treffen.

Aber auch gefährliche Nebenwirkungen der Strahlen wurden alsbald beobachtet. Der Mann, der auf der Londoner Empire Exhibition Vorführungen mit einer Röntgenstrahlröhre veranstaltete, stellte nach sechs Wochen fest, dass seine Hände mit Blasen übersät waren, wie nach einer schweren Verbrennung. Die Fähigkeit der Strahlen, Haut zu verbrennen, nutzten Ärzte, um Hautausschläge und Ringelflechte zu behandeln und unerwünschten Haarwuchs zu beseitigen. Obwohl sie noch kaum etwas über die Wirkungsweise und das Verhalten der Strahlen wussten, versuchten sie auch, sie für die Behandlung von Haut- und Brustkrebs nutzbar zu machen. Diese amateurhaften Gehversuche hatten mehr mit Quacksalberei und unternehmerischen Geschäftsideen zu tun als mit praktizierter Wissenschaft.

Seriöser waren die Experimente etlicher Ärzte, die keine zwei Jahre nach der Entdeckung der Röntgenstrahlen begannen, sie für die Behandlung von Oberflächentumoren einzusetzen. Vorher-nachher-Fotos, die unförmige, blutrote Krebsgeschwülste am Hals, an den Wangen und am Schädel von Patienten zeigten, die durch Röntgenbestrahlung in glatte, weiche Haut zurückverwandelt worden waren, wurden von Zeitschriften verbreitet, und Ärzte, die mit Bestrahlung experimentierten, wagten sich zunehmend auch an schwierigere Fälle heran. Im November 1908 wurde in ein Pariser Krankenhaus ein 16-jähriges Mädchen (dessen Name in den Unterlagen zur Fallgeschichte nicht genannt wird) eingeliefert, das seit vier Jahren an Kopfschmerzen, Schwindelgefühlen, Übelkeit und schwindender Sehkraft litt. Das Mädchen schielte auf einem Auge, eine seiner Pupillen reagierte nicht auf Helligkeit, und es war nicht mehr in der Lage, die Umrisse von Gegenständen eindeutig zu erkennen. Die Ärzte stellten die Kleine vor eine Röntgenstrahlröhre und pressten ihr ein Fluoroskop auf die Brust, ein Gerät, das aussah wie eine große Brille, die mit einem kleinen phosphoreszierenden Detektorschirm verbunden war. Als sie die Optik scharf stellten, konnten sie auf dem Schirm das Skelett des Mädchens sehen, wie auf einer modernen Röntgenaufnahme. In der Folge stellten sie fest, dass der Schädel des Mädchens leicht deformiert war, und vermuteten als Ursache dafür einen Tumor an der Hirnanhangdrüse – die sich an der Schädelbasis im Hinterkopf befindet –, der bereits so groß war, dass er begonnen hatte, auf den Sehnerv zu drücken und dadurch das Sehvermögen zu beeinträchtigen. Sie fürchteten, dieser Tumor werde bei weiterem Anwachsen noch schlimmere Schäden in ihrem Kopf anrichten. Da die Hirnanhangdrüse viele der für das Wachstum wichtigen Hormone liefert, fürchteten sie außerdem, dass es zu einem Riesenwachstum der Knochen kommen könne und dass die Reproduktionsorgane des Mädchens sich nicht entwickeln würden.

Obwohl die Ärzte im Prinzip bereit waren, den Tumor chirurgisch zu entfernen, vertrauten sie das Mädchen Dr. Antoine Béclère an, dem führenden Strahlenmediziner von Paris. Falls seine Behandlung sich als unwirksam erweisen würde, konnten sie, so meinten sie, später immer noch operieren. Die erste Bestrahlungssitzung fand am Samstag, den 3. Dezember 1908 statt. Béclère brachte die Röntgenstrahlröhre – ein Ding, das einer überlebensgroßen Glühbirne glich und auf einem schweren Stativ ruhte – 20 cm seitlich von der rechten Schläfe des Mädchens in Stellung; zwischen ihrem Rumpf und der Röhre platzierte er ein Stück 1 mm dickes Aluminiumblech, das die schädlichsten Strahlen abblocken sollte. Dann trat Dr. Béclère zurück und betätigte den Schalter. Er verfügte seit Kurzem über einen Anschluss ans Stromnetz, das einen gleichmäßigeren Stromfluss lieferte als der Radfahrer, der zuvor für ihn über einen Dynamo Energie erzeugt hatte. Trotzdem produzierte das System noch genug spektakuläre Effekte, etwa einen Funkenreigen, wenn die elektrische Spannung sich aufbaute. Nach zehn Minuten schaltete Béclère die Maschine ab. Er wiederholte die

Prozedur danach in vier unterschiedlichen Positionen – über der linken Schläfe, unterhalb der Nase und unter beiden Ohren –, ausgehend von der Überlegung, dass die Hirnanhangdrüse jedes Mal rund 8 cm hinter der Eindringzone der Strahlen lag.

Die Strahlenbehandlung ging davon aus, dass Röntgenstrahlen, die in den Organismus eindrangen, Zellen, die sich in rascher Folge teilten, überproportional stark beschädigen würden, in besonderem Maß eben Krebszellen. Demgemäß würde sich die Zahl der Tumorzellen verringern, während das umgebende Gewebe vergleichsweise gut erhalten bleiben würde.

Schon nach 24 Stunden begannen die Kopfschmerzen des Mädchens nachzulassen, sowohl was ihre Intensität als auch was ihre Häufigkeit betraf. Sie erschien eine Woche später zu einer weiteren Sitzung und stellte danach fest, dass ihre Kopfschmerzen ganz weg waren. Zwei Monate lang unterzog sie sich einmal pro Woche einer weiteren Bestrahlung. Nach fünfzehn Tagen konnte sie die Zahlen auf den gegenüberstehenden Betten in ihrem Krankenzimmer erkennen, ein Zeichen dafür, dass der Druck des Tumors auf ihren Sehnerv nachließ. Nach 38 Tagen konnte sie wieder so gut sehen, dass sie an ihre Eltern schrieb: «Ihr seht, um wie viel besser es mir geht, denn ich kann beim Schreiben den Linien auf dem Papier besser folgen. Morgen werde ich wieder bestrahlt. Das wird das sechste oder siebente Mal sein. Hoffen wir, dass es noch viel besser wird.» Acht Wochen nach Beginn der Behandlung trug Béclère den Fall seinen Kollegen vor und verkündete, die Therapie habe voll angeschlagen: Der Tumor sei fast zur Gänze verschwunden, das Mädchen gesund und offenbar dauerhaft wiederhergestellt.

✦

In den Monaten nach seiner Operation, als der Frühling dem Sommer wich, begann mein Vater die Grenzen seines Lebens auszutesten. Zunächst ging er im Haus herum, dann kletterte er die Treppen hoch. Fest entschlossen, seine Mobilität wiederzugewinnen, lief er zweimal täglich um den Block. Einen Monat nach seiner Operation fühlte er sich fit genug, seine Freunde in der Bar der Universität zu treffen. Ein paar Wochen später besuchte er die Eröffnung einer Galerie. Er trug bei diesem Anlass eine gestärkte Halskrause – von einer Freundin gebastelt, die früher Kostümbildnerin beim Theater gewesen war –, um den unschönen Kunststoffkragen zu verdecken, der immer noch seinen Kopf stützte. Dass er wie ein Gentleman aus Shakespeares Zeiten kostümiert war, bescherte ihm die Aufmerksamkeit, die er liebte. Sechs Wochen nach der Operation nahm er beim Duschen den Kunststoffkragen ab.

An einem Sonntag acht Wochen nach seiner Operation, als wir ein familiäres Mittagessen im Garten beendet hatten, verschwand Vater im Haus. Eine Viertelstunde später tauchte er wieder auf: In die Nachmittagssonne blinzelnd, stand er in der Tür, und wir alle wandten uns nacheinander um und registrierten in schweigender Bewunderung, dass er den Plastikkragen abgenommen hatte. Sein auberginefarbenes Hemd kontrastierte krass mit seinem bleichen Hals, und offensichtlich konnte er seinen Riesenschädel ohne künstliche Stütze spazieren tragen. Vater war nie ein Mensch großer Gefühlsausbrüche gewesen, aber in diesem Augenblick strahlte er eine triumphierend-spitzbübische Freude aus, wie ich sie selten bei ihm erlebt hatte. Wir tranken auf seine Gesundheit.

✦

Es gibt ein Foto, das Marie Curie Anfang des 20. Jahrhunderts zeigt, als sie Ende zwanzig war. Sie steht inmitten von Flaschen, Bänken und Notizblöcken in einem beengten, vollgestopften Labor. Sie trägt ein strenges schwarzes Kleid, hochgeschlossen und mit einem Gürtel um die Taille. Ein sanftes Licht akzentuiert die feinen Linien ihres Gesichts. In einer Hand hält sie einen bauchigen Glaskolben mit einer unbestimmbaren Flüssigkeit, die sie bedeutungsvoll anstarrt, als sei sie drauf und dran, eine große Entdeckung zu machen. Es ist eines der vielen Ikonenbilder, die in Umlauf gebracht wurden, um den unersättlichen Hunger des Publikums nach Vertrautheit mit dieser Frau zu stillen, die zu einer Symbolfigur geworden ist für das edle Streben der Wissenschaft und für die Hoffnung auf ein Heilmittel gegen Krebs.

Marie Curies wissenschaftliche Karriere begann in einem kalten, zugigen Schuppen an der Pariser Universität, wo sie 1898, im Alter von 31 Jahren, zusammen mit ihrem Mann Pierre ein neues chemisches Element entdeckte, das sie aus etlichen Tonnen eines in den österreichischen Alpen geförderten Erzes namens Pechblende herausdestilliert hatte. Durch den ständigen Umgang mit dem Erz waren ihre Finger mit Kratzern, Narben und Furchen übersät. Erst drei Jahre zuvor hatte Röntgen seine X-Strahlen entdeckt. Als die Curies endlich genug von dem neuen Element isoliert hatten, um damit eine winzige Ampulle zu füllen, stellten sie fest, dass es im Dunkeln leuchtete, sich warm anfühlte und auf Fotopapier schwarze Schatten erzeugte. Weiterführende Forschungen ergaben, dass das Element drei unterschiedliche Arten von Strahlen aussandte, von denen eine große Ähnlichkeit mit Röntgenstrahlen hatte. Die Curies prägten zur Beschreibung dieses Phänomens den Begriff «Radioaktivität» und nannten das neue Element Radium.

Es war ein Element, das kaum seinesgleichen hatte. Die Atome des Sauerstoffs oder des Kohlenstoffs waren und blieben unveränderlich; ihre innere atomare Struktur stand ein für alle Male fest; dagegen befand sich das Radium in einem Zustand ständiger Mutation – es spuckte regelmäßig Heliumatome aus. Im Verlauf dieses «Kataklysmus atomarer Umwandlung», wie Marie Curie es einmal beschrieb, wandelten sich Radiumatome in solche eines anderen Elements um, das sie – nach ihrem Herkunftsland Polen – Polonium nannte. Die Vorstellung, dass anorganische, leblose Materie zu spontanen Akten der Schöpfung und Zerstörung in der Lage war, revolutionierte das wissenschaftliche Denken über die innere Struktur des Atoms. «Die Philosophen mussten nichts weiter tun, als mit ihrer Philosophie noch einmal ganz von vorne zu beginnen, die Physiker mit ihrer Physik», schrieb Curies Tochter.

Dank der Bedeutung ihrer Entdeckungen erhielt Marie Curie zwei Nobelpreise: den Physik-Nobelpreis 1903 zusammen mit ihrem Mann, den Nobelpreis für Chemie 1911, nach dem Tod ihres Mannes.

Sowohl Marie als auch Pierre Curie stellten sehr schnell fest, dass Radium auf der Haut rote Flecken und dann krankhafte Veränderungen auslöste. Wie die Röntgenstrahlen barg also auch das Radium die Verheißung einer Therapie gegen den Krebs. Freilich strahlte Radium millionenfach stärker als eine Röntgenröhre, und im Unterschied zu dieser ließ es sich in Katgut verpacken und in einen Tumor hineinfädeln, sodass die Strahlungsquelle ganz dicht bei den Krebszellen war. Entsprechend groß war die Erwartungshaltung der Krebsärzte, und in der Tat erwies sich Radium in Fällen von Halswirbel- und Gebärmutterkrebs als sehr wirksam. Radium war und blieb jedoch sündhaft teuer, weil es eines aufwendigen Prozesses bedurfte, es in reiner Form zu gewinnen.

Das Radium gewann bald in der gesamten medizinischen Welt den Ruf eines Wundermittels – trotz der kleinen Zahl erfolgreicher Radiumbehandlungen, die zudem nur ganz bestimmte Krebsarten betrafen –, mit der Folge, dass Heilwässerchen wie «Revitalisierendes Radiumwasser» vermarktet wurden, die nur winzige Mengen des Elements enthielten – mindestens ein US-Präsident trank davon jeden Tag ein Quantum.

Eine Medizinzeitschrift prophezeite sogar, das Radium werde die «Aladin'sche Wunderlampe der medizinischen Wissenschaft» sein. Und auch Marie Curie erklärte hoffnungsvoll: «Eine der schrecklichsten Geißeln der Menschheit, der Krebs, muss sich zunehmend den immer besser verfeinerten Anwendungen des Radiums geschlagen geben, das auf dem Wege ist, die chirurgische Kunstfertigkeit zu ergänzen oder zu ersetzen.»

Da sich die Entdeckungen Marie Curies von der Physik bis in die Medizin hinein erstreckten, wurde sie zu einem der ersten Stars in der neuen Ära der Massenmedien. Journalisten breiteten mit Feuereifer jede Episode ihres Lebens vor ihren Lesern aus: den Tod ihres Mannes bei einem Autounfall, ihre Affäre mit einem verheirateten Mann, ihre Unterstützung der Truppen im Ersten Weltkrieg, indem sie Röntgengeräte auf den Schlachtfeldern an der Somme umherkarrte. Doch der Preis, den sie für ihre Prominenz zahlen musste, verdross sie sehr bald, denn sie konnte nicht mehr so viel Zeit im Labor verbringen. Nach einer Unterredung mit einem Journalisten sagte sie: «Ich habe das Gefühl, dass eine Art Erstarrung Besitz von mir ergreift.» Freilich hatte sie Presse und Öffentlichkeit dazu benutzt, ihre berufliche Stellung und die fortdauernde Finanzierung ihrer Arbeit sicherzustellen. Sie arrangierte sich schließlich damit, donnerstags und freitags, wenn auch widerstrebend, Journalisten zu empfangen, unter der Bedingung, es dürfe ausschließlich über «wissenschaftliche Themen» gesprochen werden.

Als Marie Meloney, Chefredakteurin der amerikanischen Frauenzeitschrift *Everybody's*, im Mai 1920 im Pariser Labor von Marie Curie eintraf, musste sie einige Minuten in dessen nüchternem kleinen Vorraum warten. Seriös und populistisch zugleich, präsentierte ihre Zeitschrift ihren Lesern sowohl Liebesgeschichten und Schnittmuster als auch Artikel mit Titeln wie «Was es bedeutet, Amerikaner zu sein». Frau Meloney zählte zu ihren engen Freunden den wortkargen amerikanischen Vizepräsidenten Calvin Coolidge und zahlreiche Journalisten, Politiker und Schriftsteller. Als sich die Tür von Frau Curies Labortrakt öffnete, stand Meloney, wie sie später schrieb, einer «blassen, verschüchterten kleinen Frau in einem schwarzen Baumwollkleid [gegenüber], mit dem traurigsten Gesicht, in das ich je geschaut habe. Ihr freundliches, geduldiges, schönes Antlitz zeigte den abwesenden Ausdruck eines Gelehrten.»

Kaum hatten sie zusammen Platz genommen, da beklagte sich, wie in Meloneys Reportage nachzulesen, Marie Curie darüber, nicht genug Radium zu haben, um ihre wichtige Arbeit fortsetzen zu können. Während Laboratorien in verschiedenen Teilen der USA über 50 Gramm Radium verfügten, gebe es in ihrem Institut in Paris nur 1 Gramm. Frau Meloney schaute sich in dem spärlich eingerichteten Labor um, registrierte einen einfachen Schreibtisch und die spärliche Ausrüstung und stellte in Gedanken Vergleiche mit Thomas Edisons gut ausgestattetem Labor in New Jersey an, in dem sie den Erfinder erst kurz zuvor interviewt hatte. Später schrieb Frau Meloney, es schreie zum Himmel, dass Marie Curie, eine Frau, die so viel «zum Fortschritt der Wissenschaft und zur Linderung menschlichen Leidens» beigetragen habe, «in der Blütezeit ihres Lebens ohne die Werkzeuge auskommen musste, die sie in die Lage versetzt hätten, weitere Beweise ihrer Genialität zu liefern».

Nach Amerika zurückgekehrt, ging Frau Meloney im Sommer 1920 daran, 100 000 US-Dollar aufzutreiben, um 1 Gramm Radium für Frau Curie kaufen zu können. Sie überredete etliche mächtige Männer und Frauen, darunter den Präsidenten der American Medical Association und John D. Rockefeller, in verschiedene Komitees einzutreten, um als Galionsfiguren ihrer Kampagne Gewicht zu verleihen. Sie rang Frau Curie, die sehr ungern reiste, die Zusage ab, zur Übergabe der Spende nach Amerika zu kommen, und schaffte es dann, indem sie persönlich durch Zeitungsredaktionen tourte, eine Serie hagiografischer Porträts und Spendenaufrufe zu inspirieren, die ihren Höhepunkt im April 1921 fand, als *The Delineator*, eine weitere Frauenzeitschrift, zu deren Chefredakteurin sie kurz zuvor berufen worden war, eine Ausgabe fast ausschließlich der Person Marie Curies widmete. Der Leitartikel dieser Ausgabe trug die Überschrift «Damit Millionen nicht sterben müssen» und endete mit den Worten: «Und das Leben verstreicht, und die große Curie wird älter, und die Welt verliert etwas. Gott allein weiß um das große Geheimnis. Und Millionen sterben jedes Jahr an Krebs.»

Im Mittelpunkt der von Meloney organisierten Spendenkampagne stand natürlich Madame Curies aktuelle Notlage, aber sie erzählte auch mit Inbrunst noch einmal von den Strapazen, die die Curies bei der Arbeit, die zur Entdeckung des Radiums geführt hatte, durchgemacht hatten. Tatsächlich war das Radium-Institut, in dem die Curie nunmehr arbeitete, eigens für sie und nach ihren genauen Anweisungen gebaut worden, ein Trakt für die Grundlagenforschung und ein anderer für medizinische Anwendungen, beide zum größeren Teil von philanthropischen Stiftungen finanziert; ihr persönliches Gehalt wurde durch eine vom französischen Staat gewährte Sonderpension aufgebessert. Während es nach außen hin den Anschein hatte, als lege Madame

Curie wenig Wert auf materielle Dinge, hatte sie Ferienhäuser in mehreren Teilen Frankreichs erworben; ihr Lieblingsdomizil hatte sie in Cavalaire an der Riviera.

Obwohl Marie Curie also relativ gut situiert war, schlug sie das großzügige Angebot weiterer Unterstützung aus Amerika nicht aus. Doch mitten in ihren Reisevorbereitungen fiel ihr zu ihrem Schrecken ein, dass Frau Meloney in ihren Briefen manchmal von einem Gramm und andere Male von einem «Gran» Radium gesprochen hatte. «Marie Curie lässt fragen, ob es um 1 Gran oder 1 Gramm geht», kabelte ein Freund von ihr in die USA. «Ein Gran wäre unzureichend, um Abwesenheit von der Arbeit hier zu rechtfertigen, da nur der 15. Teil eines Gramms.» Meloney bekräftigte, es werde 1 Gramm sein, woraufhin Madame Curie die weitere Frage stellte, ob das Geschenk für die Universität von Paris oder für sie selbst bestimmt sei. Frau Meloney antwortete: «Das Gramm Radium ist für Sie, für Ihren eigenen persönlichen Bedarf, und was mit ihm nach Ihrem Tod geschieht, unterliegt Ihrer Verfügung.» Zugleich sicherte sich Meloney ihr eigenes Ende der Wurst, indem sie sich das Recht auf das erste Interview mit Madame Curie über die Spendenaktion einräumen ließ.

Nach einem Galabankett zu ihren Ehren am 27. April 1921 in Paris ging Marie Curie an Bord des Dampfers *SS Olympic.* Als dieser zwei Wochen später in New York anlegte, intonierten Blaskapellen die Marseillaise, und Tausende – darunter ganze Bataillone weiblicher Pfadfinder und etliche polnische Frauengruppen – schwenkten rote und weiße Rosen. Allein, Marie Curie war krank und blieb unter Deck (in der besten Suite des Schiffes.) Als sich aber mehr als 40 Fotografen und ganze Horden von Reportern und Reporterinnen den Weg über die Gangway aufs Schiff bahnten, erklärte sie sich widerstrebend bereit, eine improvisierte Pressekonferenz zu geben. Sie nahm dafür auf einem großen, hochlehnigen Stuhl Platz. In ihrem schwarzen Kleid unnahbar wirkend, die Hände auf ihrem Schoß gefaltet, antwortete sie ruhig auf die Journalistenfragen, eingerahmt von ihren Töchtern und Frau Meloney, die hinter ihr standen. Die Journalisten drängten sich, die Kameras blitzten, die Fotografen heischten schreiend um Aufmerksamkeit. Der Auflauf markierte den Zenit von Marie Curies Weltruhm, hinter dem die Hoffnung auf eine unblutige Krebsmedizin stand.

Am Tag nach der Ankunft der *SS Olympic* in New York waren die Zeitungen voll von Geschichten über Madame Curie. Die *New York Times* erklärte: «Mme. Curie plant, mit Krebs Schluss zu machen.» Nie zuvor war ein Wissenschaftler für das Massenpublikum so aufgebaut worden, nie zuvor waren solche Hoffnungen auf eine greifbar nahe Heilmethode gegen Krebs genährt worden. Die Bestrahlung mit Radium als die perfekte mechanische Antwort auf die Krankheit harmonierte mit dem Gedankengut des Maschinenzeitalters: Es schien, als sei der Mensch endlich drauf und dran, die Natur vollends in den Griff zu bekommen. Künstler, Architekten und Schriftsteller hielten leidenschaftliche Plädoyers für die künftigen Möglichkeiten der Mechanisierung, die Verbesserung des menschlichen Lebens durch Geschwindigkeit und Technologie; die medizinische Bestrahlung war ein weiterer Aspekt dieses glorreichen Fortschritts.

Der Schwachpunkt an der Geschichte war der, dass die Arbeit Marie Curies fast nichts mit der Behandlung von Krebskrankheiten zu tun hatte. Gewiss, sie hatte das Radium entdeckt, das sich bei der Behandlung von Gebärmutter- und Halswirbelkrebs als hilfreich erwiesen hatte. Aber sie war keine Ärztin, die an Patienten Heilmethoden erprobt hätte, sondern arbeitete als Forscherin an der Erkundung der Eigenschaften radioaktiver Stoffe; die Einsichten, die sie hierbei gewann, hatten keinerlei Bedeutung für die klinische Praxis. Der konkreteste Beitrag zur ärztlichen Praxis, den sie geleistet hatte, bestand darin, dass sie eine universelle Einheit zur Messung der Stärke von Röntgenstrahlen vorgeschlagen hatte, was bedeutete, dass Strahlendosen, die Patienten verabreicht wurden, standardisiert werden konnten. Zum Zeitpunkt ihres Besuchs in New York wurde die Radiumtherapie gegen Krebs in Europa schon euphorisch praktiziert, während die amerikanische Ärzteschaft ihr noch reserviert gegenüberstand; die medizinischen Zeitschriften, die zeitweise von Berichten über die Radiumtherapie übergequollen waren, konzentrierten sich neuerdings auf die preiswertere und leichter verfügbare Röntgenstrahlung. Doch beim breiten Publikum war dieses Umdenken offenbar noch nicht angekommen. Als ein Reporter an Deck der *Olympic* andeutete, es gebe in der Medizin unterschiedliche Meinungen zur Radiumtherapie, versetzte Madame Curie schroff: «Es kann auf jeden Fall positive Heilverläufe geben, wenn man es richtig anwendet. Diejenigen, die damit Schiffbruch erlitten haben, verstehen die Methode nicht.»

In den darauffolgenden sechseinhalb Wochen wurde Madame Curie in den ganzen Vereinigten Staaten herumgereicht, von Galaempfängen und akademischen Abschlussfeiern bis zu Universitätslaboratorien und den Radiumfabriken von Pittsburgh. In diesem publizistischen Feldzug musste Curie ihre Rolle spielen. Als sich herausstellte, dass es ihr an einem Doktorhut mit Quaste und einem Talar für die zahllosen akademischen Abschlussfeiern fehlte, ließ Meloney einen Schneider kommen. Dennoch vermochte Madame Curie kaum ihre Langeweile zu überspielen. «Scheu, erschöpft und desinteressiert», klagte die *Kansas City Post* enttäuscht. Der Höhepunkt der Rundreise war ein Empfang im Weißen Haus, wo Präsident Warren Harding ihr den Schlüssel zu einem grünen Lederköfferchen überreichte, das eine mit einem «Symbol für 1 Gramm Radium» beschriftete Sanduhr enthielt. Das wirkliche Radium würde bis zu Curies Abreise sicher in einer Fabrik lagern. «Diese kleine Phiole Radium», erklärte Präsident Harding, «wird, da bin ich zuversichtlich, in Ihren Händen ein Werkzeug zur Entschleierung der faszinierenden Geheimnisse der Natur sein, zur Erweiterung des Horizonts nützlicher Erkenntnis, zur Linderung des Leidens unter den Menschenkindern.»

Die Gesundheit Marie Curies ließ sehr zu wünschen übrig. Ihre Hand hatte unter dem vielen Händeschütteln so gelitten, dass sie den Arm in einer Schlinge trug. Mit zunehmender Dauer ihrer Rundreise wurde sie immer kränker und erschöpfter, sodass sie etliche ihrer Termine absagen und ihre Tochter an ihrer Stelle einige Ehrendoktorhüte in Empfang nehmen musste. In vertrauter Umgebung gab sie zu, dass ihre Schwindelanfälle, das Absacken ihres Blutdrucks und ihre Anämie etwas «mit meiner Arbeit mit Radium, insbesondere während des Krieges», zu tun hatten; diese Arbeit habe ihre Gesundheit «so sehr geschädigt, dass es mir nicht möglich ist, die Laboratorien und Universitäten zu besuchen, an denen ich ein echtes Interesse habe». Wann immer jedoch in der Presse von ihrer schlechten Verfassung die Rede war, wurden dafür alle erdenklichen anderen Gründe genannt – von einer Überlastung durch «zu viel Small Talk» bis zu Überanstrengung durch ihre 20-jährige Labortätigkeit. Sogar einige der Ärzte, die Zeugen ihres Abbaus wurden, lehnten es ab, ihre Erkrankung auf die Radiumstrahlung zurückzuführen. «Es gibt keinen dokumentierten Fall eines Menschen, dessen Gesundheit durch Strahlung geschädigt worden ist», erklärte Dr. E. H. Rogers, der Madame Curie untersucht hatte, der *New York Times*.

In dem Bemühen, ihre Hinfälligkeit nicht offenkundig werden zu lassen, sagten Madame Curies Töchter immer mehr Einladungen ab. Ende Juni begab sich die Familie wieder an Bord der *Olympic*, um nach Hause zu fahren. Im Tresor des Schiffes befand sich das begehrte Gramm Radium – zur Abschirmung der Strahlung in einem Bleibehälter ruhend, der in einer größeren Transportkiste verstaut war.

✦

Drei Monate nach seiner Operation schien es, als komme die langsame, aber stetige Genesung meines Vaters zum Stillstand. Er war ständig müde und schien wütend und frustriert darüber, dass das Wunder der Heilung offenbar wieder in weitere Ferne rückte. Er schlief nicht gut, und die Kraft seiner Armmuskeln ließ nach. Wenn ich mich mit vorgestreckten Händen vor ihn stellte und ihn aufforderte, mich durch Schieben aus dem Gleichgewicht zu bringen, was ihm noch Wochen zuvor ein Leichtes gewesen war, brachte er absolut keinen Druck mehr zustande. Ich hatte das Gefühl, seine Niedergeschlagenheit habe ihm den Willen zur Genesung geraubt. Ich machte ihm Vorhaltungen, dass er nicht öfter aufstand und umherging oder dass er nicht kraftvoller schob, aber er lachte mich nur aus. Als Materialist dürfe man nicht daran glauben, dass der Geist stärker sei als die Materie, pflegte er zu sagen. Beim Einkaufen kam mir einmal der Gedanke, ihm etwas zum Tragen zu geben, in der Hoffnung, dies könne die Atrophierung seiner Muskeln verhindern. Ob das eine realistische Erwartung war oder nicht, jedenfalls würde es seinen Kampfeswillen symbolisieren. So reichte ich ihm eine Einkaufstüte. Als er sie fallen ließ, wurde mir klar, dass er zwar den guten Willen, aber einfach nicht die Kraft dafür hatte. Ich transferierte den Inhalt seiner Tasche stückchenweise in meine, und am Ende war das Einzige, das er aus eigener Kraft tragen konnte, eine Packung Nudeln. Auf dem Weg nach Hause keimte in mir die Hoffnung, dass diese winzige Belastung seiner Muskeln vielleicht etwas Gutes bewirken würde.

Eine Woche nachdem seine Muskelkraft nachzulassen begonnen hatte, kehrte er ins Krankenhaus zurück, um sich erneut einigen Magnetresonanz-Scans zu unterziehen. Diese führten zu der Erkenntnis, dass möglicherweise einige Zellen von seinem Tumor in seinem Nacken zurückgeblieben waren. Da diese sich vermehrt hatten, übten sie Druck auf die Nerven aus, die über seinen Rücken zu den Armen hin verliefen.

✦

Nach ihrer Rückkehr nach Paris im Sommer 1921 forschte Marie Curie weiter über die grundlegenden Eigenschaften von Atomen, Radium als Werkzeug einsetzend. Parallel dazu führte der Leiter der medizinischen Abteilung ihres Instituts, Dr. Claudius Regaud, eine Serie von Experimenten durch, die die Art und Weise, wie Röntgenstrahlen für Patienten genutzt werden konnten, radikal verändern sollten. Seine Versuchsobjekte waren Widderhoden, glaubte er doch, deren Zellen reproduzierten sich vielleicht ähnlich wie Tumorzellen.

Er entdeckte, dass mehrere kleinere Strahlungseinheiten, über einige Tage verteilt, die Tiere wirksamer unfruchtbar machten als die Verabreichung einer gleich hohen Strahlendosis auf einmal. Damit schuf Dr. Regaud das Behandlungsmuster der «fraktionierten Bestrahlung», bei der Krebspatienten anstelle einer einmaligen starken Dosis eine Reihe kleinerer Strahlendosen erhalten, ein Verfahren, das nicht nur die bessere Wirkung erzielt, sondern auch Hautrötungen, Verbrennungen und die allgemeineren Nebenwirkungen einer Strahlenbehandlung wie Müdigkeit und Lethargie auf ein Minimum reduziert – und die heute noch praktiziert wird.

Die Überlegenheit der «fraktionierten Bestrahlung» rührt daher, dass es im Leben einer Zelle Stadien gibt, in denen sie für Strahlen anfälliger ist als zu anderen Zeitpunkten. Bei den meisten Zellen ist es so, dass Röntgenstrahlen tödlich für sie sind, wenn sie sie genau im Moment der Zellteilung treffen, nicht dagegen in der der Zellteilung vorhergehenden Phase, in der die Chromosomen dupliziert werden. Das bedeutet, dass jedes Mal, wenn ein Tumor bestrahlt wird, ein Teil der Zellen abgetötet wird, während die übrigen überleben. Sie bleiben lebensfähig und teilen und replizieren sich in unterschiedlichem Tempo. Somit wird 24 Stunden nach der ersten Bestrahlungssitzung eine neue Gruppe von Zellen für Röntgenstrahlen verwundbar sein. Bestrahlungen im täglichen Turnus lassen daher einen Tumor Stück für Stück «abschmelzen».

✦

Vaters Problem mit seiner Armmuskulatur war darauf zurückzuführen, dass sein Nacken Zeit zum Heilen benötigte. Eine Strahlenbehandlung hätte nicht nur die verbliebenen Krebszellen abgetötet, sondern auch die normalen, schnell wachsenden Zellen, die für die Erneuerung fehlenden Gewebes im Zuge seines Heilungsprozesses erforderlich waren. Indem die Ärzte dieser Heilung Priorität eingeräumt hatten, hatten sie *nolens volens* dem Krebs die Möglichkeit eröffnet, in den drei Monaten seit der Operation wieder zu wachsen und sich auszubreiten.

Jetzt jedoch, da Vater den Kopf wieder aufrecht halten konnte, sprach nichts mehr gegen eine Bestrahlungstherapie, und so begab er sich jeden Tag ins Krankenhaus – er ging die eineinhalb Kilometer zu Fuß. Die Bestrahlungsgeräte waren sehr viel leistungsfähiger und genauer als zu Lebzeiten von Marie Curie. Vater legte sich auf den Bauch, der Kopf ruhte auf Kissen. Die Maschine brachte sich surrend in Stellung und setzte die Strahlungsdosis ab. Ein paar Minuten später durfte

Vater gehen. Zehn Tage lang absolvierte er dieses Pensum und erhielt dabei eine insgesamt starke Dosis, ohne nennenswerte Nebenwirkungen davonzutragen.

Nach einer Woche übte der Tumor offensichtlich keinen Druck mehr auf seine Armnerven aus, und er begann seine Muskeln wieder zu spüren. Nach zehn Tagen schien der Krebs so weit zurückgedrängt, dass Vaters Arme langsam wieder zu Kräften kamen. Zum ersten Mal seit der Operation konnte er nachts wieder durchschlafen, ohne von Schmerzen geweckt zu werden.

✦

Im Herbst 1921, einige Monate nach der Abreise Madame Curies aus Amerika, musste Amelia Maggia, eine 22-jährige Frau aus Orange in New Jersey, ihren Job aufgeben, weil sie zu schwach zum Arbeiten geworden war. Ein paar Straßen weiter bekam die 20-jährige Irene Rudolph Halsweh, und ihr Gesicht schwoll an; bald schmerzten auch noch ihr Gebiss und ihr Gaumen. Wenige Wochen später klagte eine weitere junge Frau aus der Gegend, die 20-jährige Hazel Vincent, über schmerzende Zähne. Ihr Zahnarzt zog ihr einen Zahn, doch die Wunde heilte nicht, und die Schmerzen hielten an. Bis zum Frühjahr 1922 degenerierte bei Amelia Maggia die Knochensubstanz so stark, dass ihr Zahnarzt bei dem Versuch, ihre Zähne zu retten, ihr den Unterkieferknochen als Ganzes aus dem Mund herausnehmen konnte. Ein paar Monate später starb sie. Zunächst hatte es den Anschein, als handle es sich um isolierte Krankheitsfälle in dieser Stadt, die überquoll von italienischen und irischen Einwanderern der ersten Generation, aber bald erkrankten noch weitere Einwohner: Marguerite Carlough, Catherine Schaub, Genevieve und Josephine Smith, Helen Quinlan. Als bei Irene Rudolph eine Wange anschwoll und ihr Mund zu schmerzen begann, zog ihr Zahnarzt ihr einen Zahn, doch wie zuvor bei Hazel Vincent heilte die Wunde nicht zu. Irene Rudolph starb 1923 an einer «ganz schrecklichen und geheimnisvollen Krankheit», wie ihr Vetter schrieb.

Im Januar 1924 trafen sich die Betroffenen in der Praxis eines ihrer Zahnärzte zu einer informellen Besprechung. In deren Verlauf stellte sich heraus, dass sie alle im Zifferblattstudio der Firma US Radium Corporation gearbeitet hatten. Der Gesellschaft gehörten Uranminen auf dem Colorado-Plateau, und in ihrem Werk in Orange wurden Uhren mit Leuchtziffern und Leuchtzeigern gebaut, die zu der Zeit sehr beliebt waren. Allein im Jahr 1919 verkauften US Radium und ihre Wettbewerber über 2 Millionen solcher Uhren. Die Mädchen hatten gerne in der hellen, gut belüfteten Werkstatt gearbeitet; sie hatten dort die Freiheit gehabt, miteinander zu reden und zu lachen, während sie die Farbe mischten, ihre Pinsel hineintauchten und sie anleckten, um sie spitz zu halten. Sie trieben auch Schabernack mit der Leuchtfarbe, indem sie sie auf ihre Fingernägel und Augenlider auftrugen – eines der Mädchen hatte sogar ihren Freund mit einem «Katzenlächeln» überrascht, indem sie sich die Zähne mit Leuchtfarbe bemalt hatte. Die Mädchen erzählten, dass, wenn sie abends nach Hause kamen, ihre Kleider in der Dunkelheit des Schlafzimmers noch ein leichtes Leuchten von sich gaben. Niemand hatte sich vorstellen können, dass der winzige Radiumanteil in der Farbe, rund 1 Teil auf 30 000 Teile, irgendwelchen Schaden anrichten könnte. Schließlich tranken Millionen Menschen regelmäßig radiumhaltiges «Revitalisierendes Radiumwasser», das winzige Mengen des Elements Radium enthielt und überall verkauft wurde. Als der Vizepräsident der US Radium Corporation erfuhr, dass Zahnärzte öffentlich behaupteten, «die Arbeit in unserer Dekorabteilung sei gefährlich und habe zu Verletzungen und Gesundheitsproblemen geführt», schrieb er an seine Versicherung und erklärte: «Wir erkennen nicht an, dass die Tätigkeit mit einem solchen Risiko behaftet ist.» Die meisten Experten hätten sich dieser Auffassung angeschlossen, denn während es weithin anerkannt war, dass Radiumstrahlung in starker Dosis die Körperzellen schädigt, wussten damals nur die wenigsten, dass auch die winzigen in der Leuchtfarbe enthaltenen Mengen Schäden verursachen konnten. Im März 1925 reichte Marguerite Carlough – vier Frauen aus der Ziffernblattwerkstatt waren inzwischen schon gestorben – eine Klage gegen US Radium ein. Sie klagte, vier Jahre nach Ausbruch ihrer Erkrankung, auf ein Schmerzensgeld von 75 000 Dollar. Sie hatte mit achtzehn in der Werkstatt zu arbeiten begonnen und den Job vier Jahre gemacht. Dieser erste vor Gericht gelandete Fall fand Beachtung in der Presse, und da die Gefahren der Radiumstrahlung allmählich ins öffentliche Bewusstsein drangen, ließ sich die Firma in einem außergerichtlichen Vergleich zur Zahlung von 9000 Dollar herbei. Im Dezember 1925 starb Frau Carlough im Alter von 24 Jahren an Anämie und einer akuten Lungenentzündung; außerdem hatte sie, wie ihre Nichte berichtete, an einem «grauenvollen Kieferproblem» gelitten.

Noch im selben Jahr informierte «Missy» Meloney Marie Curie über die Todesfälle bei den Beschäftigten der Zifferblattwerkstatt. Wie viele ihre Zeitgenossen vertrat auch Frau Curie nicht ganz widerspruchsfreie Auffassungen, was die Gefahren der radioaktiven Strahlung betraf. Während ihrer Amerikareise hatte sie eingeräumt, dass die Vernarbungen an ihren Fingerspitzen und ihre Anämie eine Folge der großen Strahlungsdosen waren, die sie in den frühen Jahren abbekommen hatte (oder auch in der Zeit des Ersten Weltkriegs, als sie mit großen Röntgenstrahlengeräten hantiert hatte). Zu anderen Zeiten äußerte sie sich ambivalenter: «Vielleicht hat das Radium etwas mit diesen Problemen zu tun, aber es lässt sich nicht mit genügender Sicherheit sagen.» Obwohl viele ihrer Mitarbeiter an ähnlichen Beschwerden und Entstellungen litten, war sie oft nicht willens, einen Bezug zur Radiumstrahlung zuzugeben, es sei denn in den offenkundigsten Fällen. Was sie partout nicht glauben wollte, war, dass eine geringe Strahlenbelastung über längere Zeit permanente Schäden hervorrufen konnte, die sich mit einem Aufenthalt an der frischen Luft nicht beheben ließen. Als ihre Tochter, die ebenfalls mit Radium arbeitete, 1927 erhebliche Veränderungen in ihrem Blutbild feststellte, schrieb Marie an ihren Bruder: «Sie wird bald für zwei Wochen Wintersport wegfahren und hofft, dass der Aufenthalt in den Bergen gegen ihre Anämie hilft.»

In New Jersey folgten die Todesfälle jetzt im Monatsrhythmus aufeinander. Bis 1927 waren dreizehn Personen an der sogenannten Strahlungsnekrose gestorben. Noch am Leben war eine 28-jährige Frau namens Grace Fryer, die seit vier Jahren an Knochenschmerzen litt – sie hatte bis vor einigen Jahren bei US Radium gearbeitet. Allein, selbst Ärzte, die mit ihr und den anderen Strahlenopfern mitfühlten, machten sich Sorgen wegen des unwillkommenen öffentlichen Aufsehens. «Wenn das Radium unbekannte Gefahren birgt, könnte dies seine therapeutische Anwendung stark beeinträchtigen», sagte Charles Norris, der oberste Gerichtsmediziner von New York. Schließlich konnte Frau Fryer einen jungen Anwalt namens Raymond Berry, der erst kürzlich sein Studium in Harvard abgeschlossen hatte, überreden, ihren Fall auf Erfolgshonorarbasis zu übernehmen. Im Mai 1927 reichte Berry beim Obersten Gerichtshof von New Jersey seine erste Klage im Namen von Grace Fryer ein. Vier weitere Frauen, Edna Hussman, Catherine Schaub und die Schwestern Quinta McDonald und Albina Larice, schlossen sich der Klage bald darauf an; jede der Frauen verlangte 250 000 Dollar als Entschädigung für Schmerzen und Behandlungskosten. Als der Fall endlich zur Verhandlung kam, im Januar 1928, hatte sich die gesundheitliche Verfassung aller fünf Klägerinnen weiter verschlechtert. Besonders mit Grace Fryer ging es rapide bergab: Sie hatte alle ihre Zähne verloren, konnte ohne Rückenstütze nicht mehr aufrecht sitzen und musste im Rollstuhl zum Zeugenstand gefahren werden. Keine der fünf Frauen, die von der Presse die «Radium Girls» genannt wurden, war in der Lage, die Hand zum Schwur zu erheben. «Fünf Frauen lächeln trotz Todesfurcht im Radiumfall», lautete die Schlagzeile im *Newark Ledger* am 18. Januar. «Als die hübsche Grace Fryer in den Zeugenstand trat, sagte sie, sie sei bei guter Gesundheit gewesen, bevor sie von der Radiumfabrik eingestellt wurde.»

Im April 1928 waren die Frauen nicht mehr in der Lage, persönlich im Gerichtssaal zu erscheinen. Gegen den heftigen Protest Berrys vertagte der Richter den Prozess auf September, damit die von US Radium benannten Zeugen gehört werden konnten. Die Presse war empört, allen voran Walter Lippmann, der Chefredakteur der *New York World*. Die Vertagung sei, schrieb er in einem Leitartikel, eine «verwerfliche Travestie der Gerechtigkeit. ... Wenn es je einen Fall gab, der nach einer schnellen Urteilsfindung verlangte, dann ist es dieser Fall von fünf schwer lädierten Frauen, die um ein paar lumpige Dollar kämpfen, die ihnen ihre letzten paar Tage auf Erden erleichtern würden». Angesichts des absehbaren Todes der jungen Frauen und der für die Firma verheerenden öffentlichen Diskussion einigten sich alle Beteiligten auf einen außergerichtlichen Vergleich: US Radium verpflichtete sich, jeder der Klägerinnen 15 000 Dollar zu zahlen und die Kosten für weitere erforderliche ärztliche Hilfe zu ersetzen.

Die öffentlichen Wellen, die dieser Fall schlug, offenbarten, dass der Traum von der neuen Zeit, der dreißig Jahre zuvor angeregt worden war, eine dunkle Rückseite hatte. Die potenziellen Gefahren, die in neuen Technologien steckten, wurden zu einem wichtigen Motiv der Kultur der 1930er Jahre und danach. In dem Film *Der Unsichtbare Strahl* (1936) spielte Boris Karloff einen übergeschnappten Wissenschaftler, der, durch die Einwirkung giftiger Strahlen geschädigt, Amok zu laufen beginnt. Und in Aldous Huxleys *Schöne Neue Welt* (1932) artikuliert eine der Figuren ihren Widerwillen gegen den utopischen Weltstaat, indem sie neben dem Recht auf Unglücklichsein auch noch das Recht fordert, Krebs zu bekommen.

Die radioaktive Strahlung, die seit ihrer Entdeckung zu einem Symbol der Hoffnung auf Heilung geworden war, wurde nun zugleich auch zu einem Symbol der Zerstörung. Und da diese Geschichten genau in dem Moment hochgekocht waren, als der Aufstieg der modernen Massenmedien begann, lieferten sie auch einen Vorgeschmack auf die Massenhysterie, die sich später im 20. Jahrhundert unter dem Eindruck anderer «Wundermittel» und anderer wirklicher oder vermeintlicher Risiken einstellte. Im Falle der Strahlentherapie war, wie auch in vielen der späteren Geschichten, das verzerrte Bild, das die Medien zeichneten, sowohl zu optimistisch als auch zu schwarzmalerisch. Tatsächlich stellte die Bestrahlung keine Bedrohung für die breite Bevölkerung dar, auch wenn natürlich Gefahren bestanden – für schwangere Frauen zum Beispiel oder für Kinder, für deren Füße bei der Anprobe von Schuhen Röntgenstrahlen verwendet wurden. Aber diese Gefahren wurden allmählich aus dem Alltag der Menschen verbannt. Auf der anderen Seite war die Strahlung kein Allheilmittel gegen den Krebs. Dennoch gilt, dass im Verlauf der 1920er und 1930er Jahre die Strahlenmedizin schrittweise und mühselige Fortschritte machte und dazu beitrug, menschliches Leben zu verlängern.

Mitte der 1930er Jahre waren es nicht mehr nur Zehntausende, sondern Millionen Volt, die zur Erzeugung von Röntgenstrahlen verbraucht wurden. Mit Strahlen, die stark genug waren, tiefer in den menschlichen Körper einzudringen, wurde es möglich, beispielsweise auch Magentumore zu behandeln und nicht nur solche am Hals, in der Brust und auf der Haut. Gleichzeitig lernten die Ärzte, die Strahlen immer genauer zu steuern und zu dosieren, sodass sie den Tumor präzise anvisieren konnten, ohne das umliegende gesunde Gewebe zu schädigen. Gegen Ende der 1930er Jahre rang die Strahlentherapie bei vielen Krebsarten mit der Chirurgie um den Rang einer Therapie erster Wahl. Viele Geräte, die noch heute bei der Behandlung von Krebspatienten eingesetzt werden, sind unmittelbare Nachkömmlinge der damals entwickelten Prototypen; sie sind jedoch wesentlich leistungsfähiger geworden und werden unterstützt von Computern, mit deren Hilfe es möglich ist, die Lage eines jeden Tumors exakt zu bestimmen.

1931, 23 Jahre nachdem Antoine Béclère ein namenloses 16-jähriges Mädchen bestrahlt hatte, das wegen nachlassender Sehkraft in sein Pariser Krankenhaus eingewiesen worden war, schrieb die inzwischen fast 40 Jahre alte Frau ihm einen Brief und ließ ihn wissen, dass sie gerade ein gesundes Kind zur Welt gebracht hatte.

Im Juli 1934 starb Marie Curie an Lungenentzündung; die akute Entzündung war als Komplikation ihrer durch die Radiumstrahlung verursachten aplastischen Anämie ausgebrochen. Während das Element Radium in der Krebsmedizin ausgedient hat, gilt das Prinzip, dass man radioaktives Material auf Krebszellen ansetzt, nach wie vor.

✦

Als Vater nach Abschluss seiner Strahlentherapie – und fünf Monate nach der erstmaligen Diagnose seines Krebses – in den Kreis der Gesunden zurückkehrte, musste ich feststellen, dass meine Gefühle zwischen Hoffnung und Verzweiflung oszillierten. Es gab Momente, da hatte man den Eindruck, er habe alle Gedanken an seine Krankheit aus seinem Denken verbannt, so als hätten die kleinen Freuden dieser trägen Sommertage, an denen er uns mit Getränken bewirtete und für uns kochte, die Erinnerung an die Krise ausgelöscht, in der er sich nur wenige Monate zuvor befunden hatte. Aber die Angst lauerte immer hinter der nächsten Ecke. Nach einigen optimistischen Tagen beschlich mich die Sorge, es könne sich um eine lediglich vorübergehende Besserung handeln, auf die womöglich ein weiterer Abbau folgen würde. Nervös beobachtete ich ihn beim Hantieren mit Messer und Gabel, um eventuelle Anzeichen von Schwäche zu entdecken. Wenn wir zusammen spazieren gingen, blieb ich öfter hinter ihm und achtete darauf, wie er die Schultern hielt. Die Tage wurden zu Wochen, die Wochen zu Monaten, und es kam zu keinem Rückfall, sodass meine Familie und ich allmählich die Sorgen aus unserem Bewusstsein verdrängten, zumal es uns guttat, uns eine Atempause von der Dauerbelastung zu gönnen. Befreit von der täglichen Sorge um das, was der nächste Tag bringen würde, begannen wir wieder über Vaters Krankheit als Ganzes nachzudenken und uns zu fragen, wodurch sie ausgelöst worden sein mochte.

1930 **Ursachen**

Ist die Zivilisation das Problem?

Als ich vierzehn war, gab Vater mir ein Buch von Rachel Carson, *Silent Spring* (auf Deutsch erschienen als *Der stumme Frühling*). Er erzählte mir, er habe das Buch ursprünglich 1962 als Artikelserie in der Zeitschrift *New Yorker* gelesen, und das Zukunftsbild, das die Autorin darin ausgemalt hatte – von einer Welt, in der moderne Chemikalien, insbesondere das Insektenvernichtungsmittel DDT, Flüsse vergiften, die Luft verschmutzen und die natürliche Tierwelt zerstören würde –, habe sein Denken entscheidend verändert. Ein «Schreckgespenst», schrieb Rachel Carson 1962, sei «unter uns aufgetaucht» und habe «in zahllosen Städten Amerikas den Frühling zum Schweigen gebracht». Zwanzig Jahre später, als Vater und ich anfingen, Gespräche über den Krebs zu führen, nahm ich das Buch zur Hand. Es beginnt mit «Ein Zukunftsmärchen», einer futurologischen Beschreibung einer Stadt «im Herzen Amerikas», in der eine «schleichende Seuche» dazu geführt hat, dass kein Vogel mehr singt. Sie beschreibt im Weiteren die verheerenden Auswirkungen giftiger Chemikalien auf die Einwohner: «Über allem lag der Schatten des Todes. Die Farmer erzählten von vielen Krankheitsfällen in ihren Familien. In der Stadt standen die Ärzte immer ratloser den neuartigen Leiden gegenüber, die unter ihren Patienten auftraten.»

In den anschließenden Kapiteln des Buches dokumentierte Frau Carson, wie der Missbrauch von Pestiziden, Herbiziden und anderen synthetischen Chemikalien bereits in der Gegenwart diese albtraumhafte Vision Wirklichkeit werden ließ. Kapitelüberschriften wie «Elixiere des Todes», «Unnötige Verwüstung» oder «Der Tod zieht in die Flüsse ein» zeigen, dass die Autorin aus ihrer Wut und Betroffenheit keinen Hehl machte: «Zum ersten Mal in der Weltgeschichte ist nun jedes menschliche Wesen vom Augenblick der Empfängnis bis zum Tode der Berührung mit gefährlichen Stoffen ausgesetzt.»

Carsons Beitrag zu unserem Verständnis des Krebses findet sich in einem Kapitel, das den Titel «Jeder Vierte» trägt, in Anspielung auf die statistische Häufigkeit der Krankheit – diese hat mittlerweile übrigens zugenommen, sodass man heute «jeder Dritte» sagen muss. «Als das Industriezeitalter anbrach, wurde die Welt zu einem Ort, wo sich alles ständig und mit steigender Geschwindigkeit wandelte», schreibt Carson. «An die Stelle der natürlichen Umwelt trat sehr bald eine künstliche; sie setzte sich aus neuen chemischen Stoffen und physikalischen Kräften zusammen, von denen viele mächtige Fähigkeiten besaßen, biologische Umwandlungen herbeizuführen.» Diese gefährlichen Chemikalien seien mittlerweile überall in der Umwelt vorzufinden, «sie wirken sogar auf die noch ungeborenen Kinder ein. Es überrascht daher kaum, dass wir jetzt eine beängstigende Zunahme krebsartiger Erkrankungen bemerken.»

Carsons Buch übte einen tief greifenden Einfluss aus und fungierte als eine der Initialzündungen für die internationale Umweltschutzbewegung. Es erreichte sowohl in den USA als auch in Europa sechsstellige Auflagen und bewirkte etliche politische Veränderungen. Die Errichtung der US-amerikanischen Umweltschutzbehörde EPA (Environmental Protection Agency) 1970 und das absolute Verbot des Pestizids DDT in den USA 1974 gingen zumindest teilweise auf das Konto dieses Buches.

Die Vorstellung, die Zunahme der Krebserkrankungen habe etwas mit den immer größeren Mengen an Pestiziden, Düngemitteln, Lebensmittelfarben und so weiter zu tun, die ihren Weg in die Atemluft, ins Trinkwasser und in die Nahrungskette finden, hat ihre Überzeugungskraft bis heute bewahrt. Zeitungen drucken nach wie vor Geschichten über Industriegifte, die sich in unserer Haut einnisten und gleichsam als tickende Krebszeitbomben fungieren. Dass die Nachfrage nach Lebensmitteln aus ökologischer Produktion ständig steigt, ist zum Teil eine Folge der Angst vieler Menschen, Pestizide könnten unsere Gesundheit ruinieren.

So viel Anklang Rachel Carsons Thesen über den Krebs in der Öffentlichkeit fanden, so wenige Wissenschaftler hielten sie für plausibel. Die Institutionen der Schulmedizin und viele Ärzte lehnen sie auch heute noch ab. Zwar präsentierte Frau Carson ihre polemische Schuldzuweisung, als wäre sie zeitlos und universell – eine für alle Zeit gültige Kritik des modernen Lebens –, aber im Grunde waren ihre Ideen sehr stark von einer Reihe sehr konkreter Vorgänge und Anliegen ihrer Gegenwart geprägt. Insbesondere die Theorie, dass Umwelteinflüsse Krebs verursachen, war als Reaktion auf eine Art Krebsepidemie aufgekommen, die zu jener Zeit über die industrialisierte Welt hinwegschwappte. Ihr wichtigster Schöpfer war Wilhelm Hueper, ein nach Amerika ausgewanderter Deutscher, dessen Forschungen Carson für ihr Buch verwendete. Als Direktor der Abteilung für Umweltmedizin am Nationalen Krebsinstitut der USA in Bethesda (Maryland) war Hueper in den Augen Carsons der führende Experte zum Thema Krebsverursachung durch Umweltgifte, und sie bezieht sich an vielen Stellen ihres Buches auf ihn. Huepers in den 1930er Jahren geprägte Überzeugungen beeinflussen die Diskussion bis heute.

✦

Wilhelm Hueper kam 1894 in Deutschland zur Welt. Nach dem Kriegsdienst im Ersten Weltkrieg studierte er Medizin; im Alter von 29 Jahren machte er sich in die Vereinigten Staaten auf, da in Deutschland die Inflation es ihm schwermachte, seinen Lebensunterhalt zu verdienen. Obwohl er von da an kontinuierlich in den USA lebte, legte er seinen starken deutschen Akzent nie ab. Er bewahrte sich auch so etwas wie eine Einwanderersensibilität, war und blieb ein Rebell gegen die bestehende Ordnung in der amerikanischen Krebsmedizin.

Hueper war zu einem Zeitpunkt nach Amerika gekommen, als der Krebs zunehmend ins Blickfeld der Öffentlichkeit geriet – die Zahl der Krebsfälle nahm um durchschnittlich 2,5 Prozent pro Jahr zu. Jahr für Jahr wurden neue Statistiken veröffentlicht, die die Krebsgefahr unterstrichen. 1924 hatte der Krebs die Tuberkulose als Todesursache in den USA überholt, 1934 erklomm er in der Tabelle der häufigsten Todesursachen den zweiten Platz, übertroffen nur noch von Herzkrankheiten. Matthew Neely, Senator für West Virginia, verlieh der öffentlichen Stimmung Ausdruck, als er den Krebs 1929 als «ein Monster, das unersättlicher ist als die Guillotine» beschrieb, «destruktiver für Leben und Gesundheit als die mächtigste Armee, die je in die Schlacht marschiert ist, grauenerregender als jede Geißel, die je den Fortbestand der Menschheit bedroht hat». Neely frönte der apokalyptischen Vision, dass der Krebs «die Erde entvölkern» werde.

Dabei gab es nach wie vor keinen Konsens über die Ursache dieser «Epidemie»; es gab lediglich eine Reihe konkurrierender Theorien mit unterschiedlichem Vernunftgehalt. Manche Wissenschaftler vertraten den Standpunkt, bei der Zunahme der Krebsfälle handle es sich um eine Spätfolge der schweren Grippeepidemie von 1918, andere suchten die Ursache in der Zunahme geteerter Fahrbahnen, der Übervölkerung der Flüsse mit Forellen, der Tuberkulose, dem zunehmenden Säuregehalt des Blutes, dem Verzehr von Tomaten oder der Ausbreitung irgendwelcher Viren. Es gab sogar einen nicht unerheblichen wissenschaftlichen Meinungsblock, der die These vertrat, die Krebshäufigkeit nehme gar nicht zu, die Medizin sei nur besser als früher in der Lage, Erkrankungen, die schon zu allen Zeiten existiert hatten, zu erkennen und zu diagnostizieren. Selbst Psychoanalytiker aus der Freud-Schule leisteten Beiträge zu der Debatte, indem sie etwa eine Idee Galens aufpolierten und die Vermutung äußerten, Menschen mit einem Hang zur Melancholie und mit unterdrückter Sexualität seien anfälliger für Krebs. Wie der Dichter W. H. Auden es zu der Zeit ausdrückte: «Niemand weiß, was die Ursache ist/auch wenn manche vorgeben, es zu wissen/es ist wie ein im Hinterhalt lauernder Mörder/der darauf wartet zuzuschlagen.» Doch ungeachtet aller widerstreitenden Ideen über die Ursachen ging die allgemeine Tendenz dahin, den Krebs als eine Zivilisationskrankheit zu betrachten. Die Industrialisierung, einst als der Schlüssel zu einer neuen, schöneren Welt gepriesen, galt jetzt als eine Art Trojanisches Pferd, das Krankheit und Tod in sich barg.

1930 fand der 35-jährige Hueper eine Anstellung an der Universität von Pennsylvania und arbeitete dort in einem Labor, das Iréné du Pont gestiftet hatte und finanzierte, der Vorstandsvorsitzende und größte Anteilseigner der Firma DuPont Chemicals. Das Unternehmen stellte Schießpulver und neu entwickelte Materialien aller Art her, die eine wesentliche Rolle im modernen Leben spielten: Freon, ein Fluorchlorkohlenwasserstoff, der als Kühlmittel diente, synthetischen Gummi, Autolacke, Zellophanfolien für die Lebensmittelverpackung und wichtige Zusatzstoffe zur Beimischung im Benzin.

In jenem Sommer arrangierte Wilhelm Hueper für sich einen Besuch in einem der großen Chemiewerke von DuPont in Deepwater (New Jersey). Das Werk, das sich über 600 Hektar erstreckte, glich einer weitläufigen Stadt aus Produktions- und Lagerhallen in Ziegelsteinbauweise. Jedes Gebäude paffte Dampf und Rauch in die Luft, und Tausende Tonnen giftiger Abwässer liefen in den Delaware River. An windstillen Tagen hing ein Gemisch von Abgasen in der Luft, das bei weniger abgehärteten Besuchern Hustenreiz und andere Irritationen auslöste. Als man Hueper zeigte, wie in dem Werk unter Einsatz einer ganzen Skala von Chemikalien, die unter der Bezeichnung aromatische Amine bekannt waren, Farbtöne wie Altrosa oder Scharlachrot erzeugt wurden, erinnerte er sich an einen wissenschaftlichen Aufsatz, der ihm untergekommen war, als er vor einigen Jahren für die amerikanischen *Archives of Pathology* deutsche Forschungsberichte übersetzt hatte. Nach der Rückkehr in sein Labor suchte und fand er diese Berichte und verfasste eine Denkschrift, die er an Iréné du Pont schickte. Er erläuterte darin, dass Forscher in Deutschland, der Schweiz und England seit einiger Zeit vermuteten, dass aromatische Amine für erhöhte Raten von Blasenkrebs bei Arbeitern in Farbwerken verantwortlich seien. Hueper wies ausdrücklich auf Deepwater und das dort vorhandene Gefährdungspotenzial hin. Er erhielt keine Antwort. Erst etliche Monate später kam von Dr. Ellice McDonald, dem Leiter des DuPont-Laboratoriums, der zugleich als Leibarzt der Familie du Pont fungierte, die Auskunft, bei der Belegschaft des Werks in Deepwater seien keine Krebsfälle aufgetreten.

Die These, dass Industriechemikalien Krebs erregen könnten, wurde von der medizinischen Schulmeinung ebenso skeptisch beurteilt wie einige Jahre zuvor die Risiken des Umgangs mit Radium in der Zifferblattwerkstatt in Orange (New Jersey). Zwar hatte schon 1775 Sir Percival Pott vom St. Bartholomew's Hospital in London einen Zusammenhang zwischen Kaminruß und Hodenkrebs postuliert, doch waren seither nur ganz wenige Studien durchgeführt worden, die zu dem Ergebnis geführt hatten, dass von Industriechemikalien eine Krebsgefahr ausgehen konnte, und nur wenige dieser Studien galten als statistisch signifikant. Man lebte schließlich in einer Zeit, in der synthetische Stoffe wie Nylon von einer unbeschwerten und bügelfreien Zukunft kündeten und in der Chemikalien Karriere als Wundermittel machten – etwa ein Medikament namens «606», das in der Lage war, Syphilis zu heilen, und das so sehr Besitz von der Fantasie der Öffentlichkeit ergriff, dass sein Erfinder in einem Hollywoodfilm mit dem Titel *Paul Ehrlich – Ein Leben für die Forschung* verewigt wurde. Huepers kritische Thesen wurden daher als eine Polemik gegen den Fortschritt abgetan.

Ein paar Monate nachdem DuPont jeden Zusammenhang zwischen aromatischen Aminen und Blasenkrebs geleugnet hatte, kam eines späten Nachmittags der ärztliche Direktor des Unternehmens unangemeldet zu Hueper ins Labor. Dr. George Gehrmann eröffnete Hueper, er habe zu seiner großen Bestürzung soeben festgestellt, dass von ein paar hundert von ihm untersuchten Beschäftigten in der Farbenproduktion 23 an Blasenkrebs litten. Die von Hueper ausgewerteten europäischen Berichte hatten gezeigt, dass die Blasentumore typischerweise zehn bis fünfzehn Jahre nach Beginn des Kontakts mit den Chemikalien auftraten – DuPont hatte 1917 mit der Herstellung von Farben begonnen. Für Hueper war damit klar, dass «ein neuer industrieller Risikofaktor in den Vereinigten Staaten pünktlich seine Aufwartung gemacht hat».

Die Lehre, die Hueper aus dieser Erkenntnis zog, war die, dass sämtliche Industriechemikalien und ihre Neben- und Abfallprodukte «auf ihre toxischen und pharmakologischen Eigenschaften hin untersucht werden sollten, zum Schutz nicht nur der in ihrer Produktion Beschäftigten, sondern auch der Verbraucher». Dem Unternehmen DuPont legte Hueper nahe, selbst ein Institut zu gründen, um die entsprechenden Forschungen durchzuführen, doch Iréné du Pont erklärte, die Weltwirtschaftskrise mache es schwer, «die dazu nötigen Mittel aufzutreiben».

Hueper blieb noch vier Jahre als empirisch forschender Pathologe im Dienst von DuPont, doch bis 1934 verschlechterte sich seine Beziehung zu Dr. Ellice McDonald so sehr, dass er entlassen wurde. Im Zeichen der Weltwirtschaftskrise kehrte er mit seiner Frau in sein Herkunftsland zurück. «Wir beschlossen, unser Glück in Deutschland zu versuchen, wo sich wegen des ganzen Hitler-Durcheinanders berufliche Möglichkeiten eröffneten», schrieb er unter verharmlosender Anspielung auf die kurz zuvor in Kraft getretenen Bestimmungen, die zur Entfernung aller Juden aus dem Staatsdienst geführt hatten. Im Berliner Charité-Krankenhaus zum Beispiel waren von den dreizehn in der Krebsforschung tätigen Medizinern zwölf entlassen worden. Im Vorfeld seiner Abreise nach Deutschland hatte Hueper Bewerbungsbriefe an mehrere Wissenschaftler und Ministerien geschrieben, von denen er mindestens einen mit «Heil Hitler» unterzeichnet hatte.

Als Hueper im Spätsommer 1934 in Deutschland eintraf, waren seit der Machtübernahme Hitlers eineinhalb Jahre vergangen; die Nazis hatten diese Zeit genutzt, um in einer Kampagne die, wie sie meinten, politischen und kulturellen Ursachen für die Zunahme der Krebserkrankungen anzuprangern. An der Spitze der Kampagne stand ein Chirurg aus Danzig namens Erwin Liek, der kurz zuvor ein Buch mit dem Titel *Krebsverbreitung, Krebsbekämpfung, Krebsverhütung* veröffentlicht hatte. Er bezeichnete den Krebs als eine Krankheit der Kultur. «Je zivilisierter, je wohlhabender ein Land, je eiweißhaltiger die Ernährung, desto mehr Krebs.» Nach seiner Überzeugung war der Anstieg der Zahl der Krebserkrankungen hauptsächlich auf schlechte Ernährung zurückzuführen; dazu zählte er auch die toxischen Auswirkungen der in Weißbrot und vielen anderen Lebensmitteln enthaltenen Farbstoffe. Als weitere Ursachen nannte er exzessives Rauchen und Trinken, den sich ausbreitenden Einsatz neuer Pestizide auf Arsenbasis sowie synthetischer Düngemittel und nicht zuletzt die sexuelle Promiskuität.

Dennoch gab sich Liek optimistisch und versprach, in Deutschland werde man bald «von der Vorsorge für den einzelnen Menschen zum Versuch der Krebsverhütung im großen Maßstab, d. h. für das ganze Volk» kommen. Da Liek der NSDAP nahestand und von Hitler gebeten worden war, die staatlich organisierte und gleichgeschaltete Ärzteschaft zu führen, wurden seine Auffassungen zur Grundlage einer weitreichenden öffentlichen Gesundheitskampagne, die sich im Lauf der NS-Periode entwickelte und sich zum Beispiel mit Plakaten an die Bevölkerung wendete, die für gesundes deutsches Brot warben; in Schulbüchern wurde der Verzehr von frischem Obst und Gemüse propagiert, und auf staatlicher Ebene wurden Bestimmungen gegen die weitere Verbreitung krebserregender Materialien wie Asbest erlassen.

Diese Kampagne spiegelte Hitlers persönliche Überzeugungen wider – er war selbst Vegetarier. Seit er als 18-jähriger 1907 den Krebstod seiner Mutter miterlebt hatte, interessierte er sich für diese Krankheit. Wie sehr sie ihn faszinierte, wurde besonders deutlich an dem Morgen im Juni 1941, an dem der deutsche Überfall auf die Sowjetunion begann; da unterbrach Hitler die Arbeit an seiner für den Abend geplanten Radioansprache, um sich mit Goebbels über die neuesten Ergebnisse der Krebsforschung zu unterhalten. In dem Monat, in den die Rückkehr Huepers nach Deutschland fiel, im September 1934, ließ Hitler sogar die Reichskanzlei auf «Erdstrahlen» hin absuchen – eine geheimnisvolle Strahlung, die angeblich aus dem Erdinneren kam –, weil er fürchtete, sie könnten Krebs auslösen.

Sein erstes Bewerbungsgespräch führte Hueper mit einem gewissen Professor Fischer-Wasels in Frankfurt, der wie Liek ein Stück weit vom völkischen Zeitgeist beeinflusst zu sein schien, erklärte er doch, ein im Entstehen begriffener Tumor stelle «eine neue Zellrasse dar, anders geartet als die anderen Zellrassen im Körper». Fischer-Wasels, in Medizinerkreisen bekannt, weil er in einer Versuchsreihe bewiesen hatte, dass die Induktion eines synthetischen Farbstoffs für Scharlachrot Tumore in den Ohren von Kaninchen erzeugen konnte, eröffnete Hueper, solche Tests würden im Dritten Reich künftig nicht mehr möglich sein, weil Göring alle Tierversuche verboten habe. Er hielt es für wahrscheinlich, dass die Forschung noch weitergehenden Einschränkungen unterworfen würde, und empfahl Hueper, wieder nach Amerika zu gehen. Als Hueper in Frankfurt in der Tat keine Anstellung fand, reiste er zu weiteren Vorstellungsgesprächen nach Heidelberg, Berlin, Freiburg und schließlich nach München, wo seine Bewerbung von einem NS-Funktionär abgewiesen wurde. «Das Abenteuer war vorbei, ohne mir die geringste Hoffnung zu bescheren», schreibt Hueper. «Es war klar geworden, dass meine Zukunft und die meiner Familie eindeutig in den Vereinigten Staaten lag.» Als er in Bremerhaven seinen Überseekoffer an Bord schleppte, war er nur einer von vielen Teilnehmern an einer Migration talentierter Wissenschaftler in Richtung Westen; mit der führenden Rolle, die Deutschland mehr als ein Jahrhundert lang in der medizinischen Welt gespielt hatte, war es vorbei.

Nach seiner Rückkehr in die USA erhielt Hueper von DuPont das Angebot, in dem von der Firma neu eingerichteten Forschungslabor für Berufskrankheiten das Problem des Blasenkrebses zu erforschen. Es schien zunächst, als habe er eine Wirkungsstätte gefunden, deren Interessen sich mit den seinen deckten. Doch nach drei Jahren begann der Direktor des Laboratoriums, ihm Vorschriften hinsichtlich der Experimente zu machen, die er durchführte. Man erlaubte es ihm zum Beispiel nicht, die langfristigen Auswirkungen bestimmter Chemikalien auf Tiere zu untersuchen – gerade solche Experimente waren jedoch nach Überzeugung Huepers vonnöten, wenn man die latenten Gefahren, die in diesen Stoffen schlummerten, nachweisen wollte. Er wurde auch daran gehindert, einige seiner Forschungsergebnisse zu publizieren, mit der Begründung, die Wahrung von Betriebsgeheimnissen werde dadurch gefährdet. 1937 wurde Hueper entlassen. Doch das Widerstreben der Wirtschaft gegen eine Erforschung der möglichen schädlichen Folgen ihres eigenen Tuns bestärkte Hueper nur in seiner Entschlossenheit.

Während er monatelang nach einer neuen Arbeit suchte, beschäftigte er sich damit, einen Katalog aller Chemikalien zusammenzustellen, die im Verdacht standen, Krebs zu erregen. Er reiste nach New York und Philadelphia, um in medizinischen Bibliotheken wissenschaftliche Arbeiten aus den letzten hundert Jahren durchzugehen, die dokumentierten, wie etwa Ruß, Uran oder Farb- und Gerbstoffe die Menschen, die von Berufs wegen mit ihnen in Berührung gekommen waren, krank gemacht hatte. Er notierte die empirischen Daten auf Hunderten Karteikarten, die sich auf seinem Esszimmertisch stapelten. Als er schließlich 1938 einen Job bei der Pharmafirma William R. Warner fand, gestattete ihm diese, sein großes Projekt weiterzuführen. Das *opus magnum*, das schließlich aus dieser Arbeit hervorging, wurde 1942 unter dem Titel *Occupational Tumors and Allied Diseases* veröffentlicht. Fast tausend Seiten dick, propagierte das Buch die These Huepers, die starke Vermehrung der Krebsfälle sei eine Folge der «modernen und künstlichen Umwelt». Die unerschöpfliche Zahl von Chemikalien, mit denen die Menschen der Gegenwart in Berührung kamen – er nannte in unvollständiger Aufzählung «Farben, Beizen, Sprengstoffe, Kunststoffe, Kunstdünger, Insektizide, Fungizide, Lösungsmittel, Gummi, Harze, Lacke, Pigmente, Klebstoffe, Textilfarben, Brenn- und Schmierstoffe für Motoren und Maschinen, Kühlmittel, Baustoffe, radioaktive Substanzen, Lebensmittelzusätze, Drogen, Toilettenartikel, Medikamente, Putzmittel und zahllose andere Artikel» –, trugen nach Huepers Überzeugen allesamt in stärkerem oder geringerem Grad zur Zunahme der Krebserkrankungen bei. Dabei gebe es, betonte er, einfache Vorkehrungen, mit denen sich die Epidemie eindämmen lasse.

Huepers Buch war der erste groß angelegte Katalog möglicher Krebsfolgeschäden, die auf industrielle Chemikalien zurückzuführen waren, doch keine der auf Krebs spezialisierten medizinischen Zeitschriften würdigte es einer Besprechung. Das in London erscheinende *The Lancet* druckte allerdings einen bissigen Verriss aus der Feder des damals angesehensten Krebsforschers, Sir Ernest Kennaway. Unter der Überschrift «Ein Beitrag zur Mythologie der Krebsforschung» behauptete Kennaway, Hueper habe einige der historischen Belege überinterpretiert und sei zu Schlussfolgerungen über die Auswirkungen krebserregender Umweltfaktoren gelangt, die keine ausreichende Basis in den empirischen Daten hätten. Hueper konterte in dem für ihn typischen militanten Stil: Er schmähte Kennaway als einen Mann des «Vorurteils und der Perversion». Im Großen und Ganzen löste das Buch wenig Begeisterung aus. Die meisten Ärzte maßen zu der Zeit dem in seine entscheidende Phase getretenen Weltkrieg größere Bedeutung bei.

Nach 1945 wurden Huepers Leistungen jedoch zunehmend anerkannt und gewürdigt. Der Chefredakteur des *Journal of the American Medical Association* zum Beispiel bat ihn 1947, eine Serie von Leitartikeln über potenziell krebserregende Umweltfaktoren zu schreiben. Nicht zuletzt dies verhalf ihm zu einer solchen Reputation, dass die US-Regierung ihn, als sie unter dem Dach ihres Nationalen Krebsinstituts eine Abteilung für umweltbedingten Krebs einrichtete, zu deren erstem Direktor bestellte. Kurz nachdem Hueper sein Amt angetreten hatte, denunzierte ihn Dr. George Gehrmann – der Chefmediziner des Chemiekonzerns DuPont, der 1930 die 23 Fälle von Blasenkrebs festgestellt und mitgeteilt hatte – als Nazi, ein etwas grobschlächtiger Versuch, einen stimmgewaltigen Kritiker, der eine Gefahr für die Profite der chemischen Industrie darstellte, zu diskreditieren. Als der erste Brief keine Wirkung zeigte, wurde er in weiteren Briefen nunmehr «kommunistischer Neigungen» bezichtigt. So waren Huepers Bemühungen, die chemische Industrie zur Zusammenarbeit bei der Identifizierung chemischer Karzinogene zu gewinnen, denn auch erfolglos: DuPont erteilte ihm eine Absage.

Selbst in Regierungskreisen ging die Sorge um, Hueper wolle wichtige wirtschaftliche und wissenschaftliche Fortschritte sabotieren. Sein Interesse an Lungenkrebsfällen bei den Uranbergleuten des Colorado-Plateaus löste besonderes Unbehagen aus und mündete 1952 in einen offenen Konflikt, als die staatliche Atomenergie-Kommission der USA Hueper anwies, aus einem von ihm erstellten Bericht alle Hinweise auf die von nuklearer Strahlung ausgehenden Gefahren zu tilgen. In seiner Antwort darauf erklärte Hueper öffentlich, man verlange von ihm nichts weniger, als sich als «wissenschaftlicher Lügner» darzustellen. Die Atomenergie-Kommission forderte daraufhin, Hueper müsse von seinem Amt entbunden werden.

Obwohl Hueper es mit Mühe und Not schaffte, auf seinem Posten zu bleiben, taten sich seine Vorgesetzten am Nationalen Krebsinstitut zunehmend schwer, ihn in Schutz zu nehmen. Als einige Monate später ein Vertreter der chromverarbeitenden Wirtschaft sich in einem Schreiben an den US-Gesundheitsminister über Hueper beschwerte, untersagte das Ministerium Hueper jede weitere Veröffentlichung von Beiträgen über gesundheitsschädliche Auswirkungen von Chemikalien auf Menschen. Er fand sich in der für einen hochrangigen staatlichen Gesundheitsfunktionär absurden Position wieder, keine empirischen Patientendaten mehr erheben und keine Forschungen mehr über die Wirkmechanismen karzinogener Stoffe beim Menschen anstellen zu dürfen. Man gestattete ihm nur noch, mit Versuchstieren zu arbeiten. Die vorsätzliche Leugnung jeglicher Krebsgefahren durch Chemikalien seitens Wirtschaft und Regierung fachte den Kampfgeist Huepers aber nur noch weiter an. Er präsentierte seine Belege in der Folgezeit vor mehreren Kongressausschüssen und forderte die weitere Erforschung der von ihm als krebsfördernd angesehenen Chemikalien. Dass Rachel Carson sich weitgehend auf das von Hueper zusammengetragene Material stützte, als sie ein Jahrzehnt später *Silent Spring* schrieb, ist offensichtlich. Wilhelm Huepers Überzeugung, das epidemische Anwachsen der Krebserkrankungen sei eine Folge chemischer Umweltgifte, sah sich jedoch zu dem Zeitpunkt vor eine noch größere Bedrohung gestellt, als sie von der Wirtschaft oder dem Staat ausging, nämlich einer alternativen Theorie.

✦

Vier Monate nach seiner Operation und einen Monat nach der Strahlenbehandlung schien Vater auf dem besten Weg, wieder der Alte zu werden. Doch obwohl er deutlich wieder zu Kräften kam, machten gewisse Kleinigkeiten mir Sorge, etwa dass er es nicht lassen konnte, Wein zu trinken, oder dass er wenig für seine körperliche Fitness tat. Vorsichtig warnte ich ihn immer wieder, dass er dadurch vielleicht seine Heilungschancen verringere, aber er wischte alle meine Bedenken vom Tisch, wie er es immer getan hatte. Der Schaden sei ja schließlich schon eingetreten. Er hatte einen unstillbaren Hunger auf die kleinen Genüsse des Lebens, denn diese waren es in seinen Augen, die den Beweis lieferten, dass er noch am Leben war. Einmal begannen wir eine Debatte darüber, wie die Krankheit entstanden sein mochte. An einem Punkt der Diskussion stand er auf und kletterte die Treppe zu seinem Arbeitszimmer im oberen Stock des Hauses hinauf. Die zahllosen Papierstapel, die sich auf Schachteln türmten, sahen chaotisch aus, aber sie hatten System. Er blätterte sich durch einen seiner Ordner und förderte die Kopie einer wissenschaftlichen Arbeit zutage, die zwei Epidemiologen namens Richard Doll und Austin Bradford Hill in den 1950er Jahren veröffentlicht hatten. Diese sei vielleicht von einschlägigem Interesse, meinte er.

Während meiner ganzen Kinder- und Jugendjahre hatte mein Vater beim samstäglichen Frühstück die wissenschaftlichen Aufsätze von Richard Doll verschlungen, die wöchentlich in der von Mama abonnierten Zeitschrift *British Medical Journal* erschienen. Doll war einer der angesehensten Epidemiologen seiner Zeit und deckte in seinen Arbeiten einen großen Themenbereich ab; in jeder von ihnen beschäftigte er sich mit allen erdenklichen Wechselwirkungen zwischen den einzelnen Aspekten des menschlichen Lebens, etwa zwischen Ernährung oder industrieller Asbestverarbeitung auf der einen und epidemischen Phänomen wie Herzkrankheiten und Krebs auf der anderen Seite. Mehr als einmal hatte Vater mir erklärt, dass Doll die seltene Gabe besäße, aus Millionen Einzelinformationen, die aus der Erforschung und Beobachtung des Verhaltens Tausender Einzelpersonen gewonnen worden waren, Muster herauszudestillieren, eine Fähigkeit, die Vater mit der Gabe verglich, in einem pointillistischen Gemälde, das die meisten Menschen nur als eine Ansammlung von Farbpunkten betrachteten, Bildmuster zu erkennen, und zwar keine fantasierten, sondern die objektiv richtigen. Der Aufstieg Dolls hatte zur selben Zeit begonnen, als Vater seine eigene akademische Laufbahn in einem vergleichbaren Fach gestartet hatte, und so war Doll für Vater immer so etwas wie ein Idol gewesen. Als Vater 1951 an der Universität von Aberdeen Statistik zu lehren begann, gehörten zu seinen liebsten Demonstrationsbeispielen die Medizinstatistiken, mit deren Auswertung Richard Doll zu der Zeit Pionierarbeit leistete.

✦

Doll war 1912 zur Welt gekommen. Er hatte Medizin studiert, aber bald erkannt, dass er lieber mit Zahlen hantierte als mit lebenden Patienten. Schon als Student hatte er statistische Daten und Methoden benutzt, um zu demonstrieren, dass eine bestimmte, von einem hochrangigen Chirurgen der Zeit favorisierte Operation den Patienten eine um keinen Deut höhere Überlebenschance eröffnete, als wenn sie überhaupt nicht behandelt wurden. Während Wilhelm Hueper seine Überzeugungen vor allem auf pathologische Daten, individuelle Fallstudien und Tierversuche stützte, vertrat der achtzehn Jahre jüngere Richard Doll die Überzeugung, die gerade erst flügge gewordene wissenschaftliche Statistik, deren Spezialität die Auswertung einer großen Zahl von Forschungsresultaten war, könne bislang verborgen gebliebene Wahrheiten über Verteilung, Verlauf und Ursachen von Krankheiten in menschlichen Gesellschaften zutage fördern. 1948 wurde der damals 36 Jahre alte Doll von Austin Bradford Hill, dem führenden Medizinstatistiker seiner Zeit, eingeladen, an einem Forschungsprojekt mitzuarbeiten, das die britische Regierung initiiert hatte. Er sollte der Frage nachgehen, weshalb die Zahl der Lungenkrebsfälle sich im Verlauf der verflossenen zwanzig Jahre versechsfacht hatte. Eine zunehmende Zahl statistischer Daten zeigte, dass speziell der Lungenkrebs, der noch zu Beginn des Jahrhunderts praktisch keine Rolle gespielt hatte, für die starke Zunahme der krebsbedingten Todesfälle verantwortlich war, dass man also nicht von einer allgemeinen «Krebsepidemie» sprechen konnte, die alle möglichen Körperregionen und Organe erfasste. Auf den ersten Blick schien es eine große Zahl potenzieller Verursacher zu geben: die Abgase aus der Kohlenverhüttung, die verbesserten Diagnoseverfahren, die es den Ärzten erst ermöglichten, mehr Lungenkrebsfälle zu identifizieren, oder auch der Londoner Smog, der oft so dicht war, dass man kaum einige Meter weit sehen konnte. (Doll selbst musste einmal seine Frau bitten, zu Fuß als Lotse vor dem Auto herzulaufen, weil er keinen Meter weit sah.) Ziemlich weit unten auf der Liste tauchte der Zigarettenkonsum auf. «Hätte ich damals auf einen der Faktoren wetten müssen, so hätte ich mein Geld auf Autoabgase oder womöglich auf die geteerten Fahrbahnen gesetzt», erinnerte sich Doll, der selbst rauchte, später. «Das Rauchen von Zigaretten war etwas so Normales – und das schon seit so langer Zeit –, dass einem die Vorstellung schwerfiel, es könne etwas mit einer Krankheit zu tun haben.»

Doll kannte eine einzige statistische Erhebung zum Zusammenhang zwischen Rauchen und Krebs: ein Forschungsprojekt, das ein 25-jähriger Student namens Franz Müller 1939 in NS-Deutschland mit 86 männlichen Lungenkrebspatienten in einem Kölner Krankenhaus durchgeführt hatte. Zu der Zeit basierten die meisten Forschungsarbeiten auf Fallstudien, die die Symptomentwicklung jedes einzelnen Patienten über die Dauer seiner Erkrankung hinweg darstellten, sodass so etwas wie eine Porträtgalerie entstand. Dagegen hatte Müller versucht, Erkenntnisse aus der Analyse der Patientengruppe als Ganzer zu gewinnen. Zu diesem Zweck hatte er jeden der männlichen Patienten mit einem ungefähr gleichaltrigen Mann gepaart, der nicht an Lungenkrebs litt, und damit eine sogenannte Kontrollgruppe geschaffen, deren Merkmale sich nun hinsichtlich Unterschieden und Ähnlichkeiten mit denen der Lungenkrebsgruppe vergleichen ließen. Die Resultate waren erstaunlich: Die Lungenkrebspatienten waren mit sechsmal höherer Wahrscheinlichkeit «extreme Raucher» als die Angehörigen der Kontrollgruppe. So war Müller mit rein statistischer Begründung zu dem Schluss gelangt, das Rauchen von Zigaretten sei «an erster Stelle für die Zunahme des primären Lungenkarzinoms verantwortlich zu machen».

Das Forschungsprojekt Müllers war einhergegangen mit einer breit angelegten Kampagne des NS-Regimes gegen das Rauchen, zu der restriktive Regeln für die Zigarettenwerbung ebenso gehörten wie Rauchverbote in Postämtern, die Einführung von Nichtraucherwaggons in Zügen, ein Aufklärungsprogramm für Kinder und eine Plakatkampagne mit Porträts «guter Arbeiter», die das Rauchen sein ließen. So groß war die Abneigung der Nazis gegen das Rauchen, dass die deutsche Propaganda in den Kriegsjahren Stalin, Roosevelt und Churchill als Raucher porträtierte und ihnen die «sauberen» faschistischen Führer Hitler und Mussolini gegenüberstellte. Als im deutschen Jena 1941 ein Forschungsinstitut mit eindeutiger Anti-Raucher-Orientierung gegründet wurde, kamen die Finanzmittel dafür direkt aus der Reichskanzlei. «Viel Glück bei Ihrer Arbeit zur Befreiung der Menschheit von einem ihrer gefährlichsten Gifte», telegrafierte der Führer anlässlich der Eröffnung des Instituts. NS-Deutschland war das erste und damals einzige Land auf der Welt, das den Versuch unternahm, seine Bürger vor dem Lungenkrebs zu schützen – während es zugleich anderswo den Völkermord vorantrieb.

In London wusste man im Frühjahr 1948 kaum etwas über die Anti-Raucher-Politik der Nazis, auch wenn Müllers Forschungsbericht nach wie vor öffentlich zugänglich war. Doll blieb jedoch skeptisch gegenüber den forschen Schlussfolgerungen Müllers, nicht zuletzt weil sie auf den Daten einer relativ kleinen Gruppe von Patienten beruhten. Doll spannte vier Sozialarbeiter für sich ein und erteilte ihnen die Aufgabe, in zwanzig Londoner Krankenhäusern Informationen über Patienten mit der Diagnose Lungenkrebs einzuholen; im Besonderen sollten sie herausfinden, ob die Leute rauchten, welchen Beruf sie ausübten, wie alt sie waren, ob sie mit Stadtgas heizten und ob sie an stark befahrenen Straßen wohnten. Doll selbst stellte sich die Aufgabe, jedes Mal, wenn einer der Patienten entweder starb oder aus der Klinik entlassen wurde, die Diagnose Lungenkrebs zu überprüfen (auch weil die Symptome des Lungenkrebses so häufig mit denen der Tuberkulose und anderer Lungenkrankheiten verwechselt wurden). Er gelangte im Verlauf seiner Gespräche mit den Ärzten und seiner Lektüre der Krankenblätter sehr schnell zu der Erkenntnis, dass eine auffällige Anomalie vorlag: Die Raucher in seiner Patientengruppe litten unweigerlich an Lungenkrebs, während bei den Nichtrauchern die Diagnose Krebs häufig falsch war. Noch bevor die endgültige statistische Analyse der Resultate abgeschlossen war, zog Doll daraus für sich die Konsequenz, mit dem Rauchen aufzuhören. Anfang 1950 hatten Doll und Hill 649 Fallgeschichten von Lungenkrebspatienten beieinander, dazu die Falldaten einer in etwa gleich großen Zahl von Patienten in ähnlichem Alter ohne eindeutige Krebssymptome; sie bildeten die Kontrollgruppe. Ihr Fazit lautete, dass das Risiko, an Lungenkrebs zu erkranken, «bei denen, die 25 oder mehr Zigaretten pro Tag rauchen, 50-mal so groß ist wie bei Nichtrauchern». Das war ein konsternierendes Ergebnis, doch der damalige Vorsitzende des British Medical Research Council gab zu bedenken, weil die Erhebung ausschließlich in London durchgeführt worden sei, könne sich ein systematischer Fehler eingeschlichen haben. Er riet zu ähnlichen Erhebungen in anderen englischen Großstädten, ehe man die Ergebnisse publiziere.

Es gab freilich andere Forscher, die am selben Thema dran waren; im Mai 1950 wurde im *Journal of the American Medical Association* eine ähnlich gelagerte Studie an 684 Patienten aus Chicago, St. Louis und Kalifornien veröffentlicht, die ein junger Arzt namens Ernst Wynder durchgeführt hatte. Doll und Hill publizierten ihren eigenen Bericht, naturgemäß enttäuscht darüber, dass ein anderer ihnen zuvorgekommen war, einige Monate später im *British Medical Journal.*

Keine der beiden Studien erzielte eine nennenswerte Wirkung. In einer Zeit, in der mehr als zwei Drittel aller amerikanischen und britischen Männer rauchten, fiel es offenbar den meisten schwer zu akzeptieren, dass Rauchen ein potenziell lebensgefährlicher Genuss war. Skeptische Wissenschaftler wiesen zum Beispiel darauf hin, dass weltweit nur eine Studie existiere, die zeige, dass Zigarettenrauch bei Tieren Tumore auslösen konnte – und diese Studie sei in Brasilien durchgeführt worden, weit weg von den etablierten Zentren wissenschaftlicher Spitzenforschung. Andere Kritiker äußerten Zweifel daran, dass inhalierter Rauch bis in alle Winkel der Lunge gelangen könne, in denen Tumore festgestellt worden waren. Um dieses Argument zu entkräften, begab sich Doll ins Hammersmith Hospital im Westen Londons, um in einem kontrollierten Test radioaktiv markierten Rauch zu inhalieren, dessen Verbleib sich mit Röntgenstrahlen nachweisen ließ. Der Rauch, der Doll im Labor verabreicht wurde, war allerdings so beißend und übel riechend, dass Doll ihn vor lauter Husten und Keuchen nicht tief genug einatmen konnte. Er versuchte es mehrere Male und brach das Experiment schließlich ab.

Ein Grund dafür, dass es Doll und Hill so schwerfiel, die Welt von der Triftigkeit ihrer Resultate zu überzeugen, war der, dass ihre statistischen Methoden neu waren. Die Ärzte waren es gewohnt, deduktiv auf die Ursachen einer Krankheit zu schließen, nachdem sie unter dem Mikroskop Bakterien oder Viren im Blut eines Kranken oder im Gewebe eines Verstorbenen entdeckt hatten; das erschien ihnen handfester als die von Doll und Hill präsentierten Zahlenkolonnen, deren Bedeutung sich erst in einer mathematischen Analyse erschloss. Doll und Hill mochten zwar nachgewiesen haben, dass Lungenkrebspatienten mit weitaus größerer Wahrscheinlichkeit Raucher als Nichtraucher waren, doch weigerten sich trotzdem viele zu glauben, dass das Rauchen tatsächlich die Ursache dieser Diskrepanz war. Sie erinnerten an den klassischen wissenschaftlichen Fehlschluss: Wenn sich herausstellte, dass eine Gruppe brauner Pferde einen leichten Parcours schneller absolviert als eine vergleichbare Gruppe grauer Hengste, müsse das nicht unbedingt bedeuten, dass die Fellfarbe für den Leistungsunterschied verantwortlich sei.

Die (von Doll und Hill freimütig eingeräumte) Schwäche ihrer Studie bestand darin, dass sich ein unbemerkter systematischer Fehler eingeschlichen haben konnte. Es war zum Beispiel unbestreitbar, dass die für die Erhebung herangezogene Gruppe alles andere als repräsentativ für die Normalbevölkerung war, handelte es sich doch um Menschen, die bereits erkrankt waren und sich im Krankenhaus befanden. Sich darüber hinaus auf die Angaben der Patienten über ihre früheren Rauchgewohnheiten zu verlassen barg das Risiko, in eine weitere Verzerrungsfalle zu tappen: Es war nicht auszuschließen, dass starke Raucher in der gesunden Gruppe ihren Zigarettenkonsum unterschätzten, während die Erkrankten im Rückblick eher dazu neigten, ihn zu übertreiben.

Um diese Fehlerquellen auszuschließen, entwickelten Richard Doll und Austin Bradford Hill ein völlig neues Verfahren der statistischen Medizinforschung: Anstatt sich auf Verhaltensmuster aus der Vergangenheit zu konzentrieren, gingen sie daran, die Lebenswege, Gewohnheiten und Krankheitsverläufe einer großen Zahl von Männern und Frauen über die kommenden Jahre hinweg zu verfolgen, in der Hoffnung, in diesem Zeitraum die Krankheits- und Todesursachen derjenigen aufzeigen zu können, die zu Beginn der Studie erklärt hatten, starke Raucher zu sein. Im November 1951 schickten Doll und Hill an alle Ärzte, die im amtlichen Medizinerverzeichnis des Vereinten Königreichs aufgelistet waren, einen Fragebogen, konnten sie doch hoffen, dieser Personenkreis werde sich kooperativ zeigen und für die absehbare Zukunft auch auffindbar bleiben. Tatsächlich behielt Doll diese Probandengruppe für die nächsten fünfzig Jahre im Auge. Einige Monate später mobilisierte die American Cancer Society 100 000 Freiwillige aus allen Bevölkerungsschichten für eine ähnliche Studie. Brauchbare Ergebnisse würden erst nach dem Tod eines erklecklichen Teils der gesunden Teilnehmer vorliegen; daher rechneten beide Forschergruppen mit einer Laufzeit von etlichen Jahren.

Unterdessen versuchte Ernst Wynder, der mit seiner Veröffentlichung 1950 Hill und Doll zuvorgekommen war, den unmittelbaren empirischen Beweis dafür zu führen, dass Zigarettenrauch Krebs verursachen konnte, zumindest bei Labormäusen. Er baute in seinem Labor Maschinen auf, die in der Lage waren, Zigaretten in einem menschlichen Rauchern nachempfundenen Rhythmus von Zügen zu rauchen. Diese Maschinen rauchten insgesamt 50 Stangen Lucky Strike und produzierten dabei eine zähe teerartige Flüssigkeit, die in Glasbechern gesammelt wurde. Diese wurde sodann verdünnt und dreimal wöchentlich mit Bürstchen in den glatt rasierten Rücken von 86 Versuchsmäusen einmassiert. Über die Hälfte der Mäuse, die das erste Jahr überlebten, entwickelten Krebsgewächse auf der Haut. «Wir haben nachgewiesen, dass die Substanz, die im Verdacht steht, beim Menschen Krebs zu erregen, eine krebserregende Wirkung auf Labortiere hat», schrieb Wynder 1953 in der Zeitschrift *Cancer Research*. Es war ein weiteres Glied in der Beweiskette gegen das Rauchen, die die Krebsforschung zu schmieden begonnen hatte.

Nachdem Doll und Hill ihre Fragebogen verschickt hatten, verfolgten sie die Gesundheits- bzw. Krankengeschichte der 40 000 Ärzte, die an der Umfrage teilnahmen; jeder Todesfall in dieser Gruppe wurde registriert und die Todesursachen, soweit möglich, ermittelt. Zweieinhalb Jahre nach Beginn der Studie, im März 1954, waren von den in der Testgruppe enthaltenen männlichen Ärzten über 35 Lebensjahren 36 an Lungenkrebs verstorben. Trotz dieser nach statistischen Maßstäben kleinen Zahl war das vorläufige Fazit verblüffend: Die Verstorbenen waren ohne eine einzige Ausnahme Raucher gewesen. Von den Nichtrauchern war kein Einziger an Krebs gestorben. Doll und Hill fanden das Resultat ihrer ersten Erhebung bestätigt, wonach das Risiko, an Lungenkrebs zu erkranken, bei denen, die rauchten, rund zwanzigmal höher lag als bei Nichtrauchern. Im Juni 1954 veröffentlichte die American Cancer Society die Ergebnisse einer Studie, die das Befinden von 187 766 Männern zwischen 50 und 69 über zwei Jahre hinweg beobachtet hatte. Eine der Erkenntnisse lautete, dass Männer, die täglich ein Päckchen Zigaretten oder mehr rauchten, eine um 75 Prozent höhere Sterberate aufwiesen als Nichtraucher.

Als der britische Gesundheitsminister Iain McLeod gegen Ende 1954 auf einer Pressekonferenz die sich häufenden Beweise für einen Zusammenhang zwischen Rauchen und Krankheit vorstellte, rauchte er während der Veranstaltung eine Zigarette nach der anderen.

✦

«Warum ich?» Diese Frage stellen viele, die an Krebs erkranken, und man findet sie auch häufig in persönlichen Erinnerungsbüchern. Vater jedoch stellte sie nie. Ich fragte ihn viereinhalb Monate nach seiner Diagnose, warum er es nicht tat, warum er es nicht für nötig hielt, diese doch offensichtlich fundamentale Frage zu stellen.

Seine Antwort lautete: Er sei der Meinung, er habe einfach Pech gehabt, das Los sei gleichsam auf ihn gefallen. Erklären könne er dies ebenso wenig, wie er voraussagen könne, auf welcher Seite eine geworfene Münze landet.

Er räumte ein, dass er sich möglicherweise Risikofaktoren ausgesetzt hatte. Als junger Mensch hatte er geraucht, hatte es jedoch aufgegeben, als die Regierung Ende der 1940er Jahre die Tabaksteuer erhöht hatte. Auch mit Industriechemikalien war er in Kontakt gekommen: Er war 1928 als Sohn eines bei der Chemiefirma Imperial Chemical Industries als Ingenieur beschäftigten Vaters und einer Mutter zur Welt gekommen, die ihren Doktor in Chemie gemacht hatte. Seine Kindheit hatte er in einer Stadt verbracht, in der der Rauch aus den Kaminen der Chemiewerke den Himmel verdunkelt hatte. In seinen Semesterferien hatte er in den Laboratorien der ICI gejobbt. Gewohnt hatte die Familie allerdings auf der von den Chemiewerken abgewandten Seite der Stadt, und bei seinen Ferienjobs als Student hatte er Vorsichtsmaßnahmen ergriffen.

Diese Umstände hatten womöglich sein Gefährdungsrisiko erhöht, was ihn aber nicht in der Überzeugung beirren konnte, dass der Ausbruch der Krankheit bei ihm einfach nur Pech gewesen war. Ob und weshalb ein Molekül aus Tabakrauch oder aus der Abluft eines Chemiewerks in einem bestimmten Moment seines Lebens eine bestimmte Zelle in seinem Körper angegriffen und geschädigt hatte, war für ihn eine sinnlose Frage – das Schicksal hatte es eben so gewollt. Ob sich eine abstrakte Gefährdung tatsächlich in einer handfesten Krankheit niederschlug, hatte in seinen Augen vor allem etwas mit «Pfeil' und Schleudern des wütenden Geschicks» zu tun.

✦

Um der wachsenden Beweislast und dem Rückgang des Zigarettenumsatzes etwas entgegenzusetzen, gründeten die großen amerikanischen Tabakfirmen 1954 das Tobacco Industry Research Committee; zu dessen erstem Direktor beriefen sie in einem wohlkalkulierten Schachzug den früheren Präsidenten der American Cancer Society, den Wissenschaftler Clarence Little. Der wurde nicht müde zu betonen, es lägen «keine überzeugenden klinischen oder experimentellen Beweise» vor, die es rechtfertigen würden, das Rauchen als ursächlich für den Lungenkrebs zu brandmarken. «Eine nicht rational begründete Angst aufgrund unvollständiger Information ist keine konstruktive Kraft.» Das Komitee gewährte zwar auch unabhängigen Wissenschaftlern Forschungszuschüsse, doch mussten die Begünstigten bald feststellen, dass die Zuschüsse gestrichen wurden, sobald sie zu Ergebnissen gelangten, die diesem zentralen Dogma zuwiderliefen. Wilhelm Hueper leistete einen eigenwilligen Beitrag zu dieser Kontroverse, indem er bestritt, dass Zigaretten die Ursache für die epidemische Verbreitung des Lungenkrebses sein konnten. «Um die Zigarettentheorie akzeptieren zu können, müsste man eine große Menge gesicherter medizinischer Erkenntnisse in den Papierkorb werfen», schrieb er, ungehalten darüber, dass die Konzentration auf das Rauchen seine eigene Arbeit über die schädlichen Auswirkungen von Industriechemikalien in den Hintergrund drängte. Als in der zweiten Hälfte der 50er Jahre immer mehr beweiskräftige Erkenntnisse gegen das Rauchen zusammenkamen, hörte Hueper nicht auf, die entsprechenden Veröffentlichungen in Grund und Boden zu schreiben; Doll und seinen Kollegen warf er vor, sie stellten «extravagante Behauptungen» auf, und ihren «Unterstellungen» lägen «schwerwiegende Irrtümer» zugrunde. Er zog nicht nur Dolls statistische Daten und Methoden in Zweifel, sondern beschuldigte ihn auch, wichtige Faktoren, etwa den Umstand, dass manche Raucher in armen Wohnvierteln lebten oder in ungesunden Fabriken arbeiteten, nicht als mögliche Ursachen der Krebsepidemie berücksichtigt bzw. ausgeschlossen zu haben. In seinen eigenen wissenschaftlichen Veröffentlichungen fand die Möglichkeit, dass Zigaretten gefährlich sein könnten, kaum einmal Erwähnung. «Er ... hatte absolut keine Ahnung von statistischer Analyse», sagte Doll später rückblickend über Hueper. «Er hatte diese deutsche Einstellung zur Wissenschaft, der zufolge ein Fall eine Gesetzmäßigkeit beweist.»

Das Los Huepers in den 1950er Jahren glich dem eines in den Käfig gesperrten Tiers. Vom direkten Kontakt mit Patienten abgeschnitten, verbrachte er seine Arbeitstage damit, Versuchstiere mit Chemikalien wie Uran, Nickel und Chrom zu traktieren, die als krebsverursachend galten. Jedes Jahr schreckte er die Öffentlichkeit mit Hinweisen auf neue Gefahrenstoffe auf, sei es auf einer Pressekonferenz oder bei der Sitzung eines Kongressausschusses. Das Tobacco Industry Research Committee bot Hueper Hunderttausende Dollars an, doch er erklärte stets, seine Wissenschaft sei unverkäuflich.

1955 moderierte der bekannte TV-Journalist Ed Morrow eine TV-Sendung über die Kontroverse um das Zigarettenrauchen; in dem Programm kamen Vertreter von beiden Seiten der Debattenfront zu Wort, darunter Wilhelm Hueper. Morrow selbst rauchte während der gesamten Sendezeit.

1956 veröffentlichten Doll und Hill Zwischenergebnisse aus ihrer fortlaufenden Studie mit 40 000 Ärzten. In den 53 Monaten seit Beginn ihrer Erhebung waren 81 Mitglieder der Testpopulation an Lungenkrebs gestorben, und wieder ergab sich aus den Zahlen, dass das Erkrankungsrisiko für starke Raucher zwanzigmal so hoch war wie für die, die niemals eine Zigarette angerührt hatten. Im Jahr darauf lieferte die von der American Cancer Society durchgeführte Studie mit knapp 200 000 Teilnehmern Resultate, die in dieselbe Richtung gingen: Diejenigen, die mindestens zwei Packungen Zigaretten pro Tag rauchten, hatten eine 64-fach größere Wahrscheinlichkeit, an Krebs zu sterben, als Nichtraucher. Bei denen, die das Rauchen aufgaben, reduzierte sich das Sterberisiko innerhalb weniger Jahre drastisch. Die vielleicht aufschlussreichste Erkenntnis war die: Von den 448, die an Lungenkrebs starben, hatten nur 15 nie aktiv geraucht. Innerhalb von nur sieben Jahren war die Beweislage gegen die Zigarette fast erdrückend geworden.

Allein, just in dem Moment, da sich das wissenschaftliche Meinungsbild unwiderruflich gegen Hueper und seine Idee der durch Umweltgifte verursachten Krebsepidemie zu wenden schien, fand er eine wortgewaltige Verbündete.

Im Januar 1958 erhielt Rachel Carson einen Brief, in dem ihr eine Freundin namens Olga Owens Huckins berichtete, dass in dem privaten Vogelzoo, den sie zusammen mit ihrem Mann betrieb, durch das Besprühen der angrenzenden Ackerflächen mit Pestiziden der Vogelbestand geschrumpft war. In diesem Augenblick sei ihr klar geworden, schrieb Carson, dass sie ein Buch über dieses Thema schreiben musste. Die damals 51-jährige Carson war eine studierte Biologin. Seit ihr Buch *The Sea Around Us* (auf Deutsch unter dem Titel *Geheimnisse des Meeres* erschienen) sechs Jahre zuvor mit 200 000 verkauften Exemplaren zum Überraschungserfolg geworden war, arbeitete sie ausschließlich und professionell als Autorin, wobei ihr Thema die Tier- und Pflanzenwelt der Erde war. Frau Carson war von ihrem Naturell her nicht unbedingt eine Agitatorin, doch sie fühlte sich gezwungen, etwas zum Schutz der Natur vor zerstörerischen menschlichen Eingriffen zu unternehmen. Zwei Jahre lang bereiste sie Nordamerika zwischen Texas und Nova Scotia, verbrachte auch einige Zeit bei Wilhelm Hueper in Bethesda (Maryland). Für Hueper war Rachel Carson «eine ehrliche, ungewöhnlich gut informierte Wissenschaftlerin, die nicht nur ein ungewöhnliches Maß an gesellschaftlicher Verantwortung besaß, sondern auch den Mut und die Fähigkeit, ihre Überzeugungen und Grundsätze zu artikulieren und für dieselben zu kämpfen».

Als Rachel Carson im März 1960 gerade an der Fertigstellung des Kapitels über Krebs für ihr neues Buch arbeitete, entdeckte sie Knoten in ihren Brüsten. Ein paar Wochen später lokalisierten Chirurgen im Doctors Hospital in Washington in ihrer linken Brust einen Tumor, der «allem Anschein nach gutartig» war, während sie den Tumor in der anderen Brust als «verdächtig genug» einstuften, «um eine radikale Mastektomie geboten scheinen zu lassen», die dann auch durchgeführt wurde. Man schenkte Frau Carson keinen reinen Wein über die Bösartigkeit ihrer Erkrankung ein; das entsprach der gängigen Praxis zu der Zeit und wurde von den Ärzten mit dem Argument gerechtfertigt, Patienten könnten in Depressionen verfallen, wenn sie die ganze Wahrheit über ihre Diagnose erführen. Rachel Carson verhielt sich auch insofern typisch für die Krebskranken jener Zeit, als sie, dem Rat ihrer Ärzte entsprechend, praktisch niemandem von ihrer Krankheit erzählte und erst recht nicht darüber schrieb. Eine Krebsdiagnose war besonders niederschmetternd, weil sie der Ankündigung eines baldigen Todes nahekam. Außerdem war damals noch die Auffassung verbreitet, eine Krebserkrankung zeuge von einer hypochondrischen, neurotischen und melancholischen Persönlichkeitsstruktur, denn viele Leute hingen der Überzeugung an, Krebs sei eine psychogene Krankheit.

Im November 1960, rund sieben Monate nach ihrer Krebsdiagnose, entdeckte Carson «eine eigenartige, harte Schwellung ... an der dritten und vierten Rippe auf der operierten Seite, an oder nahe bei der Nahtstelle zum Brustbein». Auf dem Röntgenbild zeigte sich, dass sich die Schwellung zwischen der Haut und den Rippen befand. Einige Wochen später erhielt Frau Carson eine Reihe von Bestrahlungen, doch ihr Zustand verschlechterte sich weiter. *Silent Spring* wurde im Frühjahr 1962, zwei Jahre nach ihrer Krebsdiagnose, kapitelweise im *New Yorker* veröffentlicht. Ein paar Monate später kam das Buch heraus und verkaufte sich in den USA und anderswo hunderttausendfach. Das Kapitel über den Krebs schloss mit einer bewegenden Reverenz: «Unter den hervorragenden Krebsforschern finden wir noch viele andere, die mit Dr. Hueper der Überzeugung sind, dass bösartige Erkrankungen bedeutend vermindert werden können, wenn man sich entschlossen bemüht, die Ursachen in der Unwelt zu bestimmen und auszumerzen oder die Heftigkeit ihres Angriffs zu mildern.»

Carsons Buch war so etwas wie das Gründungsmanifest der Umweltbewegung, aber ihr Beitrag zur Debatte über die Ursachen der zunehmenden Krebsepidemie war entschieden parteiisch. Der Schwachpunkt in ihrer Argumentation bestand darin, dass man es nicht mit einer

Krebsepidemie querbeet zu tun hatte, sondern im Wesentlichen mit einer starken Zunahme der Lungenkrebsfälle; die Zahl der Todesfälle durch Lungenkrebs war in den USA von 3000 1930 auf 41 000 1962 angestiegen; eine solche Explosion der Opferzahlen war bei keiner anderen Krebsart zu beobachten. Allein, Rachel Carson erwähnte in ihrem Kapitel über Krebs mit keinem Wort die Gefahren des Rauchens und das zunehmend dichtere Beweismaterial, das Richard Doll und seine Kollegen zusammengetragen hatten.

Mitten in der hitzigen Kontroverse berief der Gesundheitsminister der USA 1962 eine Expertenkommission zum Problem des Rauchens ein. Sie bestand aus acht Medizinern; darunter waren Professoren von angesehenen medizinischen Fakultäten, ein Statistiker und ein organischer Chemiker. Die Kommission begutachtete die vorliegenden Forschungsresultate, darunter die Ergebnisse der Studie an 40 000 britischen Ärzten und die Forschungsberichte Ernst Wynders, und befragte mehr als hundert bedeutende Forscher, darunter Richard Doll und Wilhelm Hueper. Die unabhängig arbeitende Kommission erstattete ihren einstimmig formulierten Abschlussbericht im Januar 1964, und ihr Fazit lautete, dass «das Rauchen von Zigaretten bei Männern mit einer Zunahme der altersspezifischen Todesfallzahlen um 70 Prozent einhergeht», anders ausgedrückt: dass Rauchen Krebs verursachte. Die Pressekonferenz wurde auf einen Samstag gelegt, um zu vermeiden, dass die Ergebnisse zu Turbulenzen an der Börse führten. Auch wenn andere Länder, zum Beispiel Großbritannien, schon einige Jahre früher zu dieser Einsicht gelangt waren, markierte der Bericht des US-Gesundheitsministeriums einen Wendepunkt im weltweiten Denken über die Gefahren des Rauchens. Der allgemeine Konsens über die Schädlichkeit des Zigarettenkonsums lässt sich auf jenen Moment zurückführen.

Im Innern des sich über 386 Seiten erstreckenden Berichts der Sonderkommission fand sich eine eingehende Erörterung der Frage, ob industrielle Karzinogene, Pestizide oder die Luftverschmutzung in den Großstädten die Zunahme der Lungenkrebsfälle erklären könnten. Nacheinander wurden alle diese möglichen Ursachen verworfen. Ausdrücklich wandte sich der Bericht gegen die These Huepers, dass die größte Gefahr von den Industriechemikalien ausgehe: «Es muss ausdrücklich hervorgehoben werden, dass die Gruppe derjenigen, die industriellen Karzinogenen ausgesetzt sind, verhältnismäßig klein ist, sodass diese Wirkstoffe nicht die Zunahme des Lungenkrebsrisikos in der allgemeinen Bevölkerung erklären können.»

Im April 1964, vier Jahre nach ihrer Krebsdiagnose, unterzog sich Rachel Carson einem letzten chirurgischen Eingriff. Als dieser dem Fortgang ihrer Krankheit keinen Einhalt gebieten konnte, entließ man sie nach Hause, wo sie wenige Tage später starb.

Später im selben Jahr ging Wilhelm Hueper in Pension. Die Abteilung des Nationalen Krebsinstituts, die er geleitet hatte, wurde aufgelöst, seine sorgsam zusammengetragene Bibliothek auseinandergerissen. «Ich verließ das National Cancer Institute mit dem Eindruck, dass es mir nicht gelungen war, mit meiner Arbeit ein Fundament zu legen, auf dem andere ein solides Gebäude würden errichten können», schrieb er.

✦

Im Sommer 2004 fuhr ich nach Oxford, um mich mit Richard Doll zu treffen. Da mein Vater diesen Mann so bewunderte, hatte ich das Gefühl, meine Unterredung mit ihm sei ein Ereignis von ganz besonderer Bedeutung. Ich hatte schon einen Monat zuvor versucht, Professor Doll zu treffen, doch hatte er mich damals wissen lassen, dass er viel zu beschäftigt sei. Ich hatte mich gefragt, was einen 92-jährigen Mann so stark beanspruchen könne, aber dann las ich die Berichte über seine mittlerweile über fünfzig Jahre weitergeführte Studie mit 40 000 britischen Ärzten, die um diese Zeit in allen britischen Zeitungen erschienen. Es war keine Überraschung mehr, dass auch die neuesten ausgewerteten Daten aus der Studie weitere Belege für die Schädlichkeit des Rauchens erbracht hatten.

Professor Doll war weißhaarig und leicht nach vorne gekrümmt, aber sein Alter hatte seiner Leidenschaft als Forscher keinen Abbruch getan. Er war ein sehr viel lustigerer Interviewpartner als die meisten anderen und lockerte seinen missionarischen Eifer immer wieder mit trockenen und schelmischen Witzen auf, die meist auf seine pompöser auftretenden Kollegen abzielten. Noch bevor ich mich hinsetzen und mein Aufnahmegerät in Position bringen konnte, zog er ein Exemplar von *The Causes of Cancer* hervor, eines Buches, das er einige Jahre zuvor zusammen mit Richard Peto veröffentlicht hatte. Wie Doll mir höchst eindringlich und kämpferisch erklärte, war in diesem Buch nachgewiesen worden, dass Pestizide, Lebensmittelfarben, Herbizide und Düngemittel, von denen sich Rückstandsmengen in der Umwelt befanden, nicht für die Zunahme der Krebserkrankungen im Verlauf des 20. Jahrhunderts verantwortlich zu machen waren. Mir wurde klar, dass die Auseinandersetzung mit Hueper und anderen, die um die

Mitte des 20. Jahrhunderts begonnen hatte, noch immer in aller Schärfe tobte. Eineinhalb Stunden später, bei einer Tasse Tee, kam Doll noch einmal auf das Thema zurück; ganz offensichtlich hielt er es für eine seiner wichtigsten Aufgaben, das, was für ihn der Mythos vom umweltbedingten Krebs war, zu zerpflücken. Ich glaube, er verstand nicht, warum ich ein Buch über die Vergangenheit schrieb, wo es doch in der Gegenwart und im Hinblick auf die Zukunft so vieles gab, für das es zu kämpfen galt. Richard Doll starb im Juli 2005.

✦

Obwohl die Frage nach den Ursachen des Krebses umstritten bleibt, spricht das medizinische Establishment – zu dem ich die großen Krebsforschungsorganisationen in Großbritannien und in USA und viele Krebsärzte zähle – in dieser Frage mit einer Stimme. Für sie ist der wichtigste Einzelfaktor, der für die Zunahme der tödlichen Krebserkrankungen im 20. Jahrhundert verantwortlich war, das Rauchen. Von den 10 Millionen Krebserkrankungen, die heute weltweit jedes Jahr neu diagnostiziert werden, gehen nach ihrer Überzeugung rund ein Drittel auf das Konto des (gekauten oder gerauchten) Tabaks, wobei sich Tumore nicht nur in der Lunge bilden können, sondern auch in der Mundhöhle, in den Atemwegen, in der Bauchspeicheldrüse, in der Niere oder in der Blase, weil die Gifte vom Blut weitergetragen werden. Es ist eine erschreckend hohe Zahl, die jedoch noch viel höher wäre ohne die Arbeit, die Richard Doll und seine Kollegen in den 1950er Jahren geleistet haben. Sie gaben damit den Anstoß zu Kampagnen gegen das Rauchen und brachten viele Menschen dazu, das Rauchen aufzugeben oder gar nicht erst damit anzufangen. Heute frönen nur noch 20 bis 30 Prozent der Menschen in Europa und Amerika dem Laster des Rauchens, während es in den Jahren nach dem Zweiten Weltkrieg 66 Prozent waren, wobei allerdings insbesondere junge Frauen eher abgeneigt scheinen, die Botschaft der Gesundheitskampagnen ernst zu nehmen. Der Kampf gegen den Zigarettenkonsum war einer der bedeutsamsten Beiträge zur Verbesserung der Volksgesundheit, die im 20. Jahrhundert geleistet worden sind, zumindest in den westlichen Ländern.

Im Vergleich dazu stellen Pestizide eine sehr viel geringere Bedrohung für die Gesellschaft als Ganze dar, abgesehen davon, dass Beschäftigte in der Landwirtschaft, die regelmäßig hohen Dosen davon ausgesetzt sind, natürlich Krebs bekommen können. Die meisten Wissenschaftler würden heute Zweifel am Wahrheitsgehalt von Rachel

Carsons Aussage anmelden: «Die überwiegende Mehrheit der Karzinogene hat [...] der Mensch [...] in seiner Umwelt verbreitet, und er kann, wenn er es wünscht, viele von ihnen wieder ausschalten.» Ihre Argumentation enthält nach Überzeugung vieler Forscher einen Denkfehler, insofern als sie übersehen hat, dass der menschliche Organismus immer schon mit gewissen Mengen von in der Umwelt vorhandenen Chemikalien fertig werden musste, vom Rauch in den Zelten und Hütten der prähistorischen Menschen über den Teer, mit dem unsere Vorfahren ihre Boote bestrichen, bis zu dem verkohlten Fleisch, das sie aßen. Im Übrigen wimmelt es in unserer natürlichen Umwelt von Substanzen, die Krebs verursachen können; viele von ihnen sind fast identisch mit industriell hergestellten Chemikalien. Obst und Gemüse wie Bananen, Basilikum, Brokkoli, Kopfsalat, Petersilie und Rüben enthalten natürliche Pestizide, mit denen sie sich Fressfeinde vom Leib halten und die, wenn sie Mäusen in den rasierten Rücken einmassiert werden, Krebs verursachen können. Ein typischer menschlicher Speiseplan enthält natürliche Karzinogene in tausendfach höherer Konzentration als die industriellen Giftstoffe, die wir als Spurenelemente aufnehmen. Es mag sein, dass von Industriechemikalien, die in geringen Konzentrationen in unserer Umwelt vorhanden sind, Risiken ausgehen, aber sie nehmen sich im Vergleich zu natürlichen Risikofaktoren eher unbedeutend aus. So gesehen, verwundert es nicht, dass weder die American Cancer Society noch ihr britisches Gegenstück, Cancer Research UK, vor einer von Pestiziden in der Nahrungskette ausgehenden Krebsgefahr warnen. Auf der anderen Seite verursachen industrielle und landwirtschaftliche Chemikalien bei denen, die berufsbedingt regelmäßig mit ihnen umgehen, laut der Studie Richard Dolls fünf bis zehn Prozent aller Krebserkrankungen. Diese ließen sich mit relativ einfachen Mitteln vermeiden.

Wie Doll und sein Kollege Richard Peto in *The Causes of Cancer* deutlich machen, ist der zweite große Krebsverursacher nach dem Rauchen die Ernährung, die sie als ursächlich für ein rundes Drittel aller Krebserkrankungen erachten. Viele Studien haben gezeigt, dass Menschen, die viel rotes Fleisch essen, damit offenbar ihr Risiko erhöhen, an Dickdarmkrebs zu erkranken, ohne dass die Forscher den Zusammenhang schlüssig erklären könnten. Eine Theorie besagt, das Braten von rotem Fleisch bei hohen Temperaturen lasse diverse krebserregende Stoffe entstehen. Ein Experiment ergab, dass eine Frikadelle, die beim Braten im Abstand von jeweils einer Minute mehrmals gewendet wurde, eine geringere Menge der als krebserregend geltenden «heterozyklischen Amine» enthielt als eine, die nur einmal gewendet wurde und eine sehr dunkle, leicht angekohlte Bratkruste aufwies. Wenn von einem auf dem Grill liegenden Steak Fett in die Holzkohlenglut tropft, entstehen karzinogene Rauchpartikel, die nach oben geschleudert werden und sich auf dem Fleisch absetzen.

Wenn auf dem Speisezettel bestimmte Gemüsesorten so gut wie nie auftauchen, kann auch das ein das Krebsrisiko erhöhender Faktor sein: Bestimmte Substanzen, die in Gemüsearten wie Brokkoli, Kohlrabi und Fenchel vorkommen, können die Zellgesundheit fördern. Diese Substanzen verbinden sich mit potenziell gefährlichen Karzinogenen innerhalb der Zellen und beugen so genetischen Schädigungen vor. Andere Gemüsebestandteile helfen offenbar Zellen bei der Reparatur von DNA-Ketten, die irgendeine Beschädigung erlitten haben.

Substanzen, die Krebs auslösen können, ziehen wir uns nicht nur durch das Einatmen oder Verschlucken chemischer Substanzen zu, wie sie etwa im Zigarettenrauch enthalten sind; ihre Zahl und Vielfalt ist so groß wie die der Krebsvarianten. So hat man etwa herausgefunden, dass ein Bakterium namens Helicobacter pylori, das im unwirtlich sauren Milieu des menschlichen Magens residiert, Krebs auslösen kann und dass das natürlich im menschlichen Körper vorhandene weibliche Sexualhormon Östrogen das Wachstum mancher Brusttumore fördern kann.

Die Liebesaffäre mit der Sonnenbräune, von Idolen der Weiblichkeit wie Coco Chanel oder Rita Hayworth in den 30er und 40er Jahren des 20. Jahrhunderts in Gang gesetzt, verursachte eine der sich am schnellsten ausbreitenden Krebsepidemien der letzten Jahrzehnte. Manche Länder erlebten einen Zuwachs der Fallzahlen bei malignen Melanomen, der bösartigsten Form von Hautkrebs, in der Größenordnung von jährlich 5 Prozent. Seit den 1970er Jahren gehen die Zuwachsraten allerdings wieder etwas zurück, eine Folge dessen, dass das Bewusstsein für die Gefahren der UV-Strahlung in der Öffentlichkeit zugenommen hat. Doch nach wie vor wimmelt es an Stränden in aller Welt von Sonnenbadern, die die wiederholte Schädigung ihrer Hautzellen in Kauf nehmen.

Wahrscheinlich hat auch die Entwicklung, die die menschliche Gesellschaft als Ganze genommen hat, zur Häufung der Krebserkrankungen beigetragen, denn unsere heutige Lebensweise unterscheidet sich erheblich von der des frühgeschichtlichen Menschen. Unsere Zellen entwickelten sich über Millionen Jahre hinweg in der Auseinandersetzung mit den Herausforderungen eines Lebens als Jäger und

Sammler, das im Normalfall höchstens eine Handvoll Jahrzehnte währte. Heute leben wir erheblich länger, bewegen uns aber deutlich weniger und sind ständig mit Nahrung versorgt. «Es mag unplausibel erscheinen, dass so simple Dinge wie die Aufnahme von zu vielen Kalorien oder ein Zuviel an Sauerstoff verbrennender Aktivität in unseren Zellen ein bedeutsamer Risikofaktor in Bezug auf Krebs sein könnte, aber bei näherem Hinsehen leuchtet es ein», schreibt Professor Melvyn Greaves in *Krebs – der blinde Passagier der Evolution.* Wenn man Ratten auf eine kalorienärmere Diät setzt, sinkt bei ihnen die Rate der Krebserkrankungen.

Manche Faktoren, die als Auslöser für Brustkrebs infrage kommen, haben ihren Ursprung wahrscheinlich in einer weit zurückliegenden Vergangenheit, in der sich die Evolution der Frau zu einem Lebewesen mit einem monatlichen Menstruationszyklus vollzog. Das war ein bemerkenswerter Entwicklungssprung im Vergleich zu anderen Spezies, bei denen die Weibchen nur kurze Fruchtbarkeitsperioden in bestimmten Jahreszeiten haben. Eine Folge davon war, dass das Gebären von Jungen früh einsetzte und mit wenigen Unterbrechungen bis zur Menopause anhielt. Die Frau von heute durchläuft eine sehr viel größere Zahl von Menstruationszyklen, vor allem weil sie wesentlich weniger Schwangerschaften zu absolvieren hat. Das wiederum führt dazu, dass der weibliche Körper heute stärker von Hormonen durchflutet wird, darunter das Östrogen, das die Zellen in der weiblichen Brust veranlasst, sich in Erwartung einer Schwangerschaft stark zu vermehren. Jedes Mal, wenn sich eine Zelle teilt, besteht jedoch die Gefahr einer Mutation zu einem bösartigen Zelltypus, ganz abgesehen davon, dass durch Östrogen auch ein bereits bestehender Tumor zum schnelleren Wachsen angeregt werden kann. Man geht heute davon aus, dass die Nonnen, von denen in der im Jahr 1700 von Bernardino Ramazzini durchgeführten Studie die Rede war und die eine überdurchschnittliche Anfälligkeit für Brustkrebs zeigten, gegen diese evolutionären Kräfte anzukämpfen hatten. Heutzutage erkrankt durchschnittlich jeder dritte Mensch im Verlauf seines Lebens an Krebs, ein höherer Anteil als zu der Zeit, als Rachel Carson ihr Buch schrieb. Es ist nicht sehr wahrscheinlich, dass die industriellen und landwirtschaftlichen Chemikalien, die wie eine Patina unser Leben überziehen und in denen Frau Carson das größte Gefährdungspotenzial sah, ursächlich für diesen Anstieg sind. Vermutlich ist viel eher die einschneidende Veränderung unserer Lebensweise und unserer alltäglichen Verrichtungen dafür verantwortlich. Obwohl (oder paradoxerweise gerade weil) wir heute vielen Krankheiten nicht mehr ausgesetzt sind und ein in fast jeder Beziehung reicheres Leben führen, laufen wir erhöhte Gefahr, an Krebs zu erkranken.

✦

Fünf Monate nach seiner Diagnose pflügte Vater mit Vollgas durchs Leben. Keinen Gedanken an die Zukunft verschwendend, als ob es nur die Gegenwart gäbe, besuchte er Theateraufführungen, Konzerte und Ausstellungen. Schon bevor er wieder laufen konnte, ließ er sich von Mama in einem Rollstuhl durch eine Picasso-Ausstellung schieben. Kaum war seine Lebenskraft zurückgekehrt, gab es auch schon fast nichts mehr, das ihn hätte aufhalten können. In diesen Monaten der Genesung, als die Erinnerung an seine blutige Operation verblasste, war ich glücklich bei dem Gedanken, dass er wieder der Alte zu werden schien, bemerkte aber nicht, dass seinem Verhalten ein Stück Torschlusspanik innewohnte, die neu war. Wir trafen uns meist, wenn er die zweistündige Zugfahrt nach London machte, um ein Konzert, einen Vortrag oder eine Kunstgalerie zu besuchen. An solchen Tagen verabredeten wir uns am frühen Abend zu einem raschen Dinner zwischendurch, wonach er sich eilig verabschiedete und unter Hochreißen des Arms in die Dunkelheit entschwand, ohne beim Winken noch einmal einen Blick zurückzuwerfen und mit den Gedanken vermutlich schon bei der nächsten Veranstaltung. Witzig und sarkastisch wie immer, pflegte er meine Freunde mit ihren mangelhaften Geschichtskenntnissen zu triezen und sich über unser aller Lebensstil lustig zu machen. Wir vergalten es ihm damit, dass wir auf seine Gesundheit tranken.

1947 Chemotherapie

Die Jagd nach dem Zaubertrank

Da Vater offenbar bei so guter Gesundheit war, verspürte ich keinen Drang, anlässlich der Feier seines 74. Geburtstages die zweistündige Fahrt nach Birmingham zu unternehmen. Seit seiner Diagnose waren jetzt sieben Monate vergangen. Ich redete mir ein, er werde noch viele weitere Geburtstage feiern, an denen ich teilnehmen könnte. Ein paar Wochen später fuhr ich ihn besuchen. Beim Essen legte meine Nichte Jessica, Vaters erstes Enkelkind und knapp vier Jahre alt, ihren Finger an die Lippen und machte «ssssch», als müssten wir alle uns an die Esstischregeln halten, die sie im Kindergarten gelernt hatte. «Niemand darf etwas sagen», raunte sie. Wir legten nur eine kurze Pause ein, danach sprach Vater über einen Artikel, den er in der Zeitung gelesen hatte. «Ruuuhe biittte!», rief Jessica, und als Vater trotzdem weitersprach, füllten sich ihre Augen mit Wasser, ihre Mundwinkel krümmten sich nach unten, und dann rollten ihr dicke Tränen über die Wangen.

✦

Ich kann es mir nur schwer verbieten, das Gesicht der kleinen Jessica in meine Vorstellung von dem 4-jährigen Mädchen einfließen zu lassen, das im Februar 1947 in eine Bostoner Kinderklinik eingeliefert wurde. Sein Name wird in dem Fallbericht nicht genannt. Er beschreibt die kleine Patientin als erschöpft und blass; sie klagte über Knochenschmerzen und zog sich bei jedem Anlass blaue Flecken und Blutergüsse zu. Als ein Arzt ihren Bauch abtastete, stellt er fest, dass ihre Milz enorm angeschwollen war, und nahm ihr eine Blutprobe ab. Ein anderer Arzt drückte eine Nadel in das Knochenmark ihres Brustbeins – eine äußerst schmerzhafte Prozedur. Nach Angaben einer der Ärzte waren die Nadeln selbst von so schlechter Qualität, dass er sie eigenhändig spitz schliff und immer eine Zange parat hielt, falls eine

Nadel abbrach und das Fragment aus der Patientenbrust herausgezogen werden musste.

Im pathologischen Labor der Klinik wurde das Blut des Mädchens untersucht – es wimmelte darin von großen, irregulär geformten weißen Blutkörperchen. Die Diagnose lautete auf akute Leukämie, die Prognose auf drei bis fünf schmerzvolle Monate, die das Mädchen noch zu leben haben würde. Wenig hatte sich verändert, seit Rudolf Virchow 100 Jahre zuvor in Berlin als Erster das Krankheitsbild beschrieben hatte. Es war eine so qualvolle Aufgabe, Eltern eine Krebsdiagnose zu eröffnen, dass die Kinderonkologie zu den in der Ärzteschaft unbeliebtesten Fachrichtungen gehörte. Die ärztliche Kunst erschöpfte sich in solchen Fällen standardmäßig darin, dass man die Kinder nach Hause schickte, damit sie in Frieden sterben konnten.

Sidney Farber amtierte zu der Zeit als Leiter der Pathologischen Abteilung in der Bostoner Kinderklinik. 43 Jahre alt, hatte er die letzten siebzehn Jahre damit verbracht, das Blut, die Knochensubstanz und Gewebeproben von Patienten zu studieren, die sich in die Obhut der Klinik begaben; herausgekommen waren etliche solide, wenn auch nicht atemberaubend innovative Forschungsberichte. Stets förmlich auftretend und seine Kollegen nur mit dem Nachnamen anredend, arbeitete Farber lieber im Labor als an der Patientenfront. Wenn er sich einem Patienten persönlich widmete, spielte er perfekt die von Galen empfohlene Arztrolle – väterlich, höchste Zuversicht ausstrahlend, eine ungezwungene Autorität versprühend und immer in einen perfekt geschneiderten Anzug gehüllt.

Während viele Medizinwissenschaftler an der Leukämie verzweifelten und die Suche nach einer Therapie dagegen für vergeblich hielten, pflegte Sidney Farber die Hoffnung, eines Tages eine Substanz zu finden, die in der Lage wäre, Krebszellen abzutöten. Es gab einige wenige Forscher, die den Glauben an diese Möglichkeit teilten, aber sie standen allesamt eher am Rand der Medizinergemeinde. «Nach Auffassung der meisten Ärzte», schrieb einer von ihnen, «war die Verabreichung von Wirkstoffen, die anders als schmerzstillend wirkten, bei der Behandlung einer bösartigen Krankheit Scharlatanerie.» Ein einzelner Forschungsbericht aus Yale hatte die Vermutung geäußert, die Gabe einer Chemikalie habe bei einigen Lymphkrebspatienten eine lebensverlängernde Wirkung gezeitigt, doch die meisten Ärzte hielten es für unwahrscheinlich oder unmöglich, dass ein Wirkstoff nur Krebszellen abtöten, das gesunde Gewebe in ihrer Umgebung aber unversehrt lassen würde. Patienten, die sich für die Erprobung solcher Wirkstoffe zur

Verfügung stellten, würden, so glaubte man, schreckliche Qualen leiden, ohne die geringste Besserung ihrer Krankheit zu erleben.

Wenige Tage nach seiner Ankunft in der Klinik schien das 4-jährige Mädchen in das Endstadium seiner Krankheit einzutreten. Farber hatte kurz zuvor von der Firma Lederle Laboratories in Pearl River (New York) ein Gläschen mit einem ockerfarbenen Pulver darin erhalten. Die Substanz gehörte zu einer Familie chemischer Verbindungen, die als «Folsäure-Antagonisten» bekannt waren; sie hatten die Fähigkeit, Folsäure zu blockieren, eine kurz zuvor entdeckte Substanz, von der man annahm, sie sei für die Farbe von Schmetterlingsflügeln verantwortlich, spiele aber auch eine wesentliche Rolle beim Ablauf der Zellteilung. Farber hoffte, das Pulver werde bei dem Mädchen die Zellteilung bremsen und auf diese Weise auch seinen Krebs zum Stillstand bringen – dass er es mit dieser Substanz versuchte, hatte freilich mehr mit Intuition zu tun als mit streng wissenschaftlicher Analyse.

Am 28. März gab Farber den behandelnden Ärzten Anweisung, dem Mädchen 40 mg der Substanz in den Oberschenkel zu injizieren. Durch den Körper des Mädchens streunend, löste das Mittel Schmerzen aus. Andere Patienten, die später mit Substanzen dieser Wirkstoffklasse behandelt wurden, mussten sich oft bald nach der Injektion übergeben, als versuche ihr Organismus verzweifelt, sich zu reinigen. Am nächsten Tag wurde dem Mädchen eine weitere Dosis gespritzt, doch bewirkte das Mittel keine merkliche Besserung seines Zustandes. Vielmehr setzte sich der unaufhaltsame Verfall fort, allerdings begleitet von zunehmenden Schmerzen. Das Zahnfleisch und die Darmwände des Mädchens wurden rissig und ließen Blut durchsickern. Eine Woche lang wurde die Substanz täglich injiziert. Die Atmosphäre, die zu dieser Zeit, in den späten 1940er Jahren, in der Bostoner Kinderklinik herrschte, war etwas abschreckend, die Ärzte gaben sich ziemlich steif und unnahbar. Besuch durften die Kinder nur von ihren Eltern erhalten, während Geschwister und andere Verwandte sich meist darauf beschränkt sahen, von außen zu den Fenstern hinaufzuwinken.

Eine Woche nach Beginn der Behandlung mit dem Folsäure-Antagonisten starb das Mädchen – so wie es bei normalem Verlauf ihrer Leukämie zu erwarten gewesen war. Ihr schmächtiger Körper wurde in die Leichenkammer gebracht, Proben von ihrem Blut und ihrem Knochengewebe wurden zu Farber ins Histologische Labor geschickt. Bemerkenswerterweise fanden sich im Knochenmark nur mehr ganz wenige unreife Leukämiezellen. «Eine Veränderung in dieser Größenordnung innerhalb so kurzer Zeit», schrieb Farber, «ist … unserer Erfahrung nach noch nicht beobachtet worden.» Es war ein Schimmer der Hoffnung für andere leukämiekranke Kinder.

Der überraschende Befund bei dem Mädchen spornte Farber an, das Experiment fortzusetzen. Fünf Tage nach dem Tod des Mädchens wurde ein 7-jähriger Junge in die Klinik eingewiesen, der in den Fallunterlagen mit seinen Initialen W. G. bezeichnet ist. Er hatte einige Monate zuvor Schmerzen in seinem Knie verspürt, die dann in seinen Ellbogen gewandert waren und seither wie zufällig in seinem ganzen Körper herumvagabundierten. Der ihn untersuchende Arzt stellte eine leichte Vergrößerung seiner Milz und seiner Leber fest, registrierte aber auch, dass er es mit einem «gut entwickelten und gut genährten» Knaben zu tun hatte, der «nicht unbedingt krank» wirkte. Der Laborbefund sprach jedoch eine deutliche Sprache: In seinem Blut fanden sich 56 000 weiße Blutkörperchen pro Kubikmillimeter, etwa das Zehnfache des normalen Werts. 73 Prozent dieser Blutkörperchen zeigten eine krankhafte Veränderung. Die Knochenmarkbiopsie zeigte dasselbe Bild.

Eine Woche nach Aufnahme des Jungen begann Farber, W. G. mit demselben Folsäure-Antagonisten zu behandeln, der zuvor bei dem Mädchen angeschlagen zu haben schien. Die Substanz bereitete dem Jungen Schmerzen und Übelkeit, aber er blieb agil und wurde bald darauf entlassen, erst in ein Genesungsheim und dann nach Hause. Allein, die gesunde Fassade täuschte: Hinter ihr baute W. G. körperlich ab: Sein Überschuss an weißen Blutkörperchen blieb hoch, während seine roten Blutkörperchen immer weniger wurden. Als die Behandlung nicht fruchtete, versuchte Farber es mit einem anderen aus der Reihe der Folsäure-Antagonisten, von denen die Lederle Laboratories etwa ein halbes Dutzend kreiert hatten. Er hatte sie gebeten, ihm eine größere Auswahl anzubieten, in der Hoffnung, eine aus der Gruppe dieser Substanzen werde die Funktion der Folsäure in Leukämiezellen lahmlegen; Farber ging vor wie jemand, der eine Sammlung unterschiedlich geformter Schlüssel durchprobiert, in der Hoffnung, einer von ihnen werde in ein bestimmtes Schloss passen.

Der zweite Folsäure-Antagonist, mit dem er es versuchte, hatte ebenso unangenehme Nebenwirkungen wie der erste. Mit W. G. ging es jedenfalls von Tag zu Tag weiter bergab: Sein Magen wurde immer härter, während seine Leber und seine Milz sich abnorm vergrößerten, und da in seinem Blutkreislauf immer weniger rote Blutkörperchen zirkulierten, wurde er kurzatmig und blass. Mehrmals in der Woche kam er von zu Hause in die Klinik, wo Farbers Ärzte ihm Blut und

Knochenmarkproben abnahmen. Vier Monate nach seiner ersten Einweisung in die Klinik wiesen 94 Prozent seiner weißen Blutkörperchen abnorme Veränderungen auf. Am 13. August 1947 stieg seine Körpertemperatur auf ernste 40,9 Grad, und er wurde als Notfall in die Klinik eingeliefert und mit mehreren Bluttransfusionen wieder lebensfähig gemacht.

In den vier Monaten, die W. G. bei Farber in Behandlung war, hatte Letzterer mehrere weitere Patienten für sein therapeutisches Experiment gewonnen, wobei es nicht immer einfach gewesen war, die Eltern dieser Kinder zur Zustimmung zu überreden. Alle diese Testpatienten litten unter Farbers Behandlung, und einige waren zu dem Zeitpunkt, da W. G. in die Klinik zurückkehrte, bereits gestorben. Doch Farber besorgte sich unbeirrt und entschlossen weitere Kinder und weitere Chemikalien. Die ihm unterstellten Stationsärzte entwickelten jedoch eine zunehmende Aversion gegen die Farber'schen Behandlungsversuche, da sie das tägliche Leiden der Kinder aus nächster Nähe erlebten. Sie führten Klage beim Chefarzt für Kinderheilkunde, Charles Janeway, und forderten, man müsse den Kindern die Chance lassen, friedlich zu sterben, ohne sie mit langen Nadeln und giftigen Chemikalien zu quälen. Sie übten Kritik an Farbers scheinbar grausamen Experimenten und seinem unnahbaren Verhalten und erklärten seine Hoffnung, dass seine Versuchsreihe jemals zu etwas Gutem führen würde, für reines Wunschdenken. Eine Zeit lang führten diese jungen Ärzte einen regelrechten Kleinkrieg gegen die fünf Mitglieder von Farbers Forschungsteam und behinderten dessen Arbeit mit den Kindern, wo sie konnten. Farber konnte sehr fordernd sein und machte es anderen manchmal schwer, mit ihm zusammenzuarbeiten, und sein Umgang mit dieser Krise war alles andere als nobel, doch schließlich gelang es ihm, in einem klärenden Gespräch mit Janeway und seinen Kollegen den Klinikchef zu überzeugen, dass seine Experimente es wert waren, fortgeführt zu werden. Janeway wirkte auf die jungen Ärzte ein und brachte sie so weit, dass sie kooperierten.

Seit die Erkrankung des kleinen W. G. erstmals diagnostiziert worden war, waren nunmehr fünf Monate vergangen, und er schwebte nach den Bluttransfusionen nicht mehr in Lebensgefahr. Farber behandelte ihn nunmehr mit einer neuen Kombination aus verschiedenen Folsäure-Antagonisten, und zwei Wochen später hatte sich der Junge weit genug erholt, um nach Hause entlassen zu werden. In der Folge stellte er sich jedoch einmal täglich in der «Tumortherapeutischen Praxis» der Klinik ein, wie Farber sein Provisorium großspurig nannte – ein ungemütliches Vestibül mit direktem Zugang zur Herrentoilette, dazu ein als Wartezimmer dienender Korridor; hier wurden die Blutproben der Patienten untersucht und die Wirkstoffe injiziert. Auf die Übelkeit und die Schmerzen war W. G. inzwischen wenigstens gefasst. Er kam langsam auf dem Weg der Genesung voran: Seine Leber und seine Milz hatten sich auf Normalgröße zurückgebildet, sein Appetit war zurückgekehrt. Sechs Wochen nachdem er knapp am Tod vorbeigeschrammt war, kehrte er in die Schule zurück. Niemand wusste freilich, ob seine Gesundung den verabreichten Substanzen zu verdanken oder ob seine Krankheit nur vorübergehend abgeklungen war – schon öfter war bei Leukämiekranken beobachtet worden, dass sie sich ein Stück weit erholten, um irgendwann wieder einen Rückfall zu erleiden.

Die Erleichterung, die seine Familie empfand, währte kaum einen Monat; danach verschlechterte sich der Zustand des Jungen rasch wieder, seine Leber und seine Milz nahmen täglich an Größe zu. Sidney Farber tat sein Bestes, aber auch sein neuester Folsäure-Antagonist, sein mittlerweile vierter Versuchsballon, half nicht. Wieder einmal konnte W. G. im kritischen Zustand nur durch Bluttransfusionen gerettet werden. Seit seiner Ersteinlieferung waren siebeneinhalb Monate vergangen. Keineswegs entmutigt, bot Farber dem Jungen einen weiteren Wirkstoff an, das sogenannte Aminopterin. Es blieb nur noch ein letzter schwacher Hoffnungsschimmer.

Vom 16. Dezember 1947 an bekam W. G. den Wirkstoff einmal täglich in den Oberschenkel gespitzt. Jeden Tag kam er für eine Injektion und Bluttests in die Klinik, zunächst einmal sechs Tage lang. Und siehe da, die Zahl seiner weißen Blutkörperchen – zuletzt waren es 60 000 pro Kubikmillimeter gewesen – begann zu schrumpfen, und sein Appetit kehrte rechtzeitig zu den Weihnachtsfeiern in der Familie zurück. Als W. G. sich am 30. Dezember wieder in der Klinik einstellte, vierzehn Tage nach Beginn der jüngsten Therapiephase, wies sein Blut noch 19 000 weiße Blutkörperchen pro Kubikmillimeter auf – ungefähr das Doppelte des Normalwerts bei Gesunden, aber für ihn eine enorme Verbesserung. Zum ersten Mal hatte ein Folsäure-Antagonist, so schien es wenigstens, einen demonstrierbaren Effekt. Doch dann konnte W. G. seine täglichen Termine in der Klinik nicht mehr wahrnehmen, weil die schwersten Schneefälle seit vielen Jahren die Straßen unpassierbar machten.

Kurz vor dem Jahreswechsel wurde ein 2-jähriger Junge in Farbers Tumortherapeutische Praxis gebracht. Der Bub, ein eineiiger Zwilling, konnte sich schon nicht mehr auf den Beinen halten, während sein

Bruder bei guter Gesundheit zu sein schien. Schon einen Monat zuvor war der kleine Patient mit Symptomen von Arthritis und einer Luftröhreninfektion ins Krankenhaus eingeliefert worden; damals war sein ganzer Körper mit blauen Flecken übersät gewesen, und sein Zahnfleisch hatte geeitert. Seine weißen Blutkörperchen standen am 28. Dezember bei 60 000 pro Kubikmillimeter. Farber verabreichte ihm eine Dosis Aminopterin, und einen Tag später begann der Leukozytenwert bereits zu fallen. Nach drei Tagesdosen stand er bei 9000, also am oberen Ende des normalen Spiegels. Trotz dieser Besserung verschlimmerte sich seine Bronchialinfektion am Silvestertag so sehr, dass er Atemprobleme bekam. Die behandelnden Ärzte stoppten die Aminopteringaben und wiesen ihn stationär ins Krankenhaus ein, wo er eine Bluttransfusion erhielt. Vier Tage später hatte er sich erholt und wurde mit einem Leukozytenspiegel von nur noch 2700 entlassen. Als er zehn Tage später wieder in der Tumortherapeutischen Praxis erschien, war er wie verwandelt: Sein Appetit war unbändig, er lief zum ersten Mal seit zwei Monaten wieder und konnte frei atmen; die Blutungen hatten aufgehört, seine Milz war auf Normalgröße geschrumpft und infolge davon sein Bauchumfang so zurückgegangen, dass seine Kleider jetzt lose an ihm hingen.

Niemand hatte je einen solchen Therapieerfolg gesehen. Ein zweieinhalbjähriges Mädchen, das wenig später mit Leukämie eingeliefert wurde, bekam das Mittel verabreicht und begann innerhalb von zwei Wochen «wie ein normales Kind zu spielen und zu laufen». Als seine Eltern berichteten, das Mädchen sei so aktiv wie nie, trat bei den Ärzten der kinderonkologischen Station ein Sinneswandel ein, und sie beteiligten sich endlich mit voller Überzeugung an Farbers Forschungsarbeit.

Als die Schneemassen geschmolzen waren, kehrte W. G. am 3. Februar 1948 in die Klinik zurück. Zwar hatte ihm sein Hausarzt zwischendurch kleine Dosen des Wirkstoffs gespritzt, aber die Zahl seiner weißen Blutkörperchen hatte sich dennoch erhöht. Zehn Tage nach Wiederbeginn seiner Behandlung in der Tumortherapeutischen Praxis zeigte sein Zustand jedoch eine merkliche Verbesserung; der Spiegel seiner weißen Blutkörperchen sank von 78 000 auf 5000. Doch nach einiger Zeit, in der er seine tägliche Dosis erhielt, begann sein Zahnfleisch zu eitern und zu bluten. Dr. Robert Mercer, unter den Mitarbeitern Farbers derjenige, der die meiste Zeit mit dem Patienten verbrachte, äußerte Farber gegenüber die Vermutung, diese Symptome seien auf die toxischen Nebenwirkungen des Medikaments zurückzuführen. Farber wollte davon nichts wissen. Er glaubte an die ausschließlich heilende Wirkung seines Wundermittels und behauptete, die Blutungen seien ein natürlicher Ausfluss der Leukämie. Doch als die Symptome anhielten und dem Jungen immer mehr Schmerzen bereiteten, fiel es Dr. Mercer zunehmend schwerer, das Mittel weiter zu geben. Er verlangte von Farber, den Patienten selbst in Augenschein zu nehmen und sich ein Bild von den Symptomen zu machen. Farber ließ Dr. Mercer zunächst auflaufen und warf ihm sogar vor, er leide an den Nachwirkungen einer Art medizinischer Kriegsmüdigkeit (fast drei Jahre nach Ende des Zweiten Weltkrieges). Einen oder zwei Tage später lenkte Farber jedoch ein; er ordnete an, die täglichen Dosen bei W. G. auszusetzen, damit man sehen konnte, ob seine Zahnfleischblutungen aufhörten. Nach wenigen Wochen war der Junge, wie Farber selbst konstatierte, «in einer ausgezeichneten körperlichen Verfassung».

Am 8. April 1948 hielt Sidney Farber vor einer Versammlung Bostoner Ärzte einen Vortrag über seine Forschungsarbeit. Er schilderte ausführlich sechs der Fälle, in denen sein Medikament lebensverlängernde Wirkung gezeigt hatte, wies aber auch darauf hin, dass von den sechzehn Kindern, die er in den zurückliegenden vier Monaten mit dem Wirkstoff behandelt hatte, nur zehn mit einer signifikanten Besserung ihres Zustandes reagiert hatten. Von den sechs Kindern, bei denen die Behandlung wirkungslos geblieben war, waren vier bereits tot. Farber blieb optimistisch, wies jedoch einschränkend darauf hin, dass man nicht sicher sein könne, wie lange die therapeutisch erreichte Besserung anhalten werde. Vielen in der Zuhörerschaft gingen die von Farber vorgetragenen Ergebnisse gegen den Strich ihrer Intuition. Skepsis und Ungläubigkeit herrschten vor, wie sich Farbers Kollege Robert Mercer erinnerte, der bei dem Vortrag zugegen war. Manche der anwesenden Ärzte weigerten sich sogar, mit Farber auch nur über seinen Vortrag zu diskutieren; sie äußerten den Verdacht, er habe die Bodenhaftung verloren.

Andere jedoch schöpften Hoffnung aus den Nachrichten, die aus Boston kamen. Nicht lange, und bei Farber gingen Briefe, Telefonanrufe und Telegramme ein von Kollegen, die ihm Patienten überstellen wollten oder sich nach Bezugsmöglichkeiten für Aminopterin erkundigten. Als sein Bericht einige Monate später im *New England Journal of Medicine* veröffentlicht wurde, vervielfachten sich die Anfragen, sodass Farber sich bemüßigt sah, eine Serie groß angelegter Seminare zu veranstalten, damit sich möglichst viele Ärzte mit seinen Forschungsergebnissen vertraut machen konnten. Obwohl Farber es sorgfältig vermieden hatte, von einem Heilmittel gegen Leukämie zu sprechen, vermittelten die Presseberichte genau dies. Eine Woche nach seinem Vortrag in Boston veröffentlichte die Nachrichtenagentur *Associated Press* eine Meldung mit der Überschrift «Marine fliegt krankes Kind ein» über einen Patienten aus San Diego, der per Flugzeug zu Sidney Farber gebracht worden war. «Das Kind ist Linda Dias, drei Jahre alt und lebensgefährlich an Leukämie erkrankt. Sie soll in der Bostoner Kinderklinik mit einem vor Kurzem entdeckten Medikament namens Aminopterin behandelt werden», hieß es in der über Telex verbreiteten Meldung. Die Ärzte in San Diego hätten den Zustand des Mädchens als hoffnungslos eingestuft.

Das große Interesse der Öffentlichkeit an den Arbeiten Farbers ließ sich mindestens teilweise aus dem Umstand erklären, dass der Krebs wieder ins Zentrum der Aufmerksamkeit zu rücken begann, nachdem in den Kriegsjahren und in der unmittelbaren Nachkriegszeit andere Probleme und Themen im Vordergrund gestanden hatten. Angesichts der Tatsache, dass die Zahl der krebsbedingten Todesfälle weiterhin im Ansteigen begriffen war, hatte Präsident Truman den April 1948 (also genau den Monat, in dem Farber seine Forschungsresultate bekannt gegeben hatte) zum «Monat der Krebsbekämpfung» erklärt. Fast gleichzeitig hatten zwei Industrielle, Alfred Sloan und Charles Kettering, der Vorstandsvorsitzende und der Forschungsdirektor von General Motors, 4 Millionen Dollar für die Errichtung des weltweit größten privat finanzierten Krebsforschungsinstituts in New York gespendet. «Sehr rapide Fortschritte im Kampf gegen diese geheimnisvolle Geißel könnten ermöglicht werden», erklärte Sloan bei der Einweihung des 14-stöckigen Gebäudes, «wenn man dem Problem mit demselben Aufwand an Geld, Intelligenz und Planung zu Leibe rücken würde, wie man ihn für die Atombombe aufgebracht hat.» Die *New York Times* berichtete über das Ereignis unter der Überschrift «C-Day, Landung im Krieg gegen Krebs gelungen».

Einen neuen Höhepunkt erreichte das öffentliche Interesse am Krebs, als im August desselben Jahres Babe Ruth, die Baseball-Legende von den New York Yankees, an den Folgen eines Halswirbeltumors starb. In den Tagen vor seinem Tod waren im New Yorker Memorial Hospital 13 000 Briefe und Telegramme mit Genesungswünschen eingegangen. In den vielen Nachrufen auf Babe Ruth wurde sein tapferer Kampf gegen «die Geißel, die Jahr für Jahr mehr als 170 000 Amerikaner dahinrafft und für jeden achten Todesfall verantwortlich ist», gepriesen. Einige Tage später kam heraus, dass sein Arzt es bei Ruth in seinem letzten Lebensjahr mit einer neuartigen chemischen Therapie – allerdings nicht auf der Basis von Folsäure-Antagonisten – probiert hatte, etwas, das sicher zur Aufwertung der von Farber geleisteten Pionierarbeit beitrug.

✦

Seit der Operation, die Vaters Halswirbelsäule stabilisieren und den Krebs aus seinem Organismus entfernen sollte, waren sechs Monate vergangen; meine Eltern planten zusammen mit einigen ihrer Freunde einen kurzen Winterurlaub in Paris, zur Feier seiner wiedergefundenen Gesundheit und zur nostalgischen Erinnerung an ihre frühen Ehejahre. Eine Woche vor dem Termin ihrer Reise verspürte Vater jedoch einen stechenden Schmerz in seiner Magengegend und wurde in die Notaufnahme des Krankenhauses eingeliefert. Da wir fürchteten, es könne sich wieder um einen Tumor handeln, waren wir erleichtert, als sich herausstellte, dass es nur eine schmerzhafte, aber behandelbare Darmgeschichte war. Der Schreck bestärkte ihn nur in seiner Entschlossenheit, die Reise zu unternehmen. Am Abend vor der Abreise kam Vater zum Abendessen zu uns. Er war aufgekratzt; seine Augen funkelten wie schon lange nicht mehr, und in der Konversation gab er sich scharfzüngig. In Paris entdeckte er in sich neue Energiereserven, was ihm den Mut gab, die ganze Stadt zu Fuß zu durchstreifen, in einer renovierten Art-déco-Brasserie zu essen, ins Theater zu gehen und eine Ausstellung mit Bildern von Constable zu besuchen, die Lucian Freud zusammengestellt hatte. Er besichtigte sogar eine archaische Letterngießerei, ließ sich die aus der Frühzeit der Drucktechnik stammenden Maschinen zeigen, die geschmolzenes Blei in buchstabenförmige Gussformen flößten, und bestellte einen Satz von einer ornamentalen Schrifttype, die er, so hoffte er wenigstens, bei seinem nächsten Druckvorhaben würde einsetzen können. Er lernte auch den Ausspruch «*C'est pas la mer à boire*» («Es ist nicht so, als müsste man das Meer austrinken»), der so etwas Ähnliches bedeutet wie «kein Problem».

An seinem letzten Tag in Paris verweilte er in einer letzten Kunstgalerie etwas zu lange, sodass er, um seinen Zug zurück nach England nicht zu verpassen, im Laufschritt durch Paris hetzen musste. Auf der Heimreise bemerkte er, dass eine seiner Hüften wehtat. Er führte den Schmerz einfach darauf zurück, dass er so viel Bewegung nicht mehr gewöhnt war. «*C'est pas la mer à boire*», sagte er.

✦

Als die 1950er Jahre anbrachen, hatte Farber die Überzeugung gewonnen, im Grundsatz bewiesen zu haben, dass sich mit seiner «Chemotherapie» Krebs erfolgreich behandeln ließ. Zum ersten Mal lebten Patienten mit Leukämie – wenn auch nicht allzu lange –, anstatt umgehend an ihr zu sterben. In einem seiner wissenschaftlichen Aufsätze wies Farber darauf hin, dass W. G. 23 Monate nach dem Ausbruch der Krankheit noch am Leben war; und auch der 2-jährige Junge präsentierte sich sechzehn Monate nach seiner Diagnose so proper und gesund wie sein Zwillingsbruder. Mit der Zeit wurden jedoch die meisten Chemotherapiepatienten rückfällig, weil ihr Krebs offenbar eine Resistenz gegen den Wirkstoff entwickelte.

Die Erfolge, die Farber bei seinen ersten Patienten erzielt hatte, zeitigten seiner Überzeugung nach auch einen therapeutischen Nutzen für andere: «Wenn die ganze Stimmung aufgrund greifbarer Fortschritte in der Laborforschung in einen vorsichtigen Optimismus umschlägt», schrieb er, «lassen sich Ängste leichter zerstreuen und durch ein mutiges Angehen der Probleme ersetzen.» Der Ökonom J. K. Galbraith schrieb, Dr. Farber habe ihm und seiner Familie nie gestattet, «dass wir die Hoffnung aufgaben», als sein jüngster Sohn wegen Leukämie in Behandlung war.

Als Entdecker der ersten neuen Waffe im Antikrebsarsenal seit zwei Forschergenerationen rückte Farber in den Brennpunkt der amerikanischen Öffentlichkeit und bekam so Gelegenheit, durch Auftritte in landesweit verbreiteten Radiosendungen oder bei Galadiners mit den Baseballprofis von den Boston Red Sox seinen neuen Status als Prominenter für das Einsammeln von Spendengeldern zu nutzen.

Von diesen ersten Erfolgen angestachelt, entwickelte Farber ungezügelt weitere Ambitionen. Er glaubte nun an die Möglichkeit, alle Krebsarten, Lungen- wie Brustkrebs, Magen- wie Hautkrebs, mit den Mitteln der Chemotherapie heilen zu können. Um die dazu notwendige Palette an Wirkstoffen finden zu können, bedurfte es nach seiner Überzeugung nur ausreichender Finanzmittel und eines systematischen Forschungsprogramms. Die einzige Institution, die über genügend Macht und Geld verfügte, um diese Aufgabe bewältigen zu können, war der Staat. Es gab auf Bundesebene bereits einschlägige Einrichtungen, die National Institutes of Health, die bislang ein buntes Sammelsurium von Forschungsvorhaben förderten – einige, die sich um grundlegende Erkenntnisse über die Funktionsweise der Zelle bemühten, andere, die nach neuen Therapien suchten. Farber forderte jetzt aber einen koordinierten Kraftakt für die schleunige Entwicklung neuer chemotherapeutischer Medikamente. «Ich halte es in der Tat für bedauerlich, dass chemische Substanzen, die möglicherweise von großem Nutzen für Patienten wären, die heute an Krebs leiden, nicht verabreicht werden können, weil wir nicht über genügend Teams und Einrichtungen dafür verfügen», erklärte Farber Anfang der 1950er Jahre. Nach seiner Meinung musste die Möglichkeit geschaffen werden, Jahr für Jahr Tausende Substanzen auf ihre Wirksamkeit zu testen, und da er schnell gelernt hatte, politische Fäden zu ziehen, fand er Verbündete, die seinen Kreuzzug unterstützten.

Dr. Cornelius Rhoads war der erste Forschungsdirektor am neuen Sloan-Kettering Institute. Im Krieg hatte Rhoads für die US-Regierung als Leiter der Abteilung für chemische Kriegsführung gearbeitet; diese hatte als ungewolltes Nebenprodukt ihrer Tätigkeit einige der ersten Hinweise auf potenziell nutzbare chemotherapeutische Wirkmechanismen zutage gefördert. Am 2. Dezember 1943 hatte die deutsche Luftwaffe einen Bombenangriff auf 17 im Hafen von Bari in Süditalien liegende alliierte Schiffe geflogen. Eines der Schiffe, die *John Harvey*, die Tonnen von Senfgas geladen hatte, bekam einen direkten Bombentreffer ab. So große Mengen des Gases traten aus, dass das Wasser des Hafenbeckens messbar sauer wurde. Die Ladung war indes so geheim – war das Gas doch im Krieg noch kein einziges Mal eingesetzt worden –, dass keiner der Ärzte und Sanitäter, die die Überlebenden des Luftangriffs versorgten, wusste oder erkannte, dass viele der Verletzten an den Auswirkungen einer Gasvergiftung litten. Oft noch in ihre gasverseuchten Kleider gehüllt, kamen sie in den vollen «Genuss» der giftigen Substanz, statt sich etwa durch gründliches Duschen von ihr zu befreien. Bis zum nächsten Morgen starben 69 Seeleute an den Wirkungen des Gases, weitere 600 zeigten schwere Vergiftungssymptome. Bei den Autopsien stellte sich heraus, dass das Gas ihre Lymphknoten und ihre Milz atrophiert hatte – ein erschreckender Befund, aber auch bemerkenswert insofern, als er deutlich machte, dass chemische Wirkstoffe selektiv bestimmte Organe oder Systeme des Körpers angreifen und andere links liegen lassen können. Wichtiger noch: Die vom Senfgas lahmgelegten Organe waren genau die, die von der Leukämie am stärksten betroffen waren.

Zu derselben Zeit, als Farber seine ersten Erfolge mit Aminoptermin erzielte, holte Rhoads viele Veteranen der Abteilung für chemische Kriegsführung zu sich und quartierte sie, zusammen mit Gerätschaften aus dem Fundus der Abteilung, im 13. Stock des Sloan-Kettering Institute ein. Rhoads war bekannt dafür, dass er, wenn er hektisch durch die Korridore des Instituts eilte, in periodischen Zeitabständen das Wort «chicks» rief – sein Kürzel für «Sekretärinnen». Er vertrat ebenso leidenschaftlich wie Farber die Überzeugung, der Staat müsse eine systematische Suche nach chemotherapeutischen Medikamenten finanzieren, ähnlich wie er in Kriegszeiten eine große Zahl von Forschern zusammengezogen hatte, um die Erprobung und Produktion von Penicillin und Medikamenten gegen Malaria zu beschleunigen. Zusammen mit Farber antichambrierte Rhoads bei den Chefs der Nationalen Gesundheitsinstitute der USA und bei ihren politischen Herren und Meistern in Washington, und beide bekamen Gelegenheit, ihr Anliegen vor etlichen Senats- und Kongressausschüssen vorzutragen.

Zum dritten Mitglied in diesem kämpferischen Triumvirat wurde Mary Lasker, eine wohlhabende Witwe, die in einer sechsstöckigen Stadtvilla auf der Upper East Side New Yorks wohnte, einem Haus voller Bilder von Matisse, Picasso und Monet, die sie persönlich gesammelt hatte. Inzwischen verwendete Frau Lasker einen großen Teil ihrer Zeit und ihres Geldes darauf, Kampagnen für öffentliche Gesundheitsinitiativen und für eine verstärkte medizinische Forschung zu unterstützen. Ihr Interesse an Krebs rührte nach ihrer Aussage daher, dass sie als junges Mädchen die Waschfrau ihrer Mutter nach einer beidseitigen Mastektomie gesehen hatte. Die Tatsache, dass Frau Laskers Mann Albert 1952 an Darmkrebs gestorben war, verlieh ihrem Eintreten für die Krebsforschung einen ausgeprägt persönlichen Impetus. Albert Lasker hatte sein Vermögen in der Werbebranche verdient. Er hatte sich den Slogan «Reach for a Lucky Instead» einfallen lassen, mit dem Lucky Strike in den 1920er Jahren zur meistverkauften Zigarette geworden war. Farber und Frau Lasker empfanden dieselbe Frustration über den schleppenden Fortgang der Krebsforschung, und ihr Denken war so synchron, dass Farber oft im Scherz erklärte, zwischen ihm und Mary Lasker bestehe eine «mentale Telepathie».

Frau Lasker unterstützte die von Rhoads und Farber geführte Kampagne, indem sie einige ihrer ersten Forschungsvorhaben finanzierte; allerdings brachten die von ihr zur Verfügung gestellten 100 000 Dollar das von den beiden anvisierte systematische Testprogramm nicht allzu weit voran. Gleichzeitig verfügte Frau Lasker jedoch über zahlreiche nützliche Verbindungen, die es ihr ermöglichten, persönlich den US-Präsidenten und diverse Parlamentarier zu bearbeiten. Sie erinnerte sich an John F. Kennedy als «diesen sehr, sehr dünnen und sehr gut aussehenden Kongressabgeordneten. Er sah unglaublich jung aus. Seine Arme waren zu lang für sein Jackett.»

Eine andere Taktik, die sie anwandte, um wichtige Menschen zu beeinflussen, war, dass sie hochrangigen Politikern den von der Albert Lasker Foundation gestifteten Ehrenpreis für Verdienste ums Gemeinwohl verlieh.

Als Farber 1953 Gelegenheit bekam, seine Pläne dem Bewilligungsausschuss des Senats vorzutragen, tat er dies in Form einer Diaschau. Eines der Bilder zeigte einen in Behandlung befindlichen Knaben, der in die Kamera lächelte. «Dieser kleine Bursche ... hat seine Lebenszeit jetzt schon um 45 Monate überzogen, seit Beginn seiner Behandlung», sagte Farber, «und er ist nach wie vor in ausgezeichneter Verfassung. Er ist der Schrittmacher, und diejenigen, die draußen klinisch arbeiten, glauben, dass, wenn man so etwas bei *einem* Patienten schaffen kann, es auch bei anderen gelingen sollte.»

Ihre Bemühungen zahlten sich aus; nachdem der neu gewählte Präsident Eisenhower sein Amt angetreten hatte, ernannte er Farber, Rhoads und Lasker zu Mitgliedern des National Advisory Cancer Council. Jetzt, da sie in Washington mit am Tisch saßen, brachten sie den Kongress dazu, für 1953 drei Millionen Dollar zu bewilligen, mit denen unter Aufsicht des National Cancer Institute der National Cancer Chemotherapy Service aufgebaut werden sollte. Diese Behörde, deren Tätigkeit von mehreren Ausschüssen überwacht wurde, in denen Lasker, Farber und Rhoads Sitz und Stimme hatten, beauftragte diverse Forschungseinrichtungen in den USA mit der Erprobung von insgesamt mehr als 100 000 Chemikalien. Gemäß dem inoffiziellen Slogan «Soviel testen wie möglich» sollten alle erdenklichen Substanzen durchprobiert werden, in der Hoffnung, einige davon könnten sich als brauchbare Antikrebsmittel erweisen. Der Katalog potenzieller Krebsmedikamente wurde auf jede erdenkliche Weise zusammengetragen: Manche Wirkstoffe wurden im Labor synthetisch hergestellt, andere aus geheimen Forschungsprojekten der Streitkräfte entlehnt, wieder andere aus Pilz- und Hefekulturen gewonnen, aus Pflanzen wie dem Immergrün oder aus Tieren wie etwa Seeigeln extrahiert. Jeder Wirkstoff wurde zunächst an Mäusen auf seine Giftigkeit getestet, sodann daraufhin, ob er irgendeine Wirkung auf Tumore hatte. «So, wie ich es sehe, können wir uns auf jeden Fall auf so etwas wie ein Penicillin gegen Krebs freuen», erklärte Dr. Rhoads der *New York Times*. «Ich hoffe, [wir finden es] innerhalb der nächsten zehn Jahre.»

Der Glaube daran, dass chemotherapeutische Mittel eines Tages alle Krebserkrankungen heilen könnten, erfuhr 1956 Auftrieb, als zwei Forscher, Roy Hertz und Min Chiu Li vom National Cancer Institute, eine Patientin von einem Chorionkarzinom (Zottenkrebs) befreiten, einem sehr bösartigen Krebstumor, der sich in der Plazenta schwangerer Frauen bilden kann. Der Wirkstoff, mit dem ihnen dies gelang, hieß Methotrexat. Es war das erste Mal, dass ein handfester Tumor einer chemotherapeutischen Waffe erlag. Viele sahen darin ein Omen dafür, dass auch viele andere Tumorarten mit chemischen Wirkstoffen bekämpft werden konnten.

1957 hatte das Testen chemotherapeutischer Mittel einen solchen Umfang angenommen, dass pro Jahr 100 000 Versuchsmäuse dafür gezüchtet werden mussten. Es gelang Lasker, Rhoads und Farber in diesem Jahr, das dem National Cancer Chemotherapy Service zur Verfügung gestellte Jahresbudget auf 14,9 Millionen Dollar zu erhöhen. Zwei Jahre später wurde es noch einmal auf 31,4 Millionen verdoppelt.

Fünf Jahre nach Gründung des Chemotherapy Service konnten seine Initiatoren erst wenige Erfolge vorweisen, und viele Forscher traten dafür ein, die enormen Ressourcen, die dem Projekt zur Verfügung gestellt wurden, anders zu verteilen. Ein prominenter Kritiker, Alfred Gellhorn, trug dieses Anliegen dem National Advisory Cancer Council vor, dem Lasker und Farber angehörten. «Das massenhafte und mechanische Screening-Verfahren, wie es derzeit angewendet wird», erklärte er, «hat weniger Chancen, zu Ergebnissen zu führen, als die Forschungsarbeiten eines einzelnen Wissenschaftlers, der Interesse und Scharfblick mitbringt.» Andere Wissenschaftler wiesen darauf hin, dass viele der rund 30 Wirkstoffe, die laut Darstellung des National Cancer Chemotherapy Service im Rahmen seines Programms entdeckt worden waren, in Wirklichkeit von pharmazeutischen Unternehmen und Forschungseinrichtungen außerhalb des Förderprogramms entwickelt worden waren. Der Misserfolg weise darauf hin, sagten die Kritiker, dass man wissenschaftliche Forschung nicht wie irgendein technisches Großprojekt planen und durchführen könne; das beharrliche Verfolgen einer Idee und die Fähigkeit, analytisch zu denken, würden, wenn noch ein Quäntchen Glück dazukomme, mit größerer Wahrscheinlichkeit zu brauchbaren Resultaten führen. Farber hielt jedoch an seiner Überzeugung fest, dass nach wie vor nicht genügend Wirkstoffe schnell genug getestet würden, um das Leben von mehr Patienten zu retten. Dieses Argument überzeugte die Gremien, die jährliche Mittelzuweisung ein weiteres Mal zu erhöhen, dieses Mal auf 42 Millionen Dollar – das war ein Drittel der gesamten Summe, die der Bund für die Krebsforschung ausgab.

Spätestens 1960 war die Hoffnung, mit Chemotherapien ließen sich früher oder später alle Krebsarten heilen, im Schwinden begriffen.

In diesem Jahr schrieb Mary Lasker anlässlich des Todes von Cornelius Rhoads: «Sein brennendes Streben danach, *das* Heilmittel gegen Krebs zu finden, war nicht von Erfolg gekrönt. So gesehen, mag es scheinen, als sei sein Kreuzzug fehlgeschlagen.»

✦

Im Dezember 2002, 35 Wochen nach Vaters Krebsdiagnose, wartete ich auf einem der Londoner Bahnhöfe auf meine Eltern, um sie zu einem Weihnachtsessen nach Brighton an der Südküste zu chauffieren. Als Erste sah ich Mama durch die Fahrkartenschleuse herauskommen, beladen mit Koffern und Taschen. Hinter ihr kämpfte sich Vater, auf einen Gehstock gestützt, durch die Menge; aus seinen raumgewinnenden Schritten, die ich von ihm kannte, war ein kraftloses Schlurfen unter Nachziehen eines Beines geworden. Plötzlich war er ein alter Mann. In leicht defätistischem Ton erklärte er mir, er werde jetzt von geriatrischen Ärzten behandelt, habe aufgehört, ein Kandidat für die tollen neuen Husarenstücke der Neurochirurgie zu sein. Während des gesamten Weihnachtsessens wirkte Vater müde; er trank wenig. Seine Stimme erfüllte nicht mehr den Raum. Seine Enkel Danny und Jessica rannten zwar im Kreis um ihn herum, doch er brachte nicht den Elan auf, sie zu schnappen und hochzuheben. Mama flüsterte mir zu, er habe die ganze vorhergehende Woche so große Schmerzen gehabt, dass es ihm schwergefallen sei, morgens aus dem Bett zu kommen.

Vater und ich diskutierten, wie wir es seit jeher getan hatten, aber er hatte seinen sprühenden Widerspruchsgeist eingebüßt. Sein Gehirn arbeitete schleppend. Die Tatsachen und Einzelheiten, die er früher problemlos aus dem chaotischen Ablagesystem seines Gehirns hervorgeholt hatte, standen ihm nicht mehr zur Verfügung. Ich erzählte ihm von Sidney Farber und Mary Lasker und den Enttäuschungen der 1950er Jahre. Als er sagte, er verstehe gut, was jemand empfinde, der sich mit Haut und Haar einem Vorhaben verschreibe und damit Schiffbruch erleide, wusste ich instinktiv, dass er von seinem Kampf gegen die Krankheit sprach.

Als ich meine Eltern am nächsten Tag in meine Wohnung mitnahm, brachte Vater kaum die Energie auf, die Treppe hochzusteigen. Eine lange Viertelstunde musste ich zusehen, wie er sich nach oben kämpfte, auf jeder Stufe unter Keuchen und Pfeifen nach Atem ringend.

✦

Wenn ein chemotherapeutischer Wirkstoff – chemisch betrachtet, ein Toxin – in den menschlichen Körper gelangt, sei es als Tablette, als Kapsel oder durch eine Injektion, zerstreut er sich. Patienten vergleichen ihre Empfindungen mit einem Feuer, das sich durch ihr Fleisch frisst. Moleküle des Wirkstoffs erreichen Zellen im gesamten Organismus, von den Zehen bis zur Zunge, und sie gelangen natürlich auch dorthin, wo sich der Tumor befindet. Erreicht der Wirkstoff die Zellen des Magens, löst er dort Signale aus, die das Gehirn veranlassen, den Vorgang des Erbrechens einzuleiten. Manche modernen chemotherapeutischen Medikamente dämpfen diesen Effekt, indem sie die entsprechenden Signale stören.

Nicht jedes Molekül eines chemotherapeutischen Wirkstoffs erzielt eine Wirkung. Ihr Potenzial kann von anderen Substanzen, die entweder von Haus aus in manchen Zellen vorhanden sind oder durch den Körper zirkulieren, neutralisiert werden. Manche Zellen sind in der Lage, Schäden, die Moleküle der toxischen Substanz angerichtet haben, zu reparieren.

In anderen Zellen richten die chemotherapeutischen Moleküle hingegen irreparable Schäden an der Zellstruktur oder an den genetischen Vermehrungsmechanismen an; wenn dies geschieht, leitet die Zelle den Prozess der Selbstzerstörung ein – mit einem Makel versehen, begeht sie gleichsam Selbstmord. Die Chemotherapie ist ein mächtiges Werkzeug, weil sie eine disproportional große Wirkung auf Zellen ausübt, die sich schnell vermehren, was bei Tumorzellen der Fall ist. Dazu kommt, dass Tumorzellen oft unfähig sind, erlittene Schädigungen zu reparieren, weil viele von ihnen schon anderweitig vorgeschädigt sind.

Es gibt im menschlichen Körper noch andere Zellen, die sich ebenfalls überdurchschnittlich schnell vermehren, etwa die Zellen unserer Haare oder die unserer Magenwände; aus diesem Grund können Chemotherapien zu Haarausfall oder zur Entwicklung von Symptomen ähnlich wie bei Magengeschwüren führen.

Diese Mechanismen waren in den 1960er Jahren zwar noch weitgehend unbekannt, aber die Ärzte registrierten, dass ihre Leukämiepatienten auf Chemotherapien mit einer Verbesserung ihres Zustandes reagierten. Unglücklicherweise kehrte die Krankheit in den meisten Fällen nach wenigen Monaten oder Jahren zurück. Aus Versuchen mit Mäusen lernten die Forscher, dass dies daran lag, dass die Wirkstoffe zwar eine große Zahl Krebszellen abtöteten, aber immer auch einige ungeschoren ließen. Es waren die weniger widerstandsfähigen Krebszellen, die abstarben; die am Leben gebliebenen waren die kräftigeren, und sie brachten bessere Voraussetzungen mit, um dem Angriff chemischer Wirkstoffe standzuhalten. Diese vitaleren Zellen und ihre Nachkommen waren nach Ende der Behandlung besser als ihre Vorgänger in der Lage, sich zu vermehren und zunehmend mehr körpereigene Ressourcen in Beschlag zu nehmen. In dem Maß, wie sie das taten, kehrte die Krankheit zurück. Ähnlich wie Darwin es in seiner Evolutionstheorie für die Arten und ihren Kampf ums Überleben beschrieben hat, fallen die weniger «fitten» Zellen den bei der Chemotherapie verabreichten Giftstoffen zum Opfer; damit wird jedoch der Boden bereitet für den Aufstieg einer sehr viel bösartigeren Krebszellenart.

Eine Lösung bestand darin, zwei unterschiedliche Wirkstoffe zu benutzen. Wenn die beiden sich in ihrer Wirkung auch nur leicht unterschieden, würde das die Wahrscheinlichkeit, dass resistente Zellen überlebten und sich wieder vermehrten, vermindern, ähnlich wie es für eine Tierpopulation schwierig wäre, gleichzeitig mit einem schrumpfenden Nahrungsangebot *und* einer sich abkühlenden Umgebung fertig zu werden. Allein, auch bei Anwendung dieser sogenannten Kombinationstherapien blieb die Rückfallquote bei leukämiekranken Kindern hoch – allenfalls erfolgte der Rückfall einige Monate später als bei Verabreichung nur eines Medikaments.

Howard Earle Skipper arbeitete 1964 am Southern Research Institute in Birmingham (Alabama). Er hatte im Krieg ebenfalls der Abteilung für chemische Kriegsführung angehört, aber sich entschieden, nicht in die Dienste von Cornelius Rhoads in New York zu treten. Stattdessen hatte er ein selbstständiges Institut aufgebaut, das sich teilweise aus Mitteln des National Cancer Chemotherapy Service und teilweise aus Zuschüssen von Alfred Sloan und Charles Kettering finanzierte. Untersuchungen an Mäusen brachten ihm die Erleuchtung, weshalb eine Heilung der Leukämie bei Kindern nicht gelungen war: Die behandelnden Ärzte hatten nicht verstanden, dass sie ausnahmslos alle Krebszellen im kindlichen Körper hätten abtöten müssen. Das Problem war, dass die Patienten die chemotherapeutischen Wirkstoffe in verhältnismäßig geringer Dosis verabreicht bekamen und dass jede Dosis nur einen Teil der Krebszellen abtötete. Man stelle sich einen Garten vor, der vollkommen überwuchert ist von einer bestimmten Distelart. Ein Herbizid, in einem einzigen Sprühdurchgang aufgebracht, könnte 90 Prozent der Distelpopulation abtöten. Bei jedem nachfolgenden Sprühdurchgang würden von dem jeweils verbleibenden Rest wieder 90 Prozent eliminiert. Wenn am Ende auch nur eine einzige dieser Disteln überlebt, besteht die Gefahr, dass ihre Nachkommen sich erneut über den ganzen Garten verbreiten. Die Forschungen Skippers führten zur Entwicklung einer Behandlungsmethode oder Therapievorschrift von vorher nicht gekannter Radikalität.

«Wir begannen uns zu fragen, ob wir nicht die Leukämie *heilen* könnten, anstatt mit unserer Behandlung lediglich eine zeitweilige Besserung zu erreichen», sagt Donald Pinkel rückblickend, ein Mediziner aus der Schule Sidney Farbers und in den frühen 1960er Jahren Chefarzt der kinderonkologischen Abteilung am St. Jude Hospital in Tennessee. Vertraut mit den Forschungsarbeiten Skippers und der Forderung, die Krebszellen «bis zur letzten karzinösen Zelle» zu vernichten, erkannte Dinkel die Notwendigkeit, hohe Dosen chemotherapeutischer Werkstoffe über einen langen Zeitraum zu verabreichen, dazu gleichzeitig Kombinationspräparate, die bewirken würden, dass keine einzige Krebszelle eine Resistenz gegen die chemotherapeutischen Wirkstoffe entwickeln würde. Doch selbst als er Patienten nach diesen Grundsätzen therapierte, musste er feststellen, dass es zu Rückfällen kam, verursacht von Leukämiezellen, die sich an unzugänglichen Stellen des Gehirns und des Rückenmarks «versteckt» hielten, wohin die Wirkstoffe, die vom Blut transportiert wurden, nie gelangen konnten. Um diese widerspenstigen Zellen auch noch zur Strecke zu bringen, ging Dinkel dazu über, chemotherapeutische Wirkstoffe direkt in die Wirbelsäule zu injizieren und den im Gehirn verschanzten Krebszellen mit Bestrahlung zu Leibe zu rücken: «Totale Therapie».

James Eversull war erst eineinhalb Jahre alt, als bei ihm 1964 Leukämie diagnostiziert wurde. Seine Eltern und seine Großmutter brachten ihn ins St. Jude Hospital, das für sie nächstgelegene Krebszentrum. Die Behandlung des Kleinen begann damit, dass er sechs Wochen lang einen Cocktail verschiedener chemotherapeutischer Wirkstoffe in hoher Dosis injiziert bekam. «Wir mussten aus einem Patienten, der allem Anschein nach todkrank war, einen machen, dessen Zustand schlimmstenfalls einer Leukämie im frühen Stadium entsprach», erklärte Pinkel. Als James sich etwas erholt hatte und eine gewisse Zahl gesunder weißer Blutkörperchen aufwies, erhielt er eine Woche lang tägliche Gaben dreier weiterer Medikamente. Darauf folgte eine zweiwöchige direkte Strahlenbehandlung des Gehirns, an die sich eine weitere chemotherapeutische Maßnahme anschloss, bei der der Wirkstoff direkt ins Rückenmark gespritzt wurde. Auch andere Kinder wurden diesem Therapieprotokoll gemäß behandelt. «Ich kann mich noch gut an diese anderen Kinder erinnern», erzählt Pinkel. «Brüllende, wimmernde kleine Wesen, die Spritzen bekamen.» Solche aggressiven therapeutischen Rosskuren waren so kleinen, unfertigen menschlichen Körpern noch nie zugemutet worden. Übelkeit, Erbrechen und Geschwüre im Mundraum waren die Nebenwirkungen. Ein ganzes Jahr lang blieb der kleine James in chemotherapeutischer Behandlung. «Die Chemotherapie auszusetzen hätte für die Kinder den Tod bedeuten können», erinnert sich Pinkel.

Doch am 17. November 1966 war es so weit: James Eversull war das erste Kind, dessen Chemotherapie Pinkel für abgeschlossen erklärte. James erkrankte nie wieder an Leukämie. Die Strategie Pinkels, jede einzelne der nach Millionen zählenden Leukämiezellen – im Blut des Patienten, in seinem Knochenmark, seinem Gehirn und seinem Rückenmark – abzutöten, hatte geklappt. 22 Jahre später führte James Eversull Berichten zufolge ein normales Leben.

In den Jahren und Jahrzehnten nach diesen ersten Behandlungen modifizierten und verbesserten Pinkel und andere die Therapieprotokolle so weit, dass heute rund 80 Prozent aller leukämiekranken Kinder mindestens fünf Jahre symptomfrei bleiben, viele wesentlich länger.

✦

Als ich aus dem Weihnachtsurlaub zurückkam, ging es Vater viel besser. Er zeigte sich wieder von seiner aktiven Seite, druckte Karten für die Wynkyn de Worde Society, eine organisierte Tafelrunde für Drucker, Verleger und Buchgestalter. Zwei Monate zuvor hatte er mit dem Setzen der Schrift für dieses Projekt begonnen und die Erfahrung als «transzendent» beschrieben; jetzt brannte er darauf, es fertigzustellen. Er bat mich, den schweren Setzrahmen zu einer seiner viktorianischen Druckerpressen hinüberzutragen und einzusetzen, da er selbst nicht mehr genug Kraft dafür hatte. Danach stand er stundenlang vor der ratternden Maschine, die Farbsättigung regulierend und das Papier Blatt für Blatt einfädelnd. Aus der Übung gekommen, stellte er zu seiner Frustration fest, dass er das Maß an Schönheit und Perfektion, das früher sein Markenzeichen gewesen war, nicht mehr erreichte. Seine großen Hände, die er früher mit der Grazie eines Kunsthandwerkers eingesetzt hatte, schienen jetzt nur noch die grobmotorischen Werkzeuge eines Amateurs zu sein. Ich stand in der Tür seiner Druckwerkstatt und beobachtete ihn, wie er in seiner farbbeschmierten Schürze werkelte. Ich freute mich, ihn erstmals nach seiner Diagnose wieder seiner Leidenschaft frönen zu sehen.

1969 **Krieg gegen den Krebs**

Richard Nixons Kampfansage

Am 15. Juli 1969 bestieg Mary Lasker eine Maschine der American Airlines, um von New York nach Washington zu fliegen. Sie, die sich oft darüber mokierte, dass ihr Land mehr für Kaugummi ausgab als für Krebsforschung, war fest entschlossen, gegen die Ankündigung des seit einem knappen halben Jahr amtierenden Präsidenten, er werde die Gesundheitsausgaben senken, Sturm zu laufen. Wenn Nixon damit ernst machte, würde das die Fortschritte zunichte machen, die Frau Lasker und andere in den voraufgegangenen zwanzig Jahren mühsam erkämpft hatten, etwa die Erhöhung des Jahresbudgets für das National Cancer Institute von etwas über einer halben Million auf 181 Millionen Dollar. Hätte sich ein kleinerer politischer Strippenzieher vielleicht damit zufriedengegeben, die bestehenden Zuweisungen gegen jede Kürzung, und sei es auch nur um einen Dollar, zu verteidigen, so war Frau Lasker entschlossen, einen Präventivschlag zu führen: Sie forderte nicht nur eine beispiellose weitere Erhöhung der Finanzmittel für die Krebsforschung, sondern auch eine rigorose staatliche Lenkung der wissenschaftlichen Forschung als Ganzer.

Es war der Tag vor dem geplanten Start der Apollo-11-Mission. Die Zeitungen waren voll von Geschichten darüber, wie Präsident John F. Kennedy vor gerade erst acht Jahren dem Land die Aufgabe gestellt hatte, einen Menschen auf dem Mond landen zu lassen. Die NASA war drauf und dran, eines der ehrgeizigsten technischen Meisterstücke aller Zeiten zu vollbringen.

Frau Lasker hatte einen Schriftsatz bei sich, der die Forderung enthielt, dass «dieselben menschlichen Ressourcen für eine zielgerichtete Organisation, wie sie für die Planung und Finanzierung unseres Weltraumprogramms eingesetzt worden sind, auch dem Krebs zugewandt werden müssen». Ihrer Überzeugung nach musste man nur Disziplin, Tatkraft und Planung in den wichtigsten Bereichen des Wissenschaftsbetriebes zusammenbringen, dann könnten Heilmittel gegen den Krebs schnell zustande gebracht werden – so wie die NASA ihre Erfolge der Formulierung eines durchdachten Planes mit klar formulierten Zielen und einer verbindlich definierten Schrittfolge verdankte.

Was Frau Lasker vorschwebte, war eine radikale Abkehr von der Art und Weise, wie naturwissenschaftliche Forschung bis dato praktiziert worden war. Für den mäandernden, chaotischen Prozess des Suchens, Testens und Entdeckens zeigte sie nur noch wenig Geduld. Sie beklagte sich häufig darüber, dass die institutionalisierte Wissenschaft einseitig auf Grundlagenforschung fixiert war – etwa auf die Ergründung der Struktur und Arbeitsweise von Zellen, Genen oder Viren –, anstatt in systematischer chemischer Arbeit Medikamente oder Impfstoffe zu erproben. In ihrem Unmut bezeichnete sie die Leiter der staatlichen Gesundheitsinstitute als «Perverse», die Angst davor hätten, «die medizinische Wissenschaft zum Patienten zu bringen».

Frau Lasker drang kurz vor 3 Uhr nachmittags zum Büro des Senators Ralph Yarborough vor, des Vorsitzenden des Senatsausschusses für Arbeit und öffentliche Wohlfahrt. In ihrer Diskussion mit ihm erwähnte sie ein Buch mit dem Titel *Cure for Cancer*, dessen Autor, ein Arzt aus Denver namens Solomon Garb, forderte, die Suche nach Heilmitteln gegen Krebs zu einem «nationalen Anliegen» zu machen und mit 650 Millionen Dollar jährlich zu finanzieren. Ziel müsse es sein, die Krankheit «mit dem geringstmöglichen Zeitverlust» zu besiegen. Die in jahrzehntelanger Forschung gewonnenen theoretischen Kenntnisse über die menschlichen Zellen könnten jetzt, so argumentierte Garb (und Frau Lasker mit ihm), als Startrampe für eine krebsmedizinische «Mondlandung» benutzt werden.

Als die Besprechung sich dem Ende näherte, kam Frau Lasker zum springenden Punkt: Würde Senator Yarborough sich bereitfinden, eine Kommission aus unabhängigen Experten ins Leben zu rufen, als Vehikel für die Herbeiführung eines breiten politischen Konsenses für ein groß angelegtes, koordiniertes Programm mit dem Ziel, den Krebs zu heilen? Um ihrem Anliegen Nachdruck zu verleihen, hatte Frau Lasker zu der Besprechung eine angesehene Forscherin aus dem Memorial Sloan-Kettering Hospital namens Mathilde Krim mitgebracht, die mit einem erfahrenen politischen Lobbyisten und Spendensammler verheiratet war, Arthur Krim, der früher die Finanzgeschäfte des Democratic National Committee geführt hatte, der Bundeszentrale der Demokratischen Partei. Um sich den Senator gewogener zu machen, versprachen ihm beide Frauen eine Spende von jeweils 5000 Dollar für seinen bevorstehenden Wahlkampf, denn er würde seinen Senatssitz vermutlich gegen einen texanischen Kongressabgeordneten namens George Bush verteidigen müssen, der zwar nicht sehr bekannt war, aber über eine prall gefüllte Wahlkampfkasse verfügte. Senator Yarborough machte auf Frau Lasker einen «sehr, sehr unorganisierten und gehetzten» Eindruck, doch er versprach, ihren Plan zu unterstützen.

Fünf Tage nach Frau Laskers Treffen mit Yarborough setzte Neil Armstrong als erster Mensch seinen Fuß auf den Mond. Für Frau Lasker war dies der Beweis dafür, dass ein koordiniertes, solide finanziertes und unter strenger Aufsicht durchgeführtes staatliches Projekt unerreichbar scheinende Dinge möglich machen konnte. Und jetzt wollte sie durchsetzen, dass eine ähnliche Anstrengung zur Bezwingung der Krebskrankheit unternommen würde.

Mit ihren 69 Jahren noch immer voller Leidenschaft und Tatkraft, propagierte Frau Lasker ihr Anliegen in den Korridoren der Macht mit ebenso großer Überzeugungskraft wie in den Salons der High Society und in den heiligen Hallen der Medizin. «Es hat so großen Spaß gemacht, Sie in Aktion zu sehen. Sie sind einmalig!», versicherte ihr die Kolumnistin Anne Landers, die einen ihrer Auftritte miterlebt hatte. «Ich habe noch nie eine solche Kombination aus harten und weichen Verkaufstaktiken – in charmanter Verflechtung – wie auch aus Schalk und tödlicher Ernsthaftigkeit erlebt.» Frau Lasker war mit dem Expräsidenten Lyndon B. Johnson befreundet und hatte sich auch ihre engen Bindungen zum Kennedy-Clan bewahrt. Sie leitete eine eigene kleine Stiftung, die jährlich einen medizinischen Forschungspreis vergab, den sie zum Gedenken an ihren verstorbenen Mann Albert gestiftet hatte. In Wissenschaftlerkreisen genoss dieser Preis fast ebenso großes Ansehen wie der Nobelpreis. Frau Laskers Büro diente auch als Clearingstelle für Informationen über Fortschritte bei der Krebsbehandlung und sorgte dafür, dass sie mit innovativen und originellen Wissenschaftlern im ganzen Land in Verbindung blieb.

Zu Mary Laskers alljährlicher Weihnachtsparty, die sie in ihrem sechsstöckigen New Yorker Stadthaus veranstaltete, kamen so unterschiedliche Gäste wie Edward Kennedy, Truman Capote und die Schauspieler Lauren Bacall und Danny Kaye. Beobachtet von Klatschkolumnisten, die sich über ihre neueste Garderobe von Dior, Chanel oder Givenchy (aus leuchtend rosarotem Brokat oder wasserblauem Chiffon) den Mund zerrissen, tanzte sie die Nacht durch zur Musik eines kleinen Orchesters, vergaß darüber aber nicht, «den Raum zu bearbeiten» d. h., persönliche Kontakte zu allen Anwesenden zu knüpfen oder aufzufrischen und so ihre Beziehungen zu pflegen, die ihre Kritiker etwas herabsehend als «Mary's Lämmchen» bezeichneten.

Als Mary Lasker zwei Monate nach ihrer Unterredung mit Senator Yarborough von einer Ferienreise zurückkehrte, begann sie mit Hingabe und Entschlossenheit, das politische Washington auf den von ihr angestrebten Konsens einzuschwören. Um ihre Botschaft bis ins Weiße Haus zu tragen, bediente sie sich hochgestellter Freunde. So speiste sie zum Beispiel im Pentagon – einen Tag bevor 250 000 Menschen vor dem Gebäude gegen den Vietnamkrieg demonstrierten – mit Verteidigungsminister Melvin Laird zu Mittag, der sechs Jahre zuvor als Kongressabgeordneter den Lasker-Preis für Dienste am Gemeinwesen erhalten hatte. Anschließend trafen sie und Sidney Farber sich mit dem Pharmaunternehmer und langjährigen Anti-Krebs-Aktivisten Elmer Bobst, der dem «Küchenkabinett» des neuen Präsidenten Richard Nixon angehörte. Einige Monate später ließen sowohl Bobst als auch Laird Frau Lasker wissen, sie hätten dem Präsidenten ihre Bitte um die Einsetzung einer Krebskommission vorgetragen.

Frau Lasker gab daraufhin 22 000 Dollar für eine ganzseitige Anzeige in der *New York Times* aus; zwei Drittel des Anzeigenraums nahm der in extremen Großbuchstaben gesetzte Appell ein: «MR. NIXON: SIE KÖNNEN KREBS HEILEN!» Darunter fand sich ein von Farber geschriebener und unterschriebener Text: «Wir sind einem Sieg gegen den Krebs so nahe. Uns fehlen dazu nur noch der Wille und die Art von Geld und systematischer Planung, wie sie für das Ziel, einen Mann auf den Mond zu bringen, aufgebracht worden sind.» Eine Ecke der Anzeige war mit einem Coupon bedruckt, den die Leser ausschneiden und an den Präsidenten schicken konnten.

✦

Frau Laskers unerschütterlicher Glaube daran, dass ein Heilmittel gegen den Krebs gefunden werden könnte, beruhte hauptsächlich auf den zunehmenden Erfolgen der Chemotherapie bei der Behandlung von Leukämie bei Kindern im Gefolge der von Sidney Farber geleisteten Pionierarbeit. Sie setzte außerdem viel Hoffnung in eine Idee, die neuerdings großen Anklang fand (wenn auch nur in einem kleinen Teil der Forschergemeinschaft, der sich allerdings Gehör zu verschaffen verstand): dass es möglich sein könnte, einen Impfstoff zu entwickeln, der einer Reihe von Krebserkrankungen vorbeugen konnte. Die Erwartungen waren hoch, zumal die vor zehn Jahren entwickelte Polioimpfung praktisch zu einem Verschwinden der Kinderlähmung in der wohlhabenden Welt geführt hatte. Optimisten prophezeiten jetzt, dass die Möglichkeit bestünde, innerhalb weniger Jahre einen ähnlich wirksamen Impfstoff gegen Leukämie zu entwickeln, freilich nur dann, wenn die Annahme, dass die Leukämie von einem Virus ausgelöst wurde, sich als richtig herausstellte.

Man wusste zu diesem Zeitpunkt, ausgangs der 1960er Jahre, eine ganze Menge über die Viren, die für Kinderlähmung, Grippe oder Masern verantwortlich waren. Viren waren zu klein, um mit optischen Mikroskopen aufgespürt werden zu können, aber als 1965 die ersten erschwinglichen Elektronenmikroskope auf den Markt kamen, versetzten sie Forscher in die Lage, sie als winzige Gebilde, die Zellwände durchdrangen, zu erkennen und zu beobachten. Man hatte gelernt, dass Viren anders als die wesentlich größeren menschlichen Zellen, anders auch als Bakterien, die über alle notwendigen Bausteine für die Fortpflanzung ihrer Lebensform verfügen, leblose Parasiten sind, die erst nach dem Eindringen in eine Wirtszelle aktiv werden; sie streifen dort ihre «Außenhaut» ab und bringen ihre Nutzlast aus Desoxyribonukleinsäuren (international als DNA abgekürzt) ins Ziel, die dann die Energie- und Materialressourcen der Zelle in Beschlag nehmen und sie für die Produktion neuer viraler Gebilde nutzen können. Die Wirtszelle zerfällt früher oder später, und die Viruspartikel ergießen sich in die Umgebung, bereit, in weitere Zellen einzudringen. Die Verheerung, die das Poliovirus in kindlichen Nervenzellen anrichtet, führt zu irreversiblen Lähmungen. Neuerdings hatten Wissenschaftler herausgefunden, dass es sich bei den aktiven Bausteinen der Viren um genetisches Material handelt – einige wenige kurze Stränge von DNA oder deren biologischem Spiegelbild RNA (Ribonukleinsäure). «Eine schlechte Nachricht in Protein verpackt» – auf diese Kurzformel brachte ein Nobelpreisträger das Wesen der Viren.

Im Vergleich dazu wusste die Wissenschaft über menschliche «Krebsviren» wenig. Die einzige handfeste Erkenntnis in diesem Bereich war, dass ein Virus, das erstmals 1964 von Forschern im Labor des Londoner Middlesex Hospital nachgewiesen wurde, für das sehr seltene Burkitt's Lymphoma verantwortlich war, eine Lymphkrebsart, die nur in Afrika vorkam. Man hatte diverse weitere Viren entdeckt, die bei Hühnern, Mäusen und anderen Tieren Tumore, Leukämie und Lymphome verursachen konnten. Die Wirkmechanismen dieser Viren waren jedoch schwer zu ergründen, denn dazu reichte die Auflösung selbst der modernsten Elektronenmikroskope nicht aus. Die verbreitetste Annahme war die, dass ein Krebsvirus, wenn es in eine

Zelle eingedrungen war, deren DNA aufsprengte und seine eigenen schlechten Gene in die Lücke einbaute. In Vorlesungen demonstrierten Professoren diese Theorie, indem sie den vermuteten Vorgang an DNA-Modellen aus Bakelit simulierten, die sie neben sich auf dem Tisch stehen hatten: Sie trennten die Molekülkette an einer Stelle auf und setzten ein fremdes Stück Doppelhelix in die entstandene Öffnung ein. Man nahm an, dass eine Zelle auf diesen Vorgang ähnlich reagierte wie ein Roboter, der mit falschen oder in sich widersprüchlichen Arbeitsanweisungen gefüttert wird.

Um das ganze Spektrum menschlicher Krebsviren auszuloten und ihre Wirkmechanismen zu erforschen, hatte das National Cancer Institute der USA ein ehrgeiziges Projekt ins Leben gerufen, das Special Virus Cancer Program (SVCP), dessen jährliches Budget für die Vergabe von Forschungsaufträgen 1970 30 Millionen Dollar erreichte. Frau Lasker selbst hatte in der Zeit, in der sie dem beratenden Beirat des Instituts angehört hatte, eine Rolle bei der Initiierung des Projekts gespielt, dessen Herz in einem Gebäude mit der Nummer 41 auf dem Campus der National Institutes of Health in Bethesda (Maryland) schlug, das 3,5 Millionen Dollar gekostet hatte. Konzipiert, um alle erdenklichen tödlichen Pathogene, die man künftig finden würde, sicher zu verwahren, verfügte Gebäude 41 über Luftschleusen, Dekontaminierungskammern und ganze Handbücher voller Regularien, nach denen die Mitarbeiter verpflichtet waren, bestimmte Bereiche nur mit zugelassenen Schutzanzügen zu betreten und zu duschen, wenn sie sich von einer Gebäudezone in eine andere begaben. Auf Schritt und Tritt begegnete man im Gebäude 41 dem neuen grafischen Warnhinweis auf drohende Gesundheitsgefahren, bestehend aus drei ineinander verschlungenen Ringen auf orangefarbenem Untergrund. Das Gebäude wurde 1969 eingeweiht. Im selben Jahr wurde Michael Crichtons Roman *Andromeda*, dessen Schauplatz eine ganz ähnliche Einrichtung war, zum Bestseller.

Zu dem Zeitpunkt, als Mary Lasker ihre Kampagne für ein umfassendes staatliches Programm zur Heilung des Krebses lancierte, hatten die für das SVCP Verantwortlichen eine Managementstruktur aufgebaut, die weitgehend der entsprach, die Frau Lasker für den gesamten Bereich der Krebsforschung und Krebsmedizin forderte. Unter Einsatz von Flussdiagrammen, kritischen Pfadanalysen und lückenlosen Verträgen sowie von beratenden Expertengruppen und Projektingenieuren, die teilweise von der NASA kamen, hatten sie das Programm in eine organisatorische Form gebracht, die eher an die Entwicklung und Fertigung eines neuen Flugzeugträgers erinnerte als an eine Forschungsexpedition in unbekannte Bereiche der Natur.

Die Virustheorie des Krebses hatte 1969 durch eine Reihe neuer wissenschaftlicher Entdeckungen Auftrieb erhalten: Eine Patientenvergleichsstudie zeigte, dass manche Patienten aus sich heraus eine Immunreaktion gegen ein bestimmtes Krebsvirus entwickelt hatten, als habe sich ihr Körper bereits einer oder mehrerer Attacken seitens eines Krebs auslösenden Virus erwehrt. Ferner war es gelungen, aus dem Gehirn eines an Krebs erkrankten Jungen ein Viruspartikel zu isolieren. Die beiden führenden Köpfe des SVCP, George Todaro und Robert Huebner, entwickelten darüber hinaus eine neue Hypothese, der zufolge die meisten Krebsarten beim Menschen dadurch zum Ausbruch kommen, dass Viren, die im Zustand der Latenz im menschlichen Organismus schlummern, durch die Einwirkung von Strahlen oder Karzinogenen oder einfach durch Alterungsprozesse «aufgeweckt» werden. Diese Theorie war weder empirisch noch statistisch belegbar, wurde aber weithin diskutiert, suggerierte sie doch, das SVCP könne im Besitz des Schlüssels für die Heilung aller Krebsarten sein. Mary Lasker propagierte diese Theorie innerhalb ihres Netzwerks von Kontakten; so versorgte sie etwa Senator Yarborough und andere mit Kopien von Zeitungsberichten wie dem, der in der Wochenzeitschrift *Saturday Evening Post* erschienen war, mit einem Foto von Robert Huebner auf der Titelseite und der Schlagzeile «Wird dieser Mann den Krebs heilen?».

✦

Im Frühjahr 1970 war Mary Lasker noch immer mit vollem Einsatz dabei, die Berufung der von ihr vorgeschlagenen Kommission durchzusetzen. Sie begnügte sich nicht damit, Senator Yarborough zu löchern, sondern schickte Telegramme an jedes einzelne Mitglied der für Gesundheit und Forschung zuständigen Senatsausschüsse, traf sich auch persönlich mit Senatoren und Abgeordneten des Repräsentantenhauses und ließ 100 000 Autoaufkleber mit dem Slogan «Lieber Präsident, lieber Kongress, bitte heilt den Krebs» verteilen. Wenig später verabschiedete der Senat eine Resolution, in der er sich für die Einrichtung eines «nationalen Beratergremiums» aussprach, das Mittel und Wege empfehlen sollte, wie man bis 1976 – zum 200. Jahrestag der amerikanischen Unabhängigkeit – den Krebs besiegen könnte. Das Repräsentantenhaus stimmte für eine ähnlich formulierte Resolution, die einen «nationalen Kreuzzug» forderte und denselben Zieltermin nannte, den allerdings kaum ein Forscher für realistisch hielt. Verantwortlich für die überaus optimistischen Zielprojektionen war nicht zuletzt Frau Lasker; sie relativierte zwar ihre euphorischsten Voraussagen, indem sie sie an Bedingungen und Vorbehalte knüpfte, aber andererseits wusste sie um die Macht einfacher Losungen. Politiker und Parlamentarier interessierten sich, so argumentierte sie, nicht für die klein gedruckten Feinheiten wissenschaftlicher Befunde oder für ambivalente Botschaften. Sie waren kraft ihrer Rolle gezwungen, populistisch zu denken, und wollten daher nur mit greifbaren medizinischen Errungenschaften an die Öffentlichkeit gehen, deren praktischer Nutzen klar erkennbar war. Nachdem der Zieltermin einmal verkündet war, unternahm daher weder sie noch sonst irgendjemand das Geringste, um den Politikern klarzumachen, dass dieser sich unmöglich einhalten ließ.

Im weiteren Verlauf ihrer Kampagne sorgten neue Forschungsergebnisse aus dem Virenkrebs-Sonderprogramm SVCP dafür, das ihre Hoffnungen weitere Nahrung erhielten: Im Juni 1970 berichteten mehrere Forscher, sie hätten in Tumorgewebe Viruspartikel identifiziert. «Wissenschaftler haben ein Virus gefunden und fotografiert, das nach ihrer Ansicht Brustkrebs verursacht», berichtete die *Washington Post.* Der absehbare nächste Schritt sei ein Impfstoff.

Im Frühsommer 1970 bat Senator Yarborough Frau Lasker, den Vorsitz in dem nationalen Beratergremium zu übernehmen, dessen Einberufung der Kongress beschlossen hatte. Sie lehnte dies ab, weil es nach ihrer Überzeugung andere Kandidaten gab, die eine bessere Chance hatten, «ernste Aufmerksamkeit» zu erregen. Sie empfahl Benno Schmidt, einen der Gesellschafter der New Yorker Investmentfirma Pitney and Co., der im Vorstand des Memorial Sloan-Kettering Hospital saß und über gute Beziehungen zu republikanischen Parteikreisen verfügte. Sie hoffte, die Empfehlungen des Gremiums würden dadurch bei der Regierung Nixon stärkere Beachtung finden. Frau Lasker unterbreitete Senator Yarborough Empfehlungen für die Besetzung des Gremiums. Sidney Farber wurde zum stellvertretenden Vorsitzenden berufen, und auch sonst setzte sich die 24-köpfige Kommission zu großen Teilen aus Freunden und langjährigen Mitarbeitern von ihr zusammen.

In den Herbstmonaten 1970 trug Mary Lasker maßgeblich zum Zustandekommen und zur Formulierung eines «Nationalen Programms für die Bezwingung des Krebses» bei, das am 4. Dezember 1970 in einem der Ausschusssäle des neuen Senatsgebäudes in Washington verkündet wurde. Es las sich wie ein Leitfaden für eine systematisch vorbereitete und organisierte «Mondmission» im Bereich des Krebses. Bezugnehmend auf die 180 Millionen Dollar, die zu der Zeit dem National Cancer Institute jährlich zugestanden wurden, schlug der Kommissionsbericht vor, für die Ingangsetzung des Programms unverzüglich 220 Millionen Dollar zu bewilligen und danach ein jährliches Budget zur Verfügung zu stellen, das von 150 Millionen Dollar für 1972 bis 1976 auf eine Milliarde Dollar steigen sollte.

Im Mittelpunkt des Programms stand der Vorschlag, als zentrale Steuerungsinstanz eine National Cancer Authority ins Leben zu rufen; deren Direktor sollte vom Präsidenten ernannt, ihr Budget von Regierung und Kongress einvernehmlich festgelegt werden. Diesem Vorschlag lag die Idee zugrunde, mit der neuen Institution eine Schneise durch das bürokratische Unterholz um das National Cancer Institute zu schlagen, das in die Behördenstruktur der National Institutes of Health eingebunden war, und so sicherzustellen, dass möglichst viele Gelder in die eigentliche klinische Forschung fließen würden, wie es den Vorstellungen Mary Laskers und ihrer Freunde entsprach. All dies waren natürlich nur Empfehlungen. Die Gesetze, die zur praktischen Umsetzung dieser Empfehlungen führen würden, mussten innerhalb der nächsten zwölf Monate im Repräsentantenhaus und im Senat verabschiedet werden.

Zwei Wochen nach der Verkündung des Kommissionsberichts kam der Film *Love Story* in die Kinos, der mit dem Satz begann: «Was kann man sagen über ein Mädchen von fünfundzwanzig Jahren, das gestorben ist?» Der Film erzählte die Geschichte der tödlichen Krankheit dieses Mädchens, bei der es sich offenbar um Krebs handelte; er erhielt begeisterte Kritiken, füllte die Kinos und trug sicherlich dazu bei, das Publikum für die Ziele, die Frau Lasker und ihre Freunde in ihrer Kampagne verkündeten, empfänglich zu stimmen.

Während republikanische Mitglieder der Kommission die persönlichen Mitarbeiter von Präsident Nixon bearbeiteten, suchten Lasker und Schmidt Elmer Bobst auf und schlugen ihm vor, der Präsident solle die Initiative zur Krebsbekämpfung in seiner Rede zur Lage der Nation im Januar erwähnen. Im Weißen Haus kam schon langsam die Befürchtung auf, Senator Edward Kennedy, der inzwischen anstelle von Yarborough zum beredtesten Fürsprecher des Anti-Krebs-Programms geworden war, werde politisches Kapital daraus schlagen. Da Kennedy womöglich 1972 für die Demokraten als Präsidentschaftskandidat antreten würde, hatte Nixon, der eine zweite Amtszeit anstrebte, großes Interesse daran, ihm ein Schnippchen zu schlagen. Und so kam es, dass der Präsident am 22. Januar 1971 in seiner vor beiden Häusern des Kongresses gehaltenen Rede zur Lage der Nation ankündigte, zusätzlich 100 Millionen Dollar für die Krebsforschung lockerzumachen – wie er später Mary Lasker anvertraute, hatte Bobst ihn dazu überredet. «Die Zeit ist gekommen», sagte Nixon, «dass wir anfangen sollten, mit derselben konzentrierten Anspannung, mit der wir das Atom gespalten und einen Menschen auf den Mond befördert haben, diese gefürchtete Krankheit zu bezwingen. Lassen Sie uns eine umfassende nationale Verpflichtung eingehen, dieses Ziel zu erreichen.»

Das war zwar eine feierliche Absichtserklärung, aber sie musste erst noch in konkrete Gesetzgebung gegossen werden. Mary Lasker stand, so gesehen, noch so mancher Kampf bevor.

✦

Eines späten Abends vierzig Wochen nach seiner Diagnose rief Vater mich an. Wegen der späten Stunde fürchtete ich, es sei etwas passiert, merkte dann aber, dass er einfach nur zu seinen alten Gewohnheiten zurückgekehrt war, in diesem Fall zum langen Aufbleiben. Wir verabredeten uns für einen der nächsten Tage: Ich würde ihn zu einem Mittagessen des Bundes der Drucker und Buchgestalter begleiten, für die er ein grafisches Maskottchen gedruckt hatte.

Am Morgen des Tages, für den wir uns verabredet hatten, hatte ich eine Videokopie von Nixons Rede zur Lage der Nation ausgegraben. Sie zeigte den Präsidenten, wie er durch den überfüllten, jubelnden Plenarsaal zum Podium schreitet und dann seine Rede hält. Auf der einen Seite schien es ein abgeschlossenes Kapitel der Geschichte zu sein, auf der anderen konnte ich mir nicht verhehlen, dass die Hoffnungsfünkchen, die Nixon ausgestreut hatte, als Hoffnungsschimmer in meiner eigenen Welt widerleuchteten. Immerhin hatte Nixon unter dem Jubel der Kongressabgeordneten die Vorstellung, der Krebs sei eine heilbare Krankheit, der der menschliche Pioniergeist ebenso zu Leibe rücken konnte wie dem Mond, ins Zentrum des öffentlichen Bewusstseins gerückt.

Vater machte auf dem Weg zu dem Mittagessen einen entschieden jugendlichen Eindruck. Er hatte Hunderte Exemplare der Gedenkurkunde dabei, auf deren Druck er so viel Zeit verwendet hatte. Doch im Taxi auf dem Weg zum Lokal kam er zu der Erkenntnis, dass die Qualität seines Drucks seinen hohen Maßstäben doch nicht genügte, und so ließ er sie in seinem Aktenkoffer. Obwohl die Gebrechlichkeit von seinem Körper Besitz ergriffen hatte und kein zwingender Grund für gesundheitlichen Optimismus bestand, hatte er offenbar das Gefühl, es bleibe ihm noch genügend Zeit und Gelegenheit, die Urkunde in besserer Qualität zu drucken.

Auch Mama und ich gönnten uns dieses Wunschdenken. Ich sah zwar, wie die Krankheit meinen Vater in die Knie zwang, war aber nach wie vor überzeugt, es warte noch eine Behandlung auf ihn, irgendeine medizinische Intervention, die den Umschwung bringen würde. Auch meine Freunde ließen sich, so schien es wenigstens, von unserem Optimismus anstecken, denn häufig, wenn ich jemandem von Vaters Krankheit erzählte, bekam ich Kommentare zu hören wie: «Bestimmt finden die bald einen Weg, ihn zu heilen.»

Als der Redner seinen Vortrag nach dem Essen beendet hatte, stellte Vater seine Vitalität unter Beweis, indem er sich als Erster mit einer Frage zu Wort meldete. Bald jedoch verabschiedete er sich von seinen Freunden. Ich setzte ihn in ein Taxi, denn er hatte es eilig, zu einer Ausstellung in der Tate Gallery zu kommen – jede Minute bis zur Abfahrt seines Zuges nach Hause wollte gefüllt sein.

✦

Das Gesetz, das die rechtliche Grundlage für das Anti-Krebs-Programm bilden würde, der National Cancer Act, erforderte, um in Kraft zu treten, die Zustimmung beider Häuser des Kongresses und die Unterschrift des Präsidenten. Allein, in den Wochen nach Nixons Rede zur Lage der Nation blies das akademische Establishment der USA zu einem konzertierten Gegenangriff. Die Wissenschaftler und ihre Verbände opponierten natürlich nicht gegen die geplante massive Aufstockung der Geldmittel für die Krebsforschung, aber sie waren gegen die Errichtung einer zentralisierten Behörde namens National Cancer Agency, die nicht in den Apparat der Nationalen Gesundheitsinstitute eingebunden sein sollte. Ein Kritiker äußerte die Befürchtung, die Geschicke der neuen Behörde würden von «unkritischen Eiferern, von Fachleuten für Werbung und PR und von Ehrgeizlingen bestimmt werden», denen es nur darum gehe, «Imperien zu errichten» – eine Anspielung auf Mary Lasker und ihre Freunde.

Eine der Wurzeln, aus denen die Kontroverse sich nährte, war ein grundsätzlicher Gegensatz der Überzeugungen in der Frage, wie weit wissenschaftliche Arbeit planbar war. Die Kritiker des Gesetzesvorhabens vertraten die Auffassung, der wissenschaftliche Erkenntnisfortschritt beschreite unvorhersehbare Wege; bedeutende Entdeckungen gelängen oft in Bereichen, in denen niemand damit rechnete, und würden häufig von jungen, unkonventionellen Forschern erzielt, die in wenig beachteten Institutionen, gewissermaßen in Nebenflüssen des wissenschaftlichen Hauptstroms, arbeiteten. In der Geschichte der

Medizin wimmle es von Fällen, in denen Wissenschaftler einen scheinbar ziellosen forscherischen Pfad beschritten und wider Erwarten eine medizinisch verwertbare Entdeckung gemacht hätten. Die ganze Erschließung der antibiotischen Wirkstoffe zum Beispiel habe mit der zufälligen Beobachtung begonnen, dass eine Pilzart in einer Petrischale Bakterien abtötete. Die Entwicklung des Polioimpfstoffs sei nur möglich gewesen dank der zufälligen Entdeckung, dass das Poliovirus sich im Gehirn von Affen vermehrte. Und gerade erst ein Jahr vor Nixons Rede hätten zwei brillante Forscher – Howard Temin von der Universität von Wisconsin und David Baltimore vom Massachusetts Institute of Technology – die Funktionsweise eines obskuren, bei Tieren auftretenden Krebsvirus entdeckt, was wiederum zu grundlegenden Einsichten in die Funktionsweise der Gene schlechthin geführt habe. Dies wurde sogleich als eine der bedeutendsten biologischen Entdeckungen des Jahrhunderts gefeiert und sollte den beiden Forschern einen Nobelpreis einbringen. Viele glaubten zu dem Zeitpunkt auch, aus dieser Entdeckung würden sich Folgeerkenntnisse mit direkter Anwendbarkeit in der Krebsbehandlung ergeben – dabei hatten die beiden Forscher nichts dergleichen im Auge gehabt. Als Baltimore vor einem Kongressausschuss angehört wurde, sprach er sich gegen die Errichtung einer National Cancer Agency und gegen eine zentral durchgeplante Krebsforschung aus, die nach seiner Meinung «den Fortschritt nicht beschleunigen, sondern ihn vielleicht sogar verlangsamen wird». Außerdem meinte er, man dürfe «die amerikanische Bevölkerung nicht zu der falschen Vorstellung verleiten, eine Heilung des Krebses sei in Reichweite».

Auf der Gegenseite drängten Mary Lasker und ihre Freunde auf Eile. «Die 325 000 Krebskranken, die in diesem Jahr sterben werden, können nicht warten», erklärte Sidney Farber und stellte fest, man brauche, «um in der Behandlung des Krebses große Fortschritte zu erzielen, nicht unbedingt die endgültige Lösung aller Probleme der Grundlagenforschung». Nichtsdestotrotz brachte das Jahr 1971 in beiden Häusern des Kongresses eine Ablehnung der von Lasker vorgeschlagenen, nach dem Vorbild der NASA konzipierten National Cancer Agency und des damit verbundenen Projekts einer generalstabsmäßigen Planung und Lenkung der Krebsforschung. Frau Lasker tröstete sich damit, dass sie mit ihrer Lobbyarbeit nicht nur die Errungenschaften der vergangenen zwanzig Jahre abgesichert, sondern auch das Anwachsen des Jahresbudgets des National Cancer Institute auf 379 Millionen Dollar bewirkt hatte.

Als Ergebnis eines langwierigen Tauziehens trat am 23. Dezember 1971 ein modifiziertes Nationales Krebsgesetz in Kraft. «Dieses Gesetzeswerk kann – vielleicht mehr als jedes andere, das ich als Präsident der Vereinigten Staaten unterzeichnet habe – in den vor uns liegenden Jahren neue Hoffnung und neuen Trost für Millionen Menschen in unserem Land und auf der ganzen Welt bringen», sagte Nixon. In der Hauptsache bestand das Gesetz aus einer Reihe von Maßgaben für die organisatorische Umgestaltung des National Cancer Institute, die die Machtbefugnisse seines Direktors stärkten. Unter den zur feierlichen Unterzeichnung des Gesetzes geladenen Gästen war Mary Lasker. «Es war ein schöner Tag in Washington», schrieb sie später rückblickend, «und wir wussten bis zur letzten Minute nicht, ob es eine große Unterzeichnungszeremonie geben würde oder nicht, doch am Ende unterschrieb [Nixon] das Gesetz um die Mittagsstunde im Speisesaal des Weißen Hauses, und es waren rund 250 Leute zugegen, von denen viele ihr Möglichstes getan hatten, um das Gesetz auf die eine oder andere Weise zu Fall zu bringen; sie alle hefteten sich nun jede Menge Verdienste an die Brust und tranken Kaffee und plauschten miteinander.»

Mary Lasker hatte es zwar geschafft, eine erhebliche Erhöhung der Bundesmittel für die Krebsforschung durchzusetzen, hatte aber ihren Kampf um die Kontrolle darüber, wie und wo das Geld ausgegeben wurde, im Wesentlichen verloren; entsprechend groß war ihre Enttäuschung. «Die Leute in den Nationalen Gesundheitsinstituten sind keine Geschäftsleute», schimpfte sie Mitte der 70er Jahre. «Sie sind Forschungs-Administratoren, die kein Interesse daran haben, irgendetwas auf die Reihe zu kriegen. Sie haben nicht den klaren Vorsatz, Probleme zu lösen.»

1974, vier Jahre nach der Berufung der von Mary Lasker initiierten Kommission, hatten die politisch Verantwortlichen den Glauben daran verloren, dass eine zentral geleitete, koordinierte Forschungskampagne die Gewähr für die erfolgreiche Bekämpfung einer bestimmten Gruppe von Krankheiten bot; sie neigten nun eher der Überzeugung zu, dass die Wissenschaft als eine Art Organismus zu betrachten sei, dessen Glieder in Wechselwirkung zueinander standen, sodass Einsichten, die in einem Bereich gewonnen wurden, zur Grundlage für Fortschritte in anderen Bereichen werden konnten. Dass sich das Erfolgsrezept der Mondmission nicht auf die medizinische Forschung übertragen ließ, zeigte sich auch am Sonderprogramm Krebsvirus (SVCP), das in den zehn Jahren seit seiner Einführung keine überzeugenden Ergebnisse erbracht hatte. Der Impfstoff, der Gegenstand so großer Hoffnungen gewesen war, erwies sich als eine Fata Morgana. Wie eine vom Staat in Auftrag gegebene Studie 1974 ergab, waren die Virologen, nachdem sie 250 Millionen Dollar ausgegeben hatten, der Entdeckung eines menschlichen Krebsvirus oder der Entwicklung eines Impfstoffs keinen Schritt näher gekommen. Einige der Erfolgsmeldungen der vorangegangenen Jahre hatten auf fehlerhaften Befunden durch Kontaminationen im Labor oder durch menschliche Irrtümer beruht. «Es gab und gibt keine Erkenntnisse, die die Durchführung eines so eng fokussierten Programms rechtfertigen würden.» Die Studie entzog dem berühmten Gebäude 41 und den es tragenden Institutionen effektiv die Daseinsberechtigung. Außerdem stellte der Abschlussbericht fest, das zentral gelenkte Programm habe dem auf unabhängigem, nicht gegängeltem Denken und wissenschaftlichem Informations- und Gedankenaustausch beruhenden Prozess des wissenschaftlichen Erkenntnisfortschritts geschadet. An die Stelle bewährter Strukturen sei eine auf Selbsterhaltung bedachte Bürokratie getreten, die Forschungsaufträge an Wissenschaftler vergebe, die zu den etablierten Insidern des Systems gehörten, und nicht an Leute, die abweichende Ideen hatten.

Trotz der institutionellen Rückschläge und obwohl der Versuch, einen Impfstoff gegen Krebs zu finden, ergebnislos geblieben war, setzte Frau Lasker ihre Suche nach einem Allheilmittel gegen Krebs mit unverminderter Zuversicht fort.

✦

Als ich meine Eltern das nächste Mal besuchte, 42 Wochen nach der Diagnose, hatte sich die Verfassung meines Vaters verschlechtert. Das Gehen fiel ihm jetzt schwer, und er benutzte zur Fortbewegung einen alten Bürostuhl auf Rollen, mit dem er unter Einsatz seiner Arme und seines intakten Beins rückwärts manövrierte. Ich hatte meine Freundin Andrea und deren Tochter Lennéa mitgebracht. Aus nostalgischen Beweggründen, aber auch um dem Teenager etwas Unterhaltsames zu bieten, hatte ich Lennéa versprochen, mit Vaters Bleilettern unsere Wohnadresse zu setzen. Da Vater nicht mehr in der Lage war, durch die vollgestellte Garage bis zu den Kisten mit den Lettern vorzudringen, stellten wir am Tag darauf seine kleinste Druckerpresse auf den Küchentisch. Im Schlafanzug am Tisch sitzend, gab Vater uns Anweisungen und überwachte, was wir taten. Wenn feine Justierungen am gesetzten Text erforderlich waren, zückte er sein Skalpell, seine Löschblätter und sein Lineal. Nach einigen Mühen druckten wir den weiteren

Nachmittag hindurch. Vater lag völlig fertig im Bett, als wir abfuhren, so erschöpft, dass ich mich fragte, ob er je wieder aufstehen würde.

Sein Arzt erklärte einige Tage später, Vaters Nacken und seine Schultern seien in gutem Zustand; Sorgen bereite ihm jedoch, dass das schmerzende linke Hüftgelenk geschrumpft und nur noch halb so groß sei wie das rechte.

Weiser als wir alle, begann Vater zum ersten Mal über sein Begräbnis zu sprechen. Am Anfang weigerte ich mich schlichtweg, dieses Thema zu erörtern, aber eines späten Abends ließ er nicht mehr locker. Als musikalische Untermalung für das Betreten und Verlassen der Kirche wünschte er sich Beethovens Serenade in D-Dur für Streichertrio, Opus 8. Er fand die Partitur in seiner Bibliothek und empfand die Situation nach, in der er das Stück zum ersten Mal gehört hatte: Vierzig Jahre zuvor, kurz nach seinem Umzug nach Birmingham, war es in der Kathedrale aufgeführt worden, und er hatte es von einem rückwärtigen Stehplatz aus verfolgt. Es sei ein gutes Stück für Beerdigungen, sagte er, weil es ein flottes Tempo habe und keine bedrückende Trauermusik sei. Er meinte, man könne vielleicht ein Ensemble aus der Nachbarschaft finden, das die Serenade spielen könne.

Als er mir an diesem Abend am Küchentisch gegenübersaß, erschien er mir stark und sprachmächtig wie immer. Es war unbegreiflich, dass wir über seinen baldigen Tod sprachen.

✦

Mary Lasker wurde oft von Freunden und Kollegen um Rat ersucht, wenn diese selbst mit Krebsdiagnosen und Krebstherapien konfrontiert wurden.

Im November 1973 wurde ihr, die dem Kennedy-Clan seit Langem nahestand, ein besonders dramatischer Fall nahegebracht: Dem 12-jährigen Sohn von Senator Edward Kennedy war ein Bein oberhalb des Knies amputiert worden, in dem Versuch, eine seltene Spielart von Knochenkrebs einzudämmen. Frau Lasker begnügte sich nicht damit, Blumen und briefliche Genesungswünsche zu schicken, sie rief auch Edward Kennedy an und ermutigte ihn, seinen Sohn weiterbehandeln zu lassen. Neuartige Kombinationen chemotherapeutischer Wirkstoffe könnten das Risiko eines Rückfalls mindern. Der Senator begann sich selbst über die Krebserkrankung seines Sohns kundig zu machen, indem er das Memorial Sloan-Kettering Hospital in New York besuchte und bei sich zu Hause in Georgetown ein Seminar mit sieben führenden Krebsspezialisten veranstaltete. Als Teddy jun. sich im Februar 1974 einer chemotherapeutischen Intensivbehandlung unterzog, lernte sein Vater, ihm die erforderlichen 14-täglichen Injektionen zu verabreichen. Der Junge schrieb an Mary Lasker: «Vielen Dank dafür, dass Sie mir Ihre Gefühle, guten Wünschen und Gedanken übermittelt und daran gedacht haben, mich in Ihre Gebete einzuschließen. Dass Sie sich die Zeit genommen haben, diese Dinge für mich aufzuschreiben, hat mir viel Auftrieb gegeben, und ich fange jetzt gerade wieder zu gehen an.»

Die Medien berichteten lang und breit über die Krebserkrankung von Teddy jun. und wie er mit ihr zurechtkam, und sein Vater äußerte sich gegenüber der Presse freimütig über den Stand der Dinge, über Chancen und ärztliche Prognosen. Anders als frühere Generationen, die ihren Krebs still mit sich herumgetragen hatten, redeten jetzt auch Personen des öffentlichen Lebens offen über die Krankheit. Eine neue Qualität erreichte diese Entwicklung nach der Amtsenthebung von Richard Nixon, als die neue First Lady, Betty Ford, im September 1974 die Öffentlichkeit wissen ließ, dass sie selbst Brustkrebspatientin war, und damit eine Welle des Trostes und Zuspruchs auslöste, die sich unter anderem darin manifestierte, dass sie 50 000 Briefe erhielt. Eine der Briefschreiberinnen versicherte ihr: «Sie haben es in kürzester Zeit fertiggebracht, unsere Liebe zu gewinnen.»

Währenddessen hielt Mary Lasker beharrlich an ihrer Überzeugung fest, dass ein Zaubertrank gegen den Krebs existieren müsse; die mit chemotherapeutischen Behandlungen erzielten Erfolge in Fällen wie dem von Teddy Kennedy jun. und bei leukämiekranken Kindern bestärkten sie in diesem Glauben. «Mary Lasker wünschte sich immer, dass einmal etwas Dramatisches passieren möge, ein Donnerschlag im Kampf gegen den Krebs», sagte einer ihrer Mitstreiter.

1975 fiel der erwartungshungrige Blick von Frau Lasker auf Interferon, ein komplexes und erst ansatzweise verstandenes Protein, das seinen Namen seiner wirklichen oder vermeintlichen Fähigkeit verdankte, den Lebenszyklus diverser Viren zu stören, einer Fähigkeit, die seit fast zwanzig Jahren bekannt war. Frau Lasker stützte die Erwartungen, die sie in Interferon setzte, auf eine einzige klinische Studie: Finnische Forscher hatten einige Jahre zuvor nachgewiesen, dass Interferon das Leben von vierzehn Kindern verlängert hatte, die an demselben seltenen Knochenkrebs litten wie der junge Teddy Kennedy. Anders als chemotherapeutische Wirkstoffe schien Interferon jedoch wenige toxische Nebenwirkungen zu haben. Versuche an Mäusen hatten ebenfalls gezeigt, dass Interferon Krebs stoppen konnte. Das klang wirklich nach Zaubertrank, und dazu passte auch, dass die Herstellung dieses Elixiers unglaublich aufwändig war. Nur an einem einzigen Ort auf der Welt, im staatlichen Serum-Institut in Helsinki, hatte ein einziger Mensch, Kari Cantell, es fertiggebracht, aus menschlichem Spenderblut genug Interferon zu extrahieren, um damit Patientenversuche durchführen zu können. Doch selbst Cantell brauchte 70 000 Beutel Spenderblut, um den vierten Teil eines Gramms Interferon zu gewinnen, eine Menge, die gerade einmal für eine Handvoll Patienten reichte.

Dass Interferon das gesuchte Allheilmittel gegen Krebs sein könnte, fand Mary Lasker «einfach faszinierend», so faszinierend, dass sie fortan ihre beträchtliche Tatkraft darauf konzentrierte, genug Interferon für eine groß angelegte klinische Studie zusammenzubekommen. «Ich weiß ganz genau, worauf ich mich einlasse und welche Dinge ich gut kann. Das brachte die meisten Leute vollkommen auf die Palme, denn sie sagten sich, jemand, der so viel durchgesetzt hat, verfügt über zu viel Macht», sagte sie einmal. Sie schickte zunächst Mitarbeiter nach Helsinki, die den Auftrag hatten, mit Cantell zu verhandeln; zugleich ermunterte sie ihre Freundin Mathilde Krim, die Forschungsmedizinerin am Memorial Sloan-Kettering Hospital, mit der sie 1969 Senator Yarborough weichgeklopft hatte, eine Konferenz über die durch das Interferon eröffneten Möglichkeiten zu veranstalten. Zahlreiche Ärzte, Wissenschaftler und Pharmamanager nahmen an dieser Konferenz teil. Als klar wurde, dass das Interesse von Ärzten und Wissenschaftlern an Interferon zunahm, verkaufte Frau Lasker einige ihrer impressionistischen Gemälde, um für 800 000 Dollar eine größere Menge Interferon für eine klinische Versuchsreihe zu erwerben. Nicht zuletzt unter dem Eindruck der Lasker'schen Lobbyarbeit sagten sowohl die American Cancer Society als auch die National Institutes of Health zwei Millionen Dollar zu, für die Cantell ein paar weitere Fingerhüte voll Interferon für Teststudien mit Patienten liefern sollte.

Noch bevor die ersten kleinen klinischen Versuche mit Interferon in den Vereinigten Staaten anlaufen konnten, gab 1977 eine damals unbekannte Firma namens Genentech bekannt, sie habe mit einer revolutionär neuen Methode, der «Gentechnik», ein komplexes menschliches Protein nachgebaut. Es war die Geburtsstunde der Biotechnologie, einer Branche, die in sich die Verheißung barg, Proteine und auf Proteinen basierende Wirkstoffe billig und massenhaft herstellen zu können. Mary Lasker dachte sofort an die Möglichkeit, auch Interferon nach dieser Methode herzustellen, und klapperte diverse Unternehmen und Risikokapitalisten ab, um sie für die Idee zu begeistern. «Natürlich wird dies einige Forscher ziemlich reich machen, was für die anderen Wissenschaftler ein Ärgernis sein wird, aber wenn dabei Produkte herauskommen, die gegen die gemeine Erkältung, die Grippe und die Gürtelrose helfen und mit denen man, wie wir hoffen, gewiss auch die wichtigsten Krebsarten behandeln kann, sollte das wohl kaum ins Gewicht fallen», sagte Frau Lasker.

Dass hier ein Zaubermittel gegen den Krebs darauf wartete, synthetisiert zu werden und dann Millionen oder Milliarden Dollar einzuspielen, spornte Risikokapitalisten in Europa, Amerika und Japan an, nach den besten wissenschaftlich forschenden Mikrobiologen zu suchen und sie auf die biotechnologische Herstellung von Interferon anzusetzen. Einer der vielen, die dem Interferon-Schatz am Ende des Regenbogens nachzujagen begannen, war ein Professor für Mikrobiologie an der Universität Zürich namens Charles Weissmann, der 1978 mit anderen zusammen eine Firma namens Biogen gründete. Weissmann besorgte sich von Kari Cantell Zellen, die Interferon produzieren konnten. Doch obwohl Genentech die prinzipielle Tauglichkeit gentechnischer Verfahren bewiesen hatte, musste Weissmann feststellen, dass es außerordentlich schwierig war, die Mechanismen zu entschlüsseln, mittels deren menschliche Zellen den Wirkstoff erzeugten. Endlich, im Dezember 1979, gelang ihm der Durchbruch; er beschrieb das Gefühl, das ihn dabei überkam, als die «völlige Glückseligkeit, die sich im Leben eines Wissenschaftlers nur selten einstellt». Biogen brauchte nur wenige Tage, um das Verfahren patentieren zu lassen, und drei Wochen später ging die Firma mit der Nachricht von ihrem Erfolg an die Öffentlichkeit. Wenige Monate später schaffte Interferon den Sprung auf die Titelseite der Zeitschrift *Time*.

Wie die Wissenschaftszeitschrift *Science* feststellte, war dies «der Tag, an dem die Molekularbiologie zum großen Geschäft wurde». Bis dahin war die Triebkraft der meisten Krebsforscher das Bestreben gewesen, das medizinische Wissen zum Segen der Menschheit voranzubringen, und finanziert hatten ihre Arbeit der Staat oder große Wohltätigkeitsorganisationen. Gewiss hatten manche den Ruhm gesucht – vielleicht um so berühmt zu werden wie der Pionier der Herzverpflanzung Christian Barnard –, aber erst jetzt wurde das Geldverdienen zu einem wesentlichen Faktor in der Gleichung.

Die gentechnische Herstellung von Interferon versprach eine preisgünstigere und üppige Versorgung mit dem Wunderstoff, aber selbst Biogen würde einige Jahre brauchen, um das Verfahren so weit zu vervollkommnen, dass man in die kommerzielle Produktion einsteigen konnte. In der Zwischenzeit wurde das Interferon, das Cantell in

Helsinki aus menschlichen Zellen gewonnen hatte und für das Lasker und andere Millionenbeträge aufgeboten hatten, systematisch am Patienten getestet. Eine Testreihe mit einer kleinen Zahl von Krebspatienten in Houston (Texas) zeigte, dass diejenigen, die den Wirkstoff verabreicht bekamen, allem Anschein nach länger lebten als die nicht mit Interferon behandelten Patienten. Als später das gentechnisch hergestellte Interferon in größeren Mengen zur Verfügung stand, wurde es in Houston und anderswo in der Welt im Rahmen größerer Patientenversuche eingesetzt, bei denen sich freilich herausstellte, dass seine Wirksamkeit nicht größer war als die eines Placebos. Die frühen positiven Befunde in Finnland und in Testreihen, die anderswo mit kleinen Patientenzahlen durchgeführt worden waren, waren falsch, das Ergebnis experimenteller Irrtümer. Nach all dem großen Furore blieb den Patienten wieder einmal nur die Hoffnung – und den Ärzten die vergilbenden Zeitungsausschnitte. «Wir haben einen hohen Preis für diese ganze Publizität bezahlt», sagte einer der an den Tests beteiligten Ärzte. «Alles, was wir den Patienten abverlangt haben, und dann die Enttäuschung, als wir doch kein Heilmittel zu bieten hatten.»

Der Wissenschaftlergemeinde als Ganzer zeigte die Interferon-Kampagne, welche ungewollten Konsequenzen die kommerziellen Zwänge, die neuerdings auf die Wissenschaft einwirkten, zeitigen konnten. Gewiss bescherte der Zufluss privater Gelder manchen Forschern die Chance, frei von bürokratischer Kontrolle und akribischer Budgetüberwachung zu arbeiten, aber er spaltete auch eine Gemeinschaft, die sich früher darin einig gewesen war, die wissenschaftliche Forschung am Gemeinwohl auszurichten. Plötzlich mussten Forscher Verträge unterschreiben, die Vertraulichkeitsklauseln enthielten, sodass sie die Ergebnisse ihrer Arbeit nicht mehr ohne Weiteres veröffentlichen konnten. Geld begann sich als Störfaktor in die Beziehungen zwischen Wissenschaftlern einzuschleichen. Kari Cantell erhielt übrigens nie einen Pfennig von Biogen, obwohl er der Firma Interferon produzierende Zellen zur Verfügung gestellt hatte. Als er später gefragt wurde, wie er dieses Verhalten beurteile, sagte er nur: «Sie haben nichts angeboten, und ich habe nichts gefordert.»

✦

Elf Monate nach Vaters Operation wachte er eines Morgens schwach und bleich auf und wurde mit dem Notarztwagen zur Unfall- und Notaufnahme unseres lokalen Krankenhauses gebracht. Zufällig war ich an dem Tag gerade auf dem Weg nach Birmingham. Bei seinen bisherigen Klinikaufenthalten hatte er in einem modernen Gebäude gelegen, in unmittelbarer Nähe der neuesten technischen Einrichtungen; jetzt hatte man ihn in ein Zimmer in einem Ziegelbau aus viktorianischen Zeiten gelegt, der bessere Tage gesehen hatte.

Als ich auf der Station, wo hektische Betriebsamkeit herrschte, sein Zimmer fand, saß er auf seinem Bett. Mutter war schon da. Seine linke Hüfte schien sich in nichts aufzulösen; wenn er sich bewegte, schossen Schmerzen wie Nadeln durch seinen Körper. Als ich jedoch sein Bein hochhob, linderte dies die Schmerzen etwas. Seine Haut war weiß und kalt. Ein bisschen feucht vielleicht, als weiche die Farbe – und mit ihr das Leben – aus seinem Körper. Ich brachte Stunden damit zu, Vaters Bein hochzuhalten, während wir warteten. Als endlich die Ärzte kamen, taten sie nichts anderes, als Schmerzmittel zu verschreiben und seine Verlegung in eine ruhigere Station anzuordnen.

✦

Die Interferon-Pleite, die so kurze Zeit nach den fehlgeschlagenen Kampagnen zur Entwicklung einer Palette von Chemotherapien und Impfstoffen für die diversen Krebsarten folgte, warf ein entlarvendes Licht auf die leeren Versprechungen derer, die eine unmittelbar und direkt auf therapeutische Wunderwaffen abzielende Krebsforschung propagiert hatten. Weder die guten Absichten von Philanthropen wie Mary Lasker noch staatliche Großprogramme, noch der Anreiz, viel Geld zu verdienen, konnten die Gewähr für die Erreichung gesetzter Forschungsziele bieten. Die Wissenschaft stand gedemütigt da. Gewiss konnten Chirurgen, Strahlungs- und Chemotherapeuten mit einem Arsenal an Behandlungsmethoden aufwarten, die unter bestimmten Umständen gute Resultate brachten, aber keine dieser Therapien war so wirksam wie ein Polioimpfstoff oder wirkte auf Krebszellen so unmittelbar und radikal wie Penicillin auf Bakterien. Die Verzweiflung und Wut, die viele Patienten angesichts der häufigen Ohnmacht der Mediziner empfanden und noch empfinden, lässt sich teilweise als Reaktion auf zu viele nicht erfüllte Verheißungen erklären.

Das schmähliche Scheitern des «Krieges gegen den Krebs», den man seit der großen Ankündigung Nixons 1971 geführt hatte, wurde von zwei Statistikern, John C. Bailar III. und Elaine Smith, 1986 auf überzeugende Weise bloßgelegt. Aus der Auswertung von Krebsstatistiken aus den verflossenen dreißig Jahren zogen sie den Schluss, dass die Sterblichkeitsraten bei Krebs «über mehrere Jahrzehnte hinweg langsam und stetig angestiegen sind und dass keine Hinweise auf einen Abwärtstrend vorliegen». Primär verantwortlich für den Anstieg um 8 Prozent war der Lungenkrebs. Wenn man die Todesfälle infolge Lungenkrebs aus der Betrachtung herausnahm, ergab sich ein Rückgang der krebsbedingten Todesfälle um 13 Prozent. Dennoch zogen die beiden Statistiker ein ernüchterndes Fazit. «Die wesentliche Schlussfolgerung, die wir ziehen, lautet, dass 35 Jahre intensiver Bemühungen, die sich in erster Linie auf eine Verbesserung der Therapien gerichtet haben, mit gewissen Einschränkungen als Fehlschlag gewertet werden müssen.» Sie schlossen ihr Fazit mit dem Satz: «Wir sind dabei, den Krieg gegen den Krebs zu verlieren.»

Mary Lasker sah die Sache ein wenig anders: «Ich glaube, dass unsere Anstrengungen nicht zu groß waren, sondern zu klein und dass das, was alle als enorme dafür aufgewendete Geldsummen bezeichnen, tatsächlich nur Peanuts waren im Vergleich zu dem, was man ausgeben hätte müssen. Das ist mein Kommentar zu diesem Thema.» Obwohl sie oft Zweifel an den Managerqualitäten der Leute geäußert hatte, die den wissenschaftlichen Forschungsbetrieb leiteten, hatte sie riesige Summen für sie aufgetrieben. Um die Mitte der 1980er Jahre lagen die bewilligten Gesamtmittel für die Nationalen Gesundheitsinstitute – einschließlich des National Cancer Institute – bei knapp 4,5 Milliarden Dollar pro Jahr, und Frau Lasker war zu Recht stolz. «Ohne mich», sagte sie, «gäbe es heute keine Nationalen Gesundheitsinstitute, wie wir sie haben, und die Gelder stünden nicht zur Verfügung.» Während die Projekte, für die sie am leidenschaftlichsten gekämpft hatte, nicht die erhofften probaten Heilmittel und Heilerfolge gebracht hatten, profitierte die Medizin als Ganze ernorm von der staatlichen Forschungsförderung. So schuf beispielsweise das Sonderprogramm Krebsvirus, das Ende der 1960er und Anfang der 1970er Jahre aufgelegt worden war, die Grundlagen dafür, dass das Aidsvirus nach dem ersten Auftreten der Epidemie in den frühen 1980er Jahren rasch identifiziert werden konnte und dass neue Erkenntnisse über die genetischen Voraussetzungen für Krebsanfälligkeit gewonnen wurden. Das Interferon wurde immerhin zu einem wertvollen Medikament für die Behandlung einiger seltener Krebsarten wie der Haarzellleukämie sowie für die Hepatitis. Heute ist sogar ein wiedererwachtes Interesse an menschlichen Krebsviren zu beobachten; Medizinforscher schätzen, dass rund fünf Prozent aller Krebserkrankungen durch Viren ausgelöst werden. Vor Kurzem ist ein neuer Impfstoff auf den Markt gekommen, von dem es heißt, er schütze Frauen vor Gebärmutterkrebs.

Mary Lasker hat übrigens auch sehr viel Gutes für einen Bereich getan, über den sie sich zumeist abfällig äußerte, nämlich für die so unberechenbare Grundlagenforschung. Forscher, die sich nur von ihren ganz persönlichen Eingebungen und Interessen leiten ließen, ohne durch einen vorgegebenen Generalplan eingeschränkt zu sein, entdeckten und entwickelten dank öffentlicher Förderung im Verlauf der 1970er und 1980er Jahre zahlreiche Verfahren und Methoden, die es erlaubten, lange DNA-Ketten zu zerteilen und zu rekombinieren und auf diese Weise Gene zu manipulieren. Auch wenn Frau Lasker sich oft über diese Art der Forschung mokierte, hatten doch die Gelder, die dank ihrer Lobbyarbeit bewilligt worden waren, große Fortschritte in diesen Forschungsrichtungen möglich gemacht. 1981 gab Frau Lasker zu, dass sie, wenn sie die Förderungsanträge einiger dieser Grundlagenforscher gesehen hätte, wahrscheinlich gesagt hätte: «Ich verstehe das nicht. ... Lasst uns das Geld jemand anderem geben.» Aber ausgerechnet diese grundlegenden Erkenntnisse im Bereich der Genmanipulation und der Zellbiologie sollten eines der Fundamente für den nächsten großen Sprung nach vorne legen, den die Krebsforschung machte. Um noch einmal Frau Lasker zu zitieren: «Man weiß einfach nicht, aus welcher Richtung etwas Gutes kommen wird.» Sie starb 1994 im Alter von 93 Jahren, hinterließ jedoch eine Stiftung, die ihr Vermächtnis fortführte und weiter fortführen wird.

✦

Als ich Vater das nächste Mal sah – einige Tage nach seiner Wiedereinlieferung ins Krankenhaus –, lag er rücklings auf seinem Bett und las eine großformatige Tageszeitung, die er zwischen seinen ausgebreiteten Armen hielt. Bücher konnte er in dieser Position nicht mehr lesen, weil sie ihm auf die Dauer zu schwer waren, aber von dem, was auf der Welt passierte, wollte er wenigstens noch etwas mitbekommen.

Auf die Frage, wie es mit seiner Behandlung vorangehe, berichtete er, er habe den Stationsärzten seine Krankengeschichte erzählt, aber bisher habe noch kein Spezialist die Zeit gefunden, eine aktuelle Diagnose zu stellen. Das lag zum einen daran, dass sie auf die Ergebnisse der letzten Magnetresonanz- und Knochenscans warteten, um die Entwicklung seiner Krankheit genauer beurteilen zu können, aber auch daran, dass die Klinik über zu wenig Ressourcen verfügte, um mit der Nachfrage nach ärztlichen Leistungen Schritt halten zu können. Die ganze Familie ging davon aus, dass Vater bald eine Behandlung bekommen würde, eine Zuversicht, die auf den Erfahrungen des verflossenen Jahres gründete, als therapeutische Maßnahmen ihm geholfen hatten. Die Ärzte würden ihm doch sicher auch jetzt helfen können. Eingespannt in den treibenden Rhythmus des Klinikbetriebes und in die organisatorische Bewältigung von Vaters Bedarf an frischen Klamotten, frischem Obst, Geselligkeit und Unterhaltung, hatten wir uns zu demselben rosaroten Optimismus verstiegen wie die Strippenzieher der Forschungspolitik der 1970er Jahre. Wir hatten die Möglichkeit schlicht aus den Augen verloren, dass ein anderes Szenario Platz greifen könnte, nämlich eines, das mit Vaters Tod enden würde. Wir führten bereits Gespräche mit Pflegeschwestern über Möglichkeiten der Nachsorge für den Fall, dass Vater eine Zeit lang schmerzlindernde Mittel brauchte, wenn er sich von der akuten Krise erholt hatte und wieder zu Hause war. Wir entwickelten uns durch unsere Recherchen zu Experten für verschiedene Rollstuhltypen und verglichen deren Leistungsmerkmale, als hätten wir vor, ein Auto zu kaufen. Vater war eigentlich guter Dinge, auch wenn das Gehen ihm schwerfiel. Nach den ersten kritischen Tagen fanden sich immer mehr seiner Freunde in seinem Krankenzimmer ein und heiterten ihn auf.

Eine Woche nach Vaters Einlieferung in die Klinik hatte ich Geburtstag. Es war früher Nachmittag, als ich an seinem Bett eintraf, aber er schlief noch. Ich erschrak, als mir die Umkehr der Rollenverteilung klar wurde: Ich erinnerte mich an die Abende, an denen er mich ultimativ ins Bett geschickt hatte und später durch Anfassen meiner Nachttischlampe kontrollierte, ob ich heimlich noch gelesen hatte. Schließlich kam er zu sich, als seine Enkel eintrafen. Nachdem er sich den Morgenmantel angezogen und sich in einen Rollstuhl gehievt hatte, schob ich ihn durch lange Korridore zur Cafeteria, wo meine Schwester saß und einen Schokoladen-Geburtstagskuchen bewachte. Ihre Kinder tollten umher, begeistert von der Aussicht auf eine Geburtstagsparty, auch wenn das Anzünden von Kerzen laut Klinikbestimmungen verboten war. Als die Familie zu singen begann, hob Vater den Kopf; seine funkelnden Augen kreisten umher, sein Gesicht floss über vor Freude.

1979 **Alternativen**

Kampfansage an die Schulmedizin

Im Herbst 1979 entdeckte Penny Brohn, die im Südwesten Englands, nicht weit von Bath, lebte, einen großen, schmerzenden Knoten in ihrer linken Brust. Die 36-jährige Mutter von drei Kindern wischte die schlimmsten potenziellen Befürchtungen beiseite. «Krebs kann es ja wohl nicht sein», dachte sie, «denn alle Leute haben mir gesagt, Tumore seien immer klein und täten nicht weh.» Ihr Arzt pflichtete ihr bei, schlug aber ein Biopsie vor, «damit wir auf der sicheren Seite sind»; es handle sich dabei um einen kleinen, schnellen Routineeingriff. Da Penny Brohn Akupunktur-Therapeutin war, spielte sie mit dem Gedanken, sich selbst schmerzlindernde Nadeln zu setzen, doch ihre Ärzte rieten ihr dringend davon ab.

Der Eingriff wurde unter örtlicher Betäubung vorgenommen, sodass die Patientin beobachten konnte, wie sich die Stirn ihres Chirurgen immer mehr zerfurchte und die Schwestern immer nervöser wurden, während der Operateur sich mit dem Knoten beschäftigte. Der Eingriff zog sich in die Länge und entwickelte sich zunehmend zu einer Lumpektomie. Penny verlor jede Menge Blut, und die Schmerzen wurden unerträglich.

Später, als sie auf der Station lag, eröffnete ihr der Arzt, dass es sich in der Tat um Krebs handle. «Sein Umgang mit meiner Krise beschränkte sich auf ein Tätscheln meiner Hand und die Versicherung, es tue ihm sehr leid. Ich hatte nicht das Gefühl, dass sein Mitleid sehr viel wert war», schrieb sie. Ihre Angst und Wut, ihre Panik und ihre Schuldgefühle waren «massiv und überwältigend». Die Rolle einer uninformierten und ohnmächtigen Patientin war für eine so willensstarke Frau wie Penny Brohn schwer zu akzeptieren, doch ihr behandelnder Arzt betonte immer wieder, der Wille habe keinerlei Einfluss auf ihren Genesungsprozess.

Als die Tage verstrichen, geriet sie in eine, wie sie selbst es empfand, «existenzielle Krise»: Sie fragte sich, wer sie war, warum und wofür sie lebte und wohin ihr weiterer Lebensweg führen sollte. Ihre Ärzte schlugen ihr schließlich eine Mastektomie vor, quasi um die angefangene chirurgische Arbeit zu Ende zu bringen; sie lehnte dies ab. Daraufhin erklärte ihr ein Arzt, sie werfe ihr Leben weg, ein anderer sprach sich dafür aus, ihr die Entscheidung aus der Hand zu nehmen. «Hätte das Krankenhaus mir eine schöne lebenslange Garantie mit in seinen Warenkorb gelegt», schrieb sie, «dann wäre ich einfach nur einer von vielen zufriedenen Kunden gewesen.» So aber entließ sie sich selbst mit einer nässenden Wunde, «einem großen Packen steriler Verbände und nicht der leisesten Idee, was ich als Nächstes machen würde».

So begann die Geschichte der Penny Brohn, eine Geschichte, die sie in den nachfolgenden Jahren und Jahrzehnten immer wieder erzählte und als die Initialzündung und Inspiration für ihr Lebenswerk bezeichnete. Lebensberichte wie die von Penny Brohn, bewegende Chroniken der Entschlossenheit und des Überlebens, die von tapferen Patienten und unkonventionellen Ärzten erzählten, wurden von Fürsprechern der alternativmedizinischen Bewegung der 1970er Jahre gern und oft angeführt. Angereichert mit den antiautoritären Ideen der Gegenkultur, die das politische Klima der Zeit widerspiegelten, fanden diese Heldensagen in den Medien große Resonanz und bei der Öffentlichkeit freundliche Aufnahme. Zugleich dienten sie als empirisches Beweismaterial für die von der alternativmedizinischen Bewegung favorisierten Theorien und als Rechtfertigung für die Abkehr von den auf statistischen Methoden beruhenden Forschungsberichten der orthodoxen Medizin, wie sie in den etablierten Fachzeitschriften zu finden waren.

Penny Brohn legte mit ihrer Geschichte den Grundstein für ein radikal neues Krebstherapiezentrum, dem in der Folge einige der angesehensten britischen Institutionen Anerkennung und Unterstützung zollten, darunter sogar der Thronfolger. Sie wurde zu einer der weltweit erfolgreichsten Propagandistinnen alternativmedizinischer Ideen und zu einer Symbolfigur für die Bewegung als Ganze.

Die Alternativmedizin gliederte sich zwar in viele unterschiedliche Schulen – die durchaus kritisch zu bewerten waren wie jene, die die traditionelle Kräutermedizin wiederbeleben wollten, oder die Geist-ist-stärker-als-Körper-Bewegung –, ihre Praktiker aber, darunter Penny Brohn, übten ebenfalls häufig eine sehr ähnliche Kritik an der Schulmedizin. Am eloquentesten artikulierte diese Kritik der frühere Jesuitenpriester Ivan Illich in seinem 1975 erschienenen Buch *Die Nemesis der Medizin*, in dem er die allen Maßstäben der Menschlichkeit entwachsene Apparatemedizin des modernen Klinik- und Gesundheitsbetriebs anprangerte. Im modernen Arzt sah Illich «einen Krankheitserreger genau wie resistente Bakterienstämme, Krankenhausflure, giftige Pestizide und fehlerhaft konstruierte Autos», eine Figur, die den Kranken Schmerzen, Verletzungen und Leid zufüge. Dieser Sichtweise zufolge waren Patienten die unglücklichen Opfer mitleidloser, überheblicher Ärzte, die es nicht für nötig befanden, den Kranken ihre Diagnosen und Behandlungsmethoden verständlich zu erklären. Andere Kritiker aus dem Lager der Alternativmedizin schossen sich auf Krebstherapien ein, die sie als besonders gefährlich empfanden; Chemotherapie war für sie die Verabreichung giftiger Mixturen, die neben Krebszellen auch gesundes Gewebe zerstörten; Bestrahlung konnte ebenso gut Krebs auslösen wie Krebszellen schädigen, und die Krebschirurgen erkauften die Aussicht auf Heilung mit Verstümmelung.

Vieles an dieser Kritik war extrem, aber manche Argumente hatten auch viel für sich. Die radikale Mastektomie zum Beispiel, also die Entfernung der weiblichen Brust als Ganzer, einschließlich eines Brustmuskels und mehrerer Lymphknoten, galt in der Krebschirurgie seit achtzig Jahren als Therapie erster Wahl. Dabei lagen sehr viele Belege vor, die besagten, dass die Entfernung eines kleinen Knotens, gefolgt von einer Strahlenbehandlung, bei den meisten Brustkrebsfällen zu einem gleichwertigen Ergebnis führte. Kritische Ärzte hatten sich seit über vierzig Jahren vergeblich bemüht, den (zumeist männlichen) Chirurgen diese Tatsache nahezubringen. Richtig war auch, dass der Glaube der Mediziner an die Segnungen der Chemotherapie in den 1960er und 1970er Jahren nicht wenigen Krebspatienten mehr Schmerzen und Behinderungen eingebracht hatte, ohne ihr Leben nennenswert zu verlängern oder ihnen in ihren letzten Lebensmonaten mehr Lebensqualität zu verschaffen. Und die Architektur und Einrichtung der meisten Großkliniken mit ihrem geometrischen Zuschnitt, ihren streng funktionalen Korridoren und ihrer unpersönlichen Massenabfertigung spiegelten die menschliche Kälte wider, die viele Ärzte den Patienten und ihren Gefühlen entgegenbrachten.

✦

Nach über einer Woche auf Station war Vater noch immer nicht von einem Krebsspezialisten untersucht worden. Die einzige therapeutische Entscheidung, die die Ärzte getroffen hatten, war die Absetzung des entzündungshemmenden Medikaments, das er zuvor sechs Wochen lang eingenommen hatte – und das wir im Verdacht hatten, es helfe ihm vielleicht gar nicht, sondern trage im Gegenteil zu seinem Niedergang bei. Er wurde ein weiteres Mal geröntgt und dann im Rollstuhl zu einem Magnetresonanz-Scanner gefahren. Der Befund kam nach einigen Tagen, und er besagte, dass sich neue Tumore gebildet hatten, einer an der unteren Wirbelsäule, ein zweiter in seinem Bein. Seit seiner ersten Diagnose waren 45 Wochen vergangen.

Ich reagierte auf diese Nachricht mit einer Art Stromausfall im Gehirn. In meiner Ratlosigkeit suchte ich krampfhaft nach etwas, das mir das Gefühl vermitteln würde, ich könne etwas tun; als ich nichts fand, richtete sich mein Zorn auf die einzige Institution, von der ich glaubte, sie könne etwas tun: das Krankenhaus. Das, was ich als die Nachlässigkeit der Klinikärzte wahrnahm – dass sie keinen Krebsspezialisten auf meinen Vater angesetzt und ihm keine Therapie verschrieben hatten –, zog nun meine ganze Wut auf sich. Dass sie bei Vater schon einmal so glänzende Arbeit geleistet hatten, hatte mich zu der Überzeugung gebracht, sie könnten auch ein zweites Mal über seinen Krebs triumphieren. Auch noch in den nächsten paar Tagen ermunterte ich Vater jedes Mal, wenn ich ihn besuchte, aufzustehen und umherzulaufen, denn ich wollte nicht, dass seine Muskeln abbauten. Ich erlaubte mir keine Zweifel daran, dass er bald wieder gesund und munter sein würde. In seinem Regal zu Hause fand ich Illichs Buch, begann darin zu lesen und fand eine Art von Trost in den düsteren Bildern, die es malte und die zu meinem Gefühl passten, die Ärzte hätten mit ihrer Untätigkeit Vater und uns in Stich gelassen. Hätten sie mir zu dem Zeitpunkt ehrlich gesagt, wie sie seine Chancen einschätzten, ich hätte mich wahrscheinlich taub gestellt. Ich wollte einfach nicht wahrhaben, dass Vater dabei war, einen Kampf nicht gegen einen überlegenen menschlichen Gegner, sondern gegen eine Laune der Natur zu verlieren.

✦

Einige Wochen nach ihrer Diagnose flog Penny Brohn nach München, von wo aus sie sich in die Klinik von Dr. Josef Issels begab, die ein Jahr später weltweit berühmt werden sollte, als Bob Marley sich dort in den Monaten vor seinem Krebstod behandeln ließ. Frau Brohn hatte sich für Issels entschieden, weil er ihre radikale Auffassung vom menschlichen Körper teilte, eine Auffassung, die in scharfem Gegensatz zu den Vorstellungen der orthodoxen Medizin stand, die im Geiste Rudolf Virchows davon ausging, dass jede Krebserkrankung in einer bestimmten Körperzone lokalisiert ist und aus einer Fehlfunktion einer bestimmten Gruppe von Zellen resultiert. «Das bestimmende

Gefühl, das ich hatte», erinnerte sie sich später, «war, dass mein Krebs mich in meiner Ganzheit betraf, nicht nur ein unartiges Teilchen auf meiner linken Seite.» Ganzheitliches Denken hatte sie sich während ihrer Akupunktur-Ausbildung in Hongkong einige Jahre zuvor zu eigen gemacht.

Krankheit war nach ihrer Überzeugung nicht etwas rein Körperliches, sondern der äußere Ausdruck einer Krise der Seele und des Geistes: «Ich wusste, dass mein Krebs eine Ansammlung nicht entladenen Kummers, aufgestauter Schuldgefühle und mehrerer Schichten von Angst war» – womöglich kann man hier ein entferntes Echo auf Galens «melancholischen Körpersaft» heraushören. Schon vor dem eigentlichen Beginn ihrer Therapie setzte sie sich mit den psychischen Verknotungen auseinander, die nach ihrer Überzeugung ihre Heilungschancen beeinträchtigten; sie tat dies, indem sie ihren Mann in Diskussionen über ihre in eine Sackgasse gegenseitiger Vorwürfe geratene Ehe verwickelte. Das führte offenbar zu Gesprächen, die sich durch große Wärme auszeichneten: «Es war unser erster tastender Versuch, uns bedingungslose Liebe anzubieten, und es war ein wunderbares Gefühl.» Die Versöhnung mit ihrem Mann war ihrer Überzeugung nach von zentraler Bedeutung für ihre langfristige Gesundung. Sie sah darin, wie sie in den kommenden Jahren bei vielen Gelegenheiten erläuterte, den Grundstein für ihre dramatische Genesung. «Ich gehöre zu den vielen Menschen, die sagen, dass sie froh sind, Krebs gehabt zu haben …, [vor allem wegen] der unbeschreiblichen Schönheit und Freude, die sich aus jenem Abend ergab.»

Die Leitidee, auf die Dr. Issels seine Behandlungen aufbaute und die Frau Brohn sich begeistert zu eigen machte, besagte, dass es möglich sei, den ganzen Körper gegen den Krebs zu mobilisieren. Auf der einen Seite lehnte sie alle «Gifte» wie Kaffee, Tee, Zigaretten, Konservierungsstoffe, Farbstoffe oder künstliche Aromen ab und nahm nur noch wenig tierisches Eiweiß zu sich; auf der anderen ernährte sie sich voller Überzeugung von Rohkost, Salaten, Obst und Getreide. Sie verfolgte diesen Kurs mit äußerster Konsequenz, ohne sich je den Genuss einer Tasse Kaffee oder eines Rippchens Schokolade zu gönnen. Paradoxerweise gehörten zu ihrem Entgiftungsprogramm regelmäßige Einläufe mit Kaffee – ein populärer Bestandteil der alternativen Krebsmedizin seit den 1950er Jahren. Damals hatte ein New Yorker Arzt namens Max Gerson als Erster seinen Patienten solche Einläufe empfohlen, in der Annahme, das Koffein rege die Leber an, Giftstoffe auszuscheiden. Obwohl solche Einläufe fleckenträchtig waren und ihre Selbstverabreichung Schwierigkeiten bereitete, wurden sie von einer immer größer werdenden Gruppe von Leuten, denen sie offenbar geholfen hatten, empfohlen. Frau Brohn war anfangs skeptisch, doch nachdem sie sich in der Kunst, sich die Einläufe zu geben, vervollkommnet hatte, sah sie sich «fast gegen meinen Willen gezwungen zuzugeben, dass sie mir guttaten». Zusätzlich zum Entgiftungsprogramm versuchte Dr. Issels, Frau Brohns Immunsystem zu stärken; er verschrieb ihr zu diesem Zweck eine Reihe von Nahrungsergänzungsmitteln, Vitaminen und homöopathischen Medikamenten.

Dass Nahrungsergänzungsmittel in der Alternativbewegung eine so große Popularität erlangten, hatte viel mit der unermüdlichen Propaganda des Linus Pauling zu tun. Der Nobelpreisträger war zwar schon ein alter Mann (etwa so alt wie das Jahrhundert), aber noch vital genug, um in den 1970er Jahren in zahlreichen Talkshows und Zeitschrifteninterviews für seine Idee zu werben, dass Vitamin C, in großen Mengen geschluckt, «sich womöglich als die wirksamste und wichtigste Substanz für die Eindämmung der Krebskrankheit erweisen könnte». Nach seiner Überzeugung war Vitamin C in der Lage, die Zahl der Krebserkrankungen und der Krebstoten um 75 Prozent zu senken. Pauling konnte in die Waagschale der Krebsdiskussion seinen unübertrefflichen Nimbus als Naturwissenschaftler einbringen, war er doch der einzige Mensch, der jemals zwei ungeteilte Nobelpreise erhalten hatte, einen für Chemie (in Anerkennung seiner Beschreibung der Bindungskräfte zwischen Atomen) und einen Friedensnobelpreis (für seine Kampagne gegen die Atomwaffen).

In dem Jahr, in dem Penny Brohns Brustkrebs diagnostiziert wurde, kam Paulings Buch *Cancer and Vitamin C* heraus. Es referierte Fallgeschichten von Krebspatienten, darunter die eines 43-jährigen schottischen Lastwagenfahrers, der offenbar dank der Einnahme von Vitamin C in großen Dosen von Lymphkrebs genesen war. Viele orthodoxe Krebsärzte wiesen darauf hin, dass eine Handvoll schöner Fallgeschichten noch keine Gesetzmäßigkeit beweise; auch äußerten sie sich abfällig über Paulings zahlreiche Medienauftritte. Aussagekräftig wäre, so argumentierten sie, nur ein Vergleich zwischen einer Gruppe von Patienten, die Vitamin C nahmen, und einer ähnlichen Gruppe, die keines nahm. Als ein solcher Test durchgeführt wurde und sich als Ergebnis herausstellte, dass Vitamin C kaum einen Effekt hatte, übte Pauling heftigste Kritik an dem Testverfahren und verklagte die betreffenden Forscher – er sah sich als David, der gegen den Goliath der Schulmedizin mit ihren mächtigen Institutionen ankämpfte. Die jahrelang und bitter geführte Auseinandersetzung trug kaum dazu bei, die Frage zu klären, ob Vitamin C eine krebsverhütende Wirkung hatte. Was Pauling aufgrund seiner Reputation aber sicherlich geschafft hatte, war, Zweifel an den Therapieansätzen der Schulmedizin zu säen und der im Wachsen begriffenen Alternativmedizin-Bewegung Auftrieb zu verleihen.

Neun Wochen lang hielt sich Frau Brohn an das von Dr. Issels verordnete Regime, zu dem auch einige therapeutische Maßnahmen gehörten, die sie ein wenig esoterisch fand, wie zum Beispiel die Anreicherung ihres Blutes mit Sauerstoff oder künstlich herbeigeführtes Fieber. Zugleich tat sie so viel wie möglich für ihr emotionales Wohlergehen, beispielsweise indem sie aufmunternde Botschaften an sich selbst und andere schrieb und sie sich immer wieder vorsagte, wie Mantras. «It's a bugger, it's a bugger, it's a bugger!» [«Er ist ein Scheißkerl!»], kreischte sie, auf den Tumor gemünzt, in die kalte Nachtluft der bayerischen Voralpen. Tatsächlich fühlte sie sich bald kräftiger und fasste den Entschluss, in England eine Einrichtung aufzubauen, in der Krebspatienten ein ähnliches Angebot an Hilfe, Unterstützung, Rat und alternativen Behandlungsmöglichkeiten wie bei Dr. Issels finden würden, allerdings nicht unter einer so strengen Gängelung.

✦

Nach Tagen des Wartens in seinem Klinikbett erhielt Vater endlich einen Termin beim Spezialisten. Er quälte sich in einen Rollstuhl, wurde zu einem Kleinbus geschoben und zu einem anderen Gebäude chauffiert, das mehrere Kilometer entfernt war. Dort verbrachte er den größten Teil des Nachmittags mit anstrengendem Warten, ohne dass Schwestern oder Ärzte Notiz von ihm nahmen. Als der Spezialist ihn am frühen Abend endlich untersuchte, stellte sich heraus, dass man Vaters Unterlagen verlegt hatte. Ohnedies wollte der Arzt einen neuen Knochenscan sehen, bevor er über das weitere Vorgehen entscheiden konnte. Mama und Vaters Schwester Helen hatten mit ihm gewartet; ich war in London. Sie waren wütend. Auch ich selbst hatte den Eindruck, mein Vater werde von den Ärzten vernachlässigt, denn nach meiner Überzeugung hätten sie irgendetwas tun müssen und können: operieren, bestrahlen, Chemotherapie, Interferon, was auch immer – genaue Vorstellungen hatte ich natürlich nicht.

Spät an diesem Abend hatte ich eine «Strategiebesprechung» mit Mama. Sie war erschöpft, nachdem sie so viele Stunden im Krankenhaus verbracht hatte und zu nervös gewesen war, um etwas zu essen.

Sie hatte immer einen mitgenommen aussehenden Schnellhefter dabei, dick gefüllt mit handschriftlichen Notizen und Zeittabellen zu Vaters Krankheitsverlauf. Keiner von uns kam auf die Möglichkeit zu sprechen, dass Vater sterben könnte; wir konzentrierten uns vielmehr auf die kleinen Dinge, von denen wir glaubten, sie beeinflussen zu können. Wir wollten erreichen, dass Vater eine Behandlung bekam und dann nach Hause entlassen wurde. Wir waren überzeugt, ohne das ständige Gewusel und den Lärm der Krankenstation und mit der emotionalen Unterstützung, die wir ihm rund um die Uhr gewähren konnten, werde er sich besser und schneller erholen. Bei aller Bewunderung für die ärztliche Kunst hatten auch wir uns dem Einfluss der von Teilen der Alternativmedizin vertretenen Anschauungen und kritischen Sichtweisen nicht ganz entziehen können.

Wir versuchten also, eine Aufstellung der Gerätschaften und der Personalkapazitäten zu machen, die wir benötigen würden, um Vater zu Hause versorgen zu können. Und wir diskutierten darüber, wie aggressiv wir unser Anliegen gegenüber der Klinik vertreten sollten. Als ich meinem Vater eröffnete, dass wir es für notwendig hielten, das Krankenhaus hart anzugehen, bat er sich aus, dass wir niemanden vor den Kopf stoßen sollten. Er hatte sich für einen stillen Defätismus entschieden: Nichts würde ihn aus seinem Gleichmut bringen. Und gerade so, als habe er beschlossen, der Familie jeglichen Stress zu ersparen, trug er das ganze Gespräch über ein gutmütiges Lächeln zur Schau.

Bei meinem nächsten Besuch fand ich Vater auf der Bettkante sitzend vor. Er hatte die Ärzte endlich dazu gebracht, die Morphingaben zu erhöhen, damit seine Schmerzen nachließen; er verlor damit aber auch ein Stück weit die Kontrolle über seine Muskulatur. Als er ein Glas Wasser zum Mund führen wollte, zitterten seine Hände so stark, dass Wasser auf seinen Schlafanzug tropfte. Als ich ihn abtrocknete, wussten wir beide, dass jeder von uns in dem kleinen Malheur ein Omen sah. Seine Augen füllten sich mit Tränen. Ich sagte ihm, dass er ein großartiger Vater für mich war. Er antwortete: «Wir scheinen uns gerade gut zu verstehen.» Ich hielt seine Hand, was uns jedoch beide befangen machte; und als ich ihm sagte, wie sehr ich mir wünschte, dass er wieder auf die Beine käme, klangen meine Worte entsetzlich banal.

✦

Im Herbst 1980 begann Penny Brohn Krebspatienten zu rekrutieren; sie fand sie in kirchlichen Gruppen und durch Freunde, die auf der

Suche nach therapeutischen Alternativen waren. Im Oktober desselben Jahres empfing sie sie in einer Doppelhaushälfte in einem Vorort von Bristol zu einem ersten Beratungsgespräch, dem weitere folgen sollten. Brohns Mitarbeiterin der ersten Stunde war Pat Pilkington, die Frau eines Vikars, die zuvor eine Gruppe geleitet hatte, in der spirituelle Heilungssitzungen veranstaltet worden waren. Die Leidenschaft Penny Brohns komplementierte Pat Pilkington mit einer Resolutheit, die in ihrem tief empfundenen christlichen Glauben wurzelte.

Das Krebshilfezentrum Bristol war in der Welt der alternativen Therapien insofern fast einzigartig, als es ein ganzes Spektrum alternativer Ansätze anbot, aus dem die Patienten auswählen konnten, was ihnen gefiel. Die meisten anderen nichtorthodoxen Behandlungszentren, wie die Issels-Klinik, lehrten und praktizierten dogmatisch einen einzigen Ansatz. Was in Bristol als mehr oder weniger improvisierte wöchentliche Beratungssitzung begonnen hatte, entwickelte sich im Verlauf einiger Jahre zu einem regelrechten Curriculum zweitägiger Kurse. Das Zentrum betrieb keinerlei Werbung; Interessenten erfuhren von seiner Existenz durch Freunde und Ehemalige und nahmen Anfahrtswege von Hunderten Kilometern auf sich, um sich Rat und Unterstützung zu holen. Viele Verzweifelte waren unter ihnen, die an die Grenzen dessen gestoßen waren, was die Schulmedizin zu bieten hatte. Wie Penny Brohn waren sie oft auch sehr schlecht auf die Ärzteschaft zu sprechen, weil viele Mediziner einen brüsken und kurz angebundenen Umgang mit ihren Patienten pflegten und es an Mitgefühl fehlen ließen. «Dann kommen sie in dieses ganz gewöhnliche Haus, wo Bilder an den Wänden hängen und Teppiche auf dem Boden liegen», schrieb Frau Pilkington, «und stellen fest, dass wir alle wie normale menschliche Wesen aussehen. Keine Uniformen irgendwelcher Art. Und sie werden mit Liebe empfangen. Und das ist es, was uns unterscheidet: Wir sind Freiwillige, wir alle geben Liebe.»

Beim ersten Treffen jedes neuen Kurses erzählte Brohn die Geschichte ihres Kampfes gegen den Krebs. Mit gewinnendem Lächeln schilderte sie launig ihre Auseinandersetzungen mit Ärzten, ihren Aufenthalt in der Issels-Klinik und ihre Genesung. Indem sie ihre systematischen Darlegungen mit Selbstironie würzte, inspirierte sie die Patienten, es ihr gleichzutun. «Feuert euch selbst mit der Vorstellung an, dass es in der ganzen Welt Ärzte und Kliniken gibt, die wunderbare Bekenntnisse zu diesen ganzheitlichen Methoden ablegen», schrieb sie, wohl wissend, dass diese Anbieter alternativer Therapien teilweise sehr weit außerhalb der akzeptierten medizinischen Praxis operierten. Die

Losungen ihrer asketischen Therapierichtung lauteten Disziplin, innere Stärke und Selbstverleugnung.

Mentales und spirituelles Wohlbefinden waren ebenfalls wichtige Elemente dieser Kurse. Die Patienten erhielten eine psychologische Beratung, die Aufschluss darüber bringen sollte, welche Traumata zum Ausbruch ihrer Krankheit geführt hatten, und unterzogen sich dann einer spirituellen «Heilungsséance», bei der die Heilerin durch Handauflegen die im Patienten schlummernden Kräfte für den Kampf gegen den Krebs zu mobilisieren versuchte. Manche Patienten sagten, sie hätten während solcher Sitzungen das Gefühl gehabt, als sei eine Kraft von außen in ihren Körper gekommen. Viele der weniger religiösen unter den Patienten – und von denen gab es nicht wenige – empfanden diese Sitzungen als eine Form der Meditation.

Als drittes Mitglied wirkte in der Mannschaft ein pensionierter Arzt namens Alec Forbes mit, dessen Präsenz dem ganzen Unternehmen eine gewisse medizinische Seriosität verlieh. Spindeldürr und von überragender Körpergröße, erinnerte Dr. Forbes im Auftreten an einen sehr engagierten Schullehrer, der Disziplin ins Leben der ihm Anvertrauten bringt. In einem der vom Zentrum verteilten Pamphlete erklärte er: «Es ist eine Tatsache, dass Menschen, die sich gegen ihren Krebs aktiv zur Wehr setzen, eine weitaus bessere Perspektive haben als diejenigen, die sich apathisch in ihr Schicksal ergeben.» Forbes empfahl nicht nur die Einnahme etlicher Vitaminpräparate, dazu Kaffee-Einläufe und diverse «alternative» Krebsmedikamente; er war auch ein dogmatischer Verfechter der «Bristol-Diät», die weitgehend dem strengen Speisezettel entsprach, an den sich Penny Brohn in Bayern gehalten hatte. Alle Kursteilnehmer wurden angewiesen, ausschließlich Rohkost und Obst zu essen, täglich viele Gläser Karottensaft zu trinken und sich zu 100 Prozent veganisch zu ernähren. Ein typisches Mittagessen bestand aus frischem Karottensaft, einem gemischten Salat aus rote Beete, Zucchini, Kopfsalat, Bohnensprossen, Karotten und Sellerie; dazu als «Überraschungsdessert» Orangen und Bananen. Um diese Diät durchzuhalten, bedurfte es einer unerschütterlichen Überzeugung, beständiger Arbeit an der Saftpresse, sorgfältig ausgewählter Bezugsquellen und neuer Rezepte. In den Häusern der Patienten, die sich dieser Diät verschrieben, duftete es ständig nach Karotten, und ihre Haut nahm nach einiger Zeit einen leichten Orangeton an. So hart waren die Anforderungen, dass ein rundes Drittel derjenigen, die an den Kursen teilnahmen, danach zu Hause keine der diätetischen Vorschriften durchhielt; nur jeder zweite blieb mit einiger Konsequenz dabei. Manche konnten sich nur schwer des Gefühls erwehren, sie hätten versagt und seien an den Konsequenzen selber schuld. «Wer hier herkommt und etwas davon haben will», mahnte Frau Pilkington immer wieder, «muss sich voll darauf einlassen.»

Eine der in Bristol gelehrten Techniken war die «Visualisierung», eine von dem Ehepaar Carl und Stephanie Simonton an ihrer Klinik im texanischen Fort Worth entwickelte Therapieform. Deren erstmals 1978 erschienener Bestseller *Getting Well Again* (der auf Deutsch erst 1992 als *Wieder gesund werden* herauskam) erzählte die emblematische Geschichte eines 61-jährigen Mannes, der an einem so weit fortgeschrittenen Kieferkrebs litt, dass er kaum noch seinen eigenen Speichel schlucken konnte. Carl Simonton verschrieb ihm drei 15-minütige Entspannungssitzungen pro Tag. In diesen Sitzungen forderte er den Patienten auf, «sich seine Behandlung – eine Strahlentherapie – bildlich so vorzustellen, als würden alle Zellen – die normalen und die Krebszellen – von Millionen winziger Energiekügelchen bombadiert». Er solle sich ausmalen, wie die getroffenen Krebszellen explodierten und wie seine gesunden weißen Blutkörperchen den Tumor ummantelten und zum Schrumpfen brachten. «Was dann geschah, sprengte den Rahmen von Carls bisheriger Erfahrung», schrieben die Simontons. Innerhalb von zwei Monaten bildete sich der Kieferkrebs des Patienten vollständig zurück und verschwand.

An Penny Brohns Zentrum in Bristol wurde den Patienten diese Therapietechnik neben vielen anderen angeboten, und die allermeisten zeigten sich davon begeistert. Langsam, aber sicher verbreitete sich die Kunde.

✦

Im Spätsommer 1982 ertastete Mama einen Knoten in ihrer Brust. Erschrocken und ein wenig beschämt, erzählte sie nur ihrer Schwester und ihrer Schwägerin Helen, die ebenfalls Ärztin war, von ihrer Entdeckung. Sie wollte nicht, dass die Familie sich Sorgen machte, und so sagte sie nicht einmal ihrer Mutter etwas davon, dass sie zur Untersuchung ins Krankenhaus ging. Gerade erst 51 geworden, fragte sie sich, ob sie noch erleben würde, wie ihre Kinder erwachsen wurden – ich war vierzehn, meine Schwester siebzehn. Andererseits war sie Ärztin und las medizinische Zeitschriften; obwohl in ihrem Fall eine radikale Mastektomie die nach den Maßstäben der Zeit angezeigte Maßnahme gewesen wäre, einigten sie und ihr Chirurg sich darauf, es zunächst bei einer Lumpektomie bewenden zu lassen. Mama behandelte ihre Operation mit so viel Nonchalance, dass die ganze Episode in meinem Gedächtnis kaum Spuren hinterlassen hat, abgesehen vom Bild einer unter ihrem Klinikbett baumelnden Plastikflasche, in der sich blutrote Wundflüssigkeit sammelte. Nach ihrer Entlassung aus dem Krankenhaus wandte Mama sich um Unterstützung an das Krebshilfezentrum Bristol, weil sie im Radio davon gehört hatte.

Sie schickten ihr acht bunt bedruckte Handzettel, verfasst von Alec Forbes und Penny Brohn, jedes über einen anderen Therapieaspekt, von Diätvorschlägen bis zu Kaffee-Einläufen. Mama fand Gefallen an ihren Mantras, zum Beispiel an der Devise: «Positives Handeln ist der Schlüssel, geben Sie nie auf.» Und sie akzeptierte, dass es ihrer Lebensqualität guttun könnte, wenn sie sich einige dieser Leitsätze zu eigen machte. Auch fand sie, dass eine psychologische Beratung, wie sie von ihren orthodoxen ärztlichen Kollegen nicht angeboten wurde, sehr wohl aber von dem Zentrum in Bristol, für manche Patienten eine Hilfe sein konnte. Doch je länger sie über den Handzetteln saß, desto mehr fand sie daran auszusetzen, besonders die nach ihrer Ansicht fahrlässigen Versprechungen auf Heilung. «Funktionieren die Therapien?», hieß es in einem der Prospekte. «Wenn sie vollständig und konsequent durchgehalten werden», lautete die Antwort, «können sie Leben retten und tun es.»

Am meisten stieß Mama sich daran, dass das Zentrum Laetril propagierte, einen Extrakt aus Aprikosenkernen, dessen berühmtester Anhänger in den Monaten vor seinem Krebstod die Hollywoodikone Steve McQueen gewesen war. Um den Wirkstoff war eine langwierige und heftige Kontroverse entbrannt, und die jüngsten wissenschaftlichen Forschungsergebnisse zeigten, dass Laetril nicht nur keine positiven gesundheitlichen Wirkungen hatte, sondern sogar Schaden anrichten konnte. Trotzdem warb Penny Brohn in ihren Handzetteln und später auch in diversen Büchern für das Präparat. Mama störte sich auch an dem Dogmatismus, der aus den Prospekten sprach, vermittelten sie doch den Eindruck, dass Kranke, die sich nicht streng an die diätetischen und anderen Vorschriften hielten, mit ihrem Leben spielten.

✦

Meine Mutter entschied sich letztlich dagegen, einen Kurs im Krebshilfezentrum Bristol zu buchen, aber viele andere fuhren hin. Langsam wurde das Zentrum berühmt, was wiederum Kritiker aus den Reihen der Schulmedizin auf den Plan rief, die sich skeptisch bis ablehnend zu den therapeutischen Angeboten des Zentrums äußerten. Der Leidenschaft und Entschlossenheit von Penny Brohn und Pat Pilkington tat dies keinerlei Abbruch, und dank ihrer Tatkraft und der cleveren Art, wie sie die Medien für sich nutzten, wuchs das Zentrum weiter. Nicht lange, und seine Gründerinnen hielten nach einer neuen, größeren Immobilie Ausschau.

Die öffentliche Aufmerksamkeit für das Zentrum nahm noch einmal schlagartig zu, als die BBC im März 1983 eine Dokumentationsserie unter dem Titel *A Gentle Way With Cancer?* ausstrahlte. In der sechsteiligen Serie wurden in sorgfältiger Ausgewogenheit alternative Ansätze in der Krebsmedizin wie Meditation, psychologische Beratung, Visualisierung und spirituelle Heilung dokumentiert. Um Kontroversen aus dem Weg zu gehen, wurde in den Filmen immer wieder betont, dass diese Therapien die Methoden der orthodoxen Medizin nicht ersetzen, sondern lediglich ergänzen sollten. Gleichwohl entstand der Eindruck, die BBC breche eine Lanze für die neuen alternativen Ansätze, was schon in den Wochen vor dem Sendetermin dazu führte, dass mehrere Mediziner sich an die Rundfunkanstalt wandten und, allerdings erfolglos, versuchten, sie von der Ausstrahlung der Serie abzubringen.

Im Juni desselben Jahres erhielt das Bristoler Projekt endgültig seinen Ritterschlag, als kein Geringerer als der Prince of Wales den neuen Sitz des Zentrums einweihte, ein ehemaliges Nonnenkloster. Er erklärte der versammelten Menge, man könne aus der bloßen Tatsache, dass Therapien, die «an der physischen, emotionalen und spirituellen Ebene ansetzen, nicht in einer klinischen Laborsituation getestet werden können», nicht darauf schließen, dass sie «völlig wertlos oder gar schädlich» seien. Prinz Charles stand zwar schon vorher in dem Ruf, ein Faible für die Unterstützung exzentrischer Projekte zu haben, aber in diesem Fall sprach er großen Teilen der Öffentlichkeit durchaus aus dem Herzen. Einige Wochen später stieg sogar die *Times* auf ihrer Kommentarseite in das Thema ein und erklärte: «Beim Krebs hat die Naturwissenschaft, wie bei den meisten anderen lebensbedrohenden Krankheiten, sich noch nicht das Recht verdient, von den Patienten absolutes Zutrauen zu verlangen.» Die Zeitung fand lobende Worte für das Bristoler Zentrum.

Es gab auf der Welt, wenn überhaupt, nur wenige nichtorthodoxe Behandlungszentren, die sich so große öffentliche Anerkennung verschafft hatten. In den USA sahen sich etliche vergleichbare Einrichtungen gezwungen, Zuflucht bei Kliniken im mexikanischen Tijuana zu suchen und unter deren Dach zu praktizieren, weil die amerikanische Arzneimittelbehörde FDA in den 1970er Jahren einen regelrechten Feldzug gegen sie inszeniert hatte: Leute, die mit Laetril handelten, waren verhaftet, Vertreter anderer Therapien aus dem Geschäft gedrängt worden; nur noch registrierte Ärzte durften medizinische Beratung anbieten. Penny Brohn und Pat Pilkington wurden nie an der Ausübung ihrer Tätigkeit gehindert, aber die britische Ärzteschaft machte gegen sie mobil.

✦

Als die Spezialärzte endlich wieder die Zeit fanden – und genügend Untersuchungsergebnisse beieinanderhatten –, um mit meinem Vater zu sprechen, rieten sie zu einer letzten Bestrahlungstherapie. Seit seiner Wiedereinlieferung ins Krankenhaus waren nunmehr zwei Wochen vergangen. Im Wartezimmer der Bestrahlungsstation saß Vater lesend in seinem Rollstuhl. Er hatte sich immer als einen langsamen Leser bezeichnet, aber an diesem Tag verschlang er die Artikel geradezu.

Als er endlich zur Bestrahlung abgeholt wurde, bat der behandelnde Arzt Mama und mich in ein Besprechungszimmer. Er zog MRI-Tomografien von Vater, die vor einigen Tagen angefertigt worden waren, aus einem Umschlag und klemmte sie auf einen Leuchtkasten. Es waren mehr als ein Dutzend Querschnitte durch Vaters Rumpf, und sie zeigten graue verwirbelte Massen, die eher wie Wolkenformationen wirkten als wie Innenansichten des menschlichen Körpers. Die Bilder zeigten, dass die Gelenkpfanne von Vaters linker Hüfte praktisch völlig zu Bruch gegangen war. Das bedeutete nicht nur, dass das Gehen ihm immer stärkere Schmerzen bereiten würde; es bestand vielmehr auch die haarsträubende Gefahr, dass sein Oberschenkelknochen das weiche Hüftgewebe durchstoßen und sich in seinen Bauchraum vorarbeiten würde, mit fatalen Folgen. Die Bestrahlungen, die Vater jetzt erhielt, mochten seine Schmerzen lindern, würden seine Mobilität jedoch nicht wiederherstellen. Als wir fragten, wie lange Vater noch zu leben habe, sagte der Arzt: vielleicht Monate, vielleicht Wochen.

Als wir wieder allein waren, äußerte Mama die Sorge, jeder jetzt noch vorgenommene ärztliche Eingriff könnte Vaters Lebensqualität in seinen letzten Wochen eher verschlechtern als verbessern. Sie fürchtete, die Bestrahlung könnte, anstatt ihm die Schmerzen zu nehmen, seine Lage nur noch verschlimmern, ihm seine letzten Tage auf Erden unerträglich machen und seinen Tod beschleunigen. Plötzlich schien es uns, als seien all die Verheißungen und Hoffnungen, an die wir uns in dem

Dreivierteljahr seit seiner Diagnose geklammert hatten, nichts als Illusion gewesen. All die schönen ausgefeilten Theoriemodelle der Medizin über die menschliche Biologie waren wert- und machtlos gegenüber dem Sterben meines Vaters. Plötzlich kamen meiner Mutter, obwohl sie selbst Ärztin war, zu ihrer eigenen Irritation Zweifel daran, ob die Medizin ihrem Mann noch irgendetwas Gutes zu bieten hatte. Plötzlich auf dem Absatz kehrtmachend, strebte sie zu dem Arztzimmer zurück, aus dem wir gerade kamen.

Nach einigem Suchen fanden wir den Mann. Mama forderte ihn auf, seine Entscheidung schlüssig zu begründen. Ich hatte meine Mutter noch nie als Kämpferin gesehen, bis ich jetzt miterlebte, wie sie sich vor dem Arzt aufbaute und ihn mit Fragen, Forderungen und Argumenten in die Enge trieb. Es ärgerte ihn offensichtlich ein wenig, dass Mama ihm auf den Zahn fühlte, aber er erklärte ihr ruhig, neuere Studien hätten gezeigt, dass eine starke Strahlendosis das Fortschreiten der Krankheit nicht wesentlich verlangsamen könne, wohl aber eine Linderung der Schmerzen bewirke. Er machte das Angebot, die Aufsätze herauszusuchen, auf die er sich bezog. Doch Mama zeigte sich bereits etwas besänftigt, schien es doch, als sei die Entscheidung des Arztes wohl begründet.

Im Ambulanzwagen auf dem Rückweg zu seiner Krankenstation blieb Vaters Frage unbeantwortet in der Luft hängen: «Bewirkt die Behandlung, dass ich danach wieder laufen kann?»

✦

1986 luden Penny Brohn und Pat Pilkington eine Gruppe von Wissenschaftlern in das Krebshilfezentrum Bristol ein. Sie wollten mit ihnen über den Plan sprechen, eine wissenschaftliche Studie zu veranstalten, die, so hofften sie, Belege für die Wirksamkeit ihres therapeutischen Konzepts liefern würde.

Sir Walter Bodmer, Generaldirektor der größten Krebshilfeorganisation Großbritanniens, des Imperial Cancer Research Fund (ICRF), und ein angesehener Statistiker, war mit von der Partie, ebenso Professor Tim McElwain vom Institute of Cancer Research in London, der sich bislang als einer der schärfsten Kritiker des Bristoler Zentrums hervorgetan hatte. Er hatte sich zum Beispiel einige Tage vor dem Auftritt von Prinz Charles in Bristol gegenüber der *Times* darüber mokiert, dass ein Mitglied der Königsfamilie sich dazu hergab, «Hokuspokustechniken anzuerkennen». Er hatte die Behauptung, die in Bristol angebotene Mixtur aus Arzneien, Diäten und Nahrungsergänzungsmitteln könne das Leben von Krebspatienten verlängern, ganz entschieden in Abrede gestellt und in einer Fernsehdiskussion über das Zentrum erklärt: «Ich sehe keine Anhaltspunkte dafür, dass es funktioniert.»

McElwain war keineswegs ein betriebsblinder, zur Empathie unfähiger Arzt der alten Schule, ja er teilte sogar Brohns und Pilkingtons Urteil über die Art und Weise, wie manche Ärzte mit Patienten umgingen. Der Erfolg des Bristoler Zentrums zeigte nach seiner Meinung «insbesondere die Defizite von uns Medizinern in der Beziehung zu unseren Patienten auf», wie er in derselben TV-Sendung einräumte. «Dieses immer wiederkehrende Leitmotiv, dass Patienten in ihre eigene Behandlung nicht einbezogen und ungenügend informiert werden, dass man ihnen nicht genug Zeit widmet und dass manche Ärzte, wenn auch keineswegs alle, es oft an Respekt ihnen gegenüber mangeln lassen, das ist der springende Punkt.» Um hieran etwas zu ändern, hatte er sich 1984 zum stellvertretenden Vorsitzenden der neu gegründeten British Association of Cancer United Patients (BACUP) wählen lassen, einer Organisation, die Patienten mit Rat und emotionaler Unterstützung zur Seite stehen wollte. Dass hier ein großer Bedarf vorhanden war, zeigte sich schon darin, dass die BACUP im ersten Jahr ihres Bestehens 30 000 Anrufe erhielt.

Kurz nachdem Bodmer und McElwain das Zentrum besucht hatten, erklärte sich der ICRF bereit, die Kosten für eine kleine Studie zu übernehmen. «Das bedeutet, dass wir in ein paar Jahren», frohlockte Penny Brohn, als die Studie auf dem Weg war, «in der Lage sein dürften, die Tatsachen und Zahlen zu präsentieren, die das untermauern, woran wir glauben, nämlich dass ein Aufenthalt in Bristol tief greifende Auswirkungen auf die Leistungsfähigkeit und das Überleben von Krebspatienten haben kann.»

Verantwortliche Leiterin der Studie war Claire Chilvers, Professorin für Epidemiologie am Institut für Krebsforschung; McElwain steuerte das klinische Fachwissen bei. Ursprünglich hatten sie sich vorgenommen, Frauen, die sich für einen Aufenthalt in Bristol anmeldeten, nach dem Zufallsprinzip in zwei Gruppen aufzuteilen: eine, die das Therapieprogramm mitmachte, und eine andere, die nicht daran teilnahm. Doch Pilkington und Brohn hielten es für moralisch unvertretbar, der Hälfte der Interessentinnen jede Therapie zu verwehren; immerhin waren es Frauen, die aus eigener Initiative den Weg zum Zentrum gefunden hatten; sie würden nicht einsehen, weshalb sie auf die Therapie verzichten sollten, nachdem sie die Reise auf sich genommen hatten. So beschlossen Chilvers und McElwain, eine Gruppe von Bristol-Patienten über den Testzeitraum hinweg mit den Fallgeschichten von Krebspatienten zweier Bezirkskrankenhäuser zu vergleichen.

Die Frauen, die im Sommer 1986 im Krebshilfezentrum Bristol eintrafen, erhielten einen ausführlichen Fragebogen, der darauf abzielte, ihre psychische und geistige Verfassung zu bestimmen, festzustellen, in welchem Ausmaß sie die Vorgaben des Therapieprogramms befolgten und wie gut es nach ihrer Einschätzung ihrer Psyche tat. Jeweils nach Ablauf eines Jahres erhielten die Frauen denselben Fragebogen erneut und füllten ihn wieder aus.

Während die Studie lief, meldete sich bei Penny Brohn ihr Brustkrebs wieder. «Sie hatte mit Schuldgefühlen zu kämpfen, weil sie wieder krank war», erinnert sich Michael Wetzler, Arzt am Bristoler Zentrum. «Sie hätte den Krebs besiegen müssen. Weil sie fest daran glaubte, dass man ihn mit dieser Lebensweise besiegen konnte. Also dachte sie, sie müsse etwas falsch gemacht haben. Konnte sie es finden, wenn sie in sich hineinlauschte, und den Fehler abstellen?» Widerstrebend unterzog sie sich einem chirurgischen Eingriff und begann ein Medikament namens Tamoxifen zu nehmen, das angeblich die Wahrscheinlichkeit eines Rückfalls verminderte. Wie viel Unbehagen ihr dieser Rückgriff auf ein eher konventionelles Mittel bereitet haben muss, zeigte sich darin, dass sie in den beiden Büchern, die sie 1986 und 1987 veröffentlichte – eines über ihren persönlichen Kampf, das andere über die Philosophie des Bristoler Zentrums –, das Medikament mit keinem Wort erwähnte.

Am Mittwoch, den 5. September 1990 herrschte großer Medienauftrieb am Sitz des Imperial Cancer Research Fund in London, denn die Ergebnisse der Studie über das Krebshilfezentrum Bristol sollten bekannt gegeben werden. Zum ersten Mal hatte das schulmedizinische Establishment das Paket aus Diät, Meditation, Heilungsséancen und psychologischer Beratung auf den Prüfstand gestellt. In einem Raum, in dem es von TV-Kameras und Zeitungsjournalisten wimmelte, trat Professor Tim McElwain ans Podium. Er war, wie eine Zeitung berichtete, «glatzköpfig, glatt, dick und fühlte sich pudelwohl in seiner professionellen Institutskrawatte, seinem blau gestreiften Hemd und seinem blauen Anzug». Professor Claire Chilvers war in einem dunklen Hosenanzug erschienen; ihr Haar hatte sie mit Schildpattspangen gebändigt. Auf der anderen Seite des Rednerpults sah man Penny Brohn in einem gepunkteten Hosenanzug und mit langer, offen herabfallender Haarpracht, in Begleitung des ärztlichen Leiters des Bristoler Zentrums, Michael Wetzler, der einen Leinenanzug trug. Hier stand das Krebshilfezentrum Bristol dem schulmedizinischen Establishment gegenüber, und es schien, als träfen zwei verschiedene Welten aufeinander.

An die Journalisten wurden Exemplare des Forschungsberichts ausgehändigt, der am nächsten Tag in *The Lancet* veröffentlicht werden würde, und sein Fazit lautete: «Frauen mit Brustkrebs, die das Krebshilfezentrum Bristol aufsuchen, sind schlechter dran als Frauen, die nur konventionelle Behandlungen erhalten.» Die Studie hatte die Geschicke von 334 Frauen verfolgt, die Kurse im Zentrum absolviert hatten, und festgestellt, dass bei ihnen die Wahrscheinlichkeit eines Rückfalls doppelt so groß war wie bei denen, die in konventioneller Behandlung waren. Professor Chilvers äußerte die Vermutung: «In dem Bristoler Programm könnte ein Element enthalten sein, das Schaden anrichtet. Das Bristoler Zentrum ist bekannt für seine Diät.»

Tags darauf prangte auf der Titelseite des *Guardian* die Überschrift «Doppeltes Risiko im Krebszentrum». *The Sun* titelte nach Regenbogenart: «Vegetarische Krebskur birgt Gefahr: Mehr Opfer sterben im Zentrum des Prinzen». Penny Brohn erlebte die Pressekonferenz als niederschmetternd, es war, als verübten die Wissenschaftler und die Presse einen Mordanschlag auf ihr Kind. Sie versuchte verzweifelt, die Rolle der Diät in ihrer Krebstherapie zu verteidigen, während McElwain mit den Augen rollte und seufzte. Er unterstrich, dass es «nicht ein Jota, nicht einen Deut» von Beweisen für die Diäthypothese gebe. Ferner erklärte er: «Ich sehe mich nicht mehr in der Lage, meinen Patienten zu sagen, es werde ihnen nicht schaden, nach Bristol zu gehen.» Penny Brohn konnte am Ende nur hilflos beteuern, sie könne sich «unmöglich vorstellen, wie irgend eines dieser Dinge bei irgendjemandem Schaden anrichten könnte». McElwain konterte dies mit der Bemerkung, Leute, die 600 Pfund für einen einwöchigen Aufenthalt am Zentrum ausgaben, erwarteten mehr, als sich wohlzufühlen, nämlich länger zu leben. An diesem Abend widmeten sich auch die Fernsehnachrichten dieser Geschichte.

In den darauffolgenden Wochen begannen die Anmeldungen beim Bristoler Zentrum zurückzugehen. Wohltätige Stiftungen begannen ihre Zuschüsse zu kürzen. Die Mitarbeiter des Zentrums hatten nicht mehr genug zu tun. Doch die Leserbriefspalten von *The Lancet* füllten sich bald mit kritischen Stimmen zu der Studie, die auf «mögliche Schwächen in der Anlage der Studie und in der Interpretation der statistischen Analyse» hinwiesen. Mehrere Briefschreiber äußerten die Vermutung, die in Bristol weilenden Patientinnen könnten sich auf irgendeine systematische Weise von denen unterscheiden, deren Fälle die Wissenschaftler aus Krankenhausakten erschlossen hatten, und machten deutlich, dass, wenn Äpfel mit Birnen verglichen werden, sich leicht Interpretationsfehler einschleichen. Hinter der kühlen, sachlichen wissenschaftlichen Sprache dieser Briefe lauerte Wut. Und schließlich stellte sich in der Tat heraus, dass bei denen, die nach Bristol kamen, die Krebserkrankung im Durchschnitt weiter fortgeschritten war als bei den Fällen aus den Klinikakten, die zum Vergleich herangezogen worden waren, denn für viele war Bristol die letzte Zuflucht. Ihre Chance, an Krebs zu sterben, war daher von vornherein größer.

Zwei Monate nach der Pressekonferenz antworteten Tim McElwain und Claire Chilvers in *The Lancet* auf ihre Kritiker: «Wir bedauern, dass unser Studienbericht weithin den Eindruck vermittelt hat, für die Unterschiede in Bezug auf Rückfälle und Überlebenschancen, die wir feststellten, sei das Programm des Krebshilfezentrums Bristol unmittelbar verantwortlich. Diese Aussage haben wir nie gemacht. Es ist nach unserer Auffassung sehr viel wahrscheinlicher, dass sich dieser Unterschied durch das fortgeschrittenere Krankheitsstadium derer, die das Krebshilfezentrum Bristol aufsuchen, erklären ließe.»

Im November 1990 beging Tim McElwain Selbstmord. Er hatte sein ganzes Leben lang mit Depressionen zu kämpfen gehabt, aber viele vermuteten, der Druck, unter dem er nach der Bristol-Studie stand, habe zu seinem finalen Entschluss beigetragen.

1991 entwickelten sich bei Penny Brohn sekundäre Tumore an den Knochen. Nach Strahlenbehandlungen und weiteren chirurgischen Eingriffen starb sie im Februar 1999 im Alter von 55 Jahren.

Die Kontroverse über die Bristol-Studie fand Parallelen in vielen anderen Auseinandersetzungen über alternative Therapien, denn es gab tatsächlich, abgesehen von herzerwärmenden persönlichen Geschichten, kaum substanzielle Belege dafür, dass Vitamin C, der Extrakt von Aprikosenkernen, Misteln, Hydrazinsulfat, «Antineoplastone» oder irgendeine andere Alternativtherapie das Leben von Krebspatienten zu verlängern vermochten. Zugleich trugen die zum Teil wütend ausgetragenen Fehden wenig dazu bei, der orthodoxen Medizin einen besseren Ruf zu verschaffen. Ihre teils maßlosen Angriffe gegen diejenigen, die alternative Methoden praktizierten, hatten einen hohlen Klang, weil sie häufig von denselben Ärzten kamen, die noch vor wenigen Jahren Heilerfolge in Aussicht gestellt hatten, die dann nicht eingetreten waren. Eben weil diese Heilerfolge ausblieben, hatten Patienten sich auf die Suche nach Alternativen begeben und hatten oft erfahren, dass sie Trost und Zuwendung nur in den Reihen der medizinischen Außenseiter fanden. Infolge davon hatten die 1980er Jahre eine subtile Verlagerung der öffentlichen Sympathien und des Marktes hin zu alternativen Ansätzen gebracht; nicht lange, und auch die etablierte Medizin sollte sich in diese Richtung bewegen.

✦

Zwei Wochen nach Vaters Wiedereinlieferung ins Krankenhaus war sein stationärer Aufenthalt dort, wie es schien, fast schon zu einem Bestandteil unserer familiären Normalität geworden. Jessica, seine vierjährige Enkelin, tollte, wenn sie ihn besuchte, auf der Station umher, als sei eine Zeile von Betten mit bewegungsbehinderten Greisen darin das Normalste von der Welt.

An einem Tag schob ich Vater durch die Krankenhauskorridore zu einem von der Sonne beschienenen Treppenabsatz. Jessica hüpfte neben uns her. Ich packte seine Beine in die Decke ein, und wir schauten gemeinsam durchs Fenster hinaus auf ein Rasenstück. Plötzlich langte Vater zu Jessica hinüber und versuchte sie in die Nase zu zwicken. Sie kreischte auf und rannte weg. Wir schwiegen uns an – die Situation war nicht gerade gesprächsfreundlich, da ich stand und er saß, ganz zu schweigen von den Schwestern und Sanitätern, die ständig an uns vorbeihuschten. Aber Tatsache war auch, dass wir beide um Worte verlegen waren.

Ich schob ihn auf sein Zimmer zurück. Jessica hatte aus einem Gehgestell ein Haus gebaut, indem sie einen Mantel als Dach darübergebreitet hatte. Vater quälte sich bei dem Versuch, sich zum Bett zurückzuhangeln, und sagte dann, er brauche das Gehgestell. Jessica war enttäuscht, dass sie ihr Spiel beenden musste.

✦

Das Krebshilfezentrum Bristol residiert nach wie vor in dem stillen, schönen ehemaligen Nonnenkloster, wo es von Prinz Charles eröffnet wurde. Es bietet noch immer Wochenkurse für Krebspatienten und ihre Familien an, in deren Verlauf sie in eine Reihe alternativer Therapieansätze eingewiesen werden, von der spirituellen Heilung bis zur Visualisierung. Auf seiner Speisekarte finden sich noch veganische Gerichte, aber in vielen anderen Hinsichten ist das Zentrum heute eine andere Einrichtung als in den 1980er Jahren. Man hält die Patienten nicht mehr an, die Diätvorschriften strengstens zu befolgen; Laetril und Vitamin C in hohen Dosen werden nicht mehr empfohlen, und mit keinem Wort wird den Teilnehmern je suggeriert, dass sie orthodoxe Krebsbehandlungen meiden sollten. Das Zentrum hat sich in der Tat von solchen umstrittenen Therapietechniken wegbewegt, hin zu einem anschmiegsameren Modell der schmerzlindernden Pflege, Unterstützung und Beratung, das heute bei vielen führenden Institutionen und Persönlichkeiten der britischen Medizin Respekt und Zustimmung genießt. Auch Leute, die in Medizinberufen tätig sind, nehmen an seinen Kursen teil. Und für viele Patienten sind die Erfahrungen, die sie dort machen, lebensbejahend und wertvoll. Das Zentrum steht daher seit zwei Jahrzehnten beispielhaft für die Entwicklung, die viele Schrittmacher alternativer Methoden durchgemacht haben, die ihre Dienste heute als ein die Leistungen der orthodoxen Medizin ergänzendes Angebot verstehen und nicht mehr den Anspruch erheben, die Schulmedizin ersetzen zu können.

Parallel dazu hat sich auch die orthodoxe Medizin unter dem Druck der zunehmend selbstbewussteren Patienten und unter dem Einfluss der alternativen Gesundheitsbewegung der 1970er und 1980er Jahre verändert. Dazu kam, dass die Hospizbewegung, die Ende der 1960er Jahre in Großbritannien begann und ein paar Jahre später nach Amerika übersprang, Erfahrungen in der Betreuung von Patienten in der letzten Phase ihres Lebens sammelte, die vom etablierten Medizinbetrieb aufgegriffen wurden.

Beim Betreten der meisten Krebskliniken der westlichen Welt fällt heute sofort ins Auge, dass die Betreuungs- und Fürsorgeaspekte der Medizin hier im Vordergrund stehen. Wartezimmer sind mit bequemen Sesseln ausgestattet, haben Bilder an der Wand und strahlen eine heimelige Atmosphäre aus; Ärzte sitzen meist nicht mehr hinter großen Holzschreibtischen, und an den Universitäten werden den Medizinstudenten heute auch «interpersonelle Fähigkeiten» vermittelt. Palliativmedizin und fürsorgliche Betreuung, auch nach den in Bristol gelehrten und praktizierten Regeln, gelten heute als zentrale Säulen der Patientenversorgung. Viele der im Krebshilfezentrum Bristol angebotenen Kurse sind für im Gesundheitsbereich Tätige bestimmt. Selbst altehrwürdige Mitglieder des krebsmedizinischen Establishments haben sich diesen ergänzenden Ansätzen geöffnet. So schaltete das Memorial Sloan-Kettering Hospital 1999 eine ganzseitige Anzeige in der *New York Times*, das eine lächelnde Frau mittleren Alters zeigte, die ein frechbuntes Stirnband trug, um ihren Haarausfall zu tarnen. Die Bildunterschrift lautete: «Mein Kampf gegen den Krebs schließt Chemotherapie, schwedische Massage und meditatives Entspannen zum gedämpften Rhythmus tibetischer Trommeln ein.» Die Anzeige warb für das neu eingerichtete Zentrum für Integrative Medizin am Sloan-Kettering Hospital.

Weil sich die Frontverläufe zwischen dem orthodoxen und dem alternativen Lager verwischt haben, ist das Interesse an der Erforschung und rigorosen Evaluierung ergänzender medizinischer Angebote aus dem Fundus der ehemaligen Alternativmedizin sehr viel größer geworden. An vielen Universitäten in aller Welt gibt es heute Lehrstühle zu diesem Thema, und in den USA gibt es ein Office of Cancer Complementary and Alternative Medicine, das jährlich mehr als 129 Millionen Dollar für die Erforschung nichtorthodoxer Behandlungsmethoden ausgibt. Die Befunde sind bis jetzt uneindeutig.

Techniken wie Akupunktur oder Visualisierung – an denen die Scharlatanjäger der alten Schule kein gutes Haar gelassen hätten – scheinen in der Tat eine positive Wirkung auf die Lebensqualität von Patienten zu haben, zumindest in manchen Fällen. Dagegen fällt das Urteil über einige Behandlungsmethoden, die den Anspruch erheben, Leben zu verlängern, bei näherem Hinsehen nicht so gut aus. Es gibt keine empirischen Belege für die These, dass lebensunlustige, sauertöpfische oder schwermütige Personen mit größerer Wahrscheinlichkeit an Krebs erkranken. Eine neuere Studie legt sogar die Annahme nahe, dass Frauen, die unter Stress stehen, ein geringeres Risiko haben, an Brustkrebs zu erkranken, als ihre eher entspannt lebenden Geschlechtsgenossinnen.

Ein Arzt, der in den 1980er Jahren noch zu denen gehörte, die mit Feuereifer angebliche Scharlatane an den Pranger stellten, sagte mir: «Wir glauben heute nicht mehr, dass wir das Monopol auf Weisheit besitzen.»

✦

Ein paar Tage lang schien es, als täte die hoch dosierte Einmalbestrahlung zumindest eine kleine Wirkung, doch dann verschlechterte sich Vaters Zustand weiter. Wir waren am Ende unserer Illusionen, unserer Hoffnungsschimmer. Unser Denkmuster hatte sich verändert; plötzlich redeten weder die Ärzte noch meine Eltern über Behandlungsmöglichkeiten. Es ging jetzt nur noch darum, «die Dinge erträglich zu machen».

Der Fatalismus besänftigte meine Wut. In meiner Panikstimmung zwei Wochen zuvor hatte ich jeden Tag, den die Ärzte untätig verstreichen ließen, als eine verpasste Chance gesehen, so als zerränne Vaters Leben Zelle für Zelle unter unseren Fingern. Doch jetzt waren wir alle mit unserem Latein am Ende. Wir hatten womöglich zu lange gebraucht, um uns mit dem jetzt unvermeidlich Scheinenden abzufinden; die Ärzte hatten es viel früher gewusst. Ihre Untätigkeit hatte nichts mit Herzlosigkeit zu tun gehabt, sondern war Ausdruck ihrer ehrlichen Einsicht in die Grenzen der ärztlichen Kunst gewesen.

Die meiste Zeit über war ich in der Lage, es anzunehmen, dass Vater dem Tod geweiht war, aber es gab Momente, in denen ich zornig gegen unsere Ohnmacht aufbegehrte und mich in die Aussagen Ivan Illichs über die entmenschlichende Natur der modernen Apparatemedizin verbiss. In solchen Augenblicken verspürte ich den Drang, nach irgendetwas – so abseitig es auch sein mochte – zu suchen, das Vaters drohenden Abgang verhindern könnte. Allein, die grausame biologische Realität seiner Krankheit untergrub langsam alle diese Hoffnungsimpulse, und die Gewissheit, dass wir ihn bald verlieren würden, grub sich immer tiefer in mein Denken ein. Dass die Medizin ihm nicht mehr helfen konnte, war nicht die Schuld der Ärzte.

Sein Dahinschwinden war Bestandteil und Konsequenz natürlicher Gesetzmäßigkeiten.

1982 Gene

Die Suche nach der biologischen Formel des Krebses

Vierundvierzig Wochen nach Vaters Diagnose hatte ich mich daran gewöhnt, die über seine Beine gelegte Decke zurechtzuzupfen, ihm seinen Morgenmantel über die Schultern zu legen und den Körper zu berühren, unter dessen äußerer Hülle der Aufstand seiner Krebszellen tobte. Während dieser Tage im Selly Oak Hospital, in denen ich ihm half, einen neuen Schlafanzug anzuziehen, ihn auf dem Rollstuhl in die Toilette schob oder ihm eine Wasserflasche an den Mund setzte, baute ich eine für mich völlig neue, gleichsam viszerale Beziehung zu seiner Leiblichkeit auf, ähnlich vielleicht wie ein Vater, der den Körper seines Kindes aufmerksam inspiziert. Die ungefilterte Intensität meines körperlichen Umgangs mit ihm, nach all den Jahren, in denen wir ausschließlich verbal interagiert hatten, zwang mir die Einsicht auf, dass ich ein Abbild seines Fleisches und Blutes war, wenn auch ein durch den Spiegel der Zeit verzerrtes. Ich machte mir von Neuem klar, dass er mir die leicht gekrümmte Haltung der Schultern, das gelockte dunkle Haar, die auf dem Handrücken hervortretenden Blutgefäße und den leicht schrägen Stand seiner Nase vermacht hatte.

Immer schwächer werdend, bat Vater um einen Laptop-Computer, um einige Erinnerungen aufschreiben zu können. Ich brachte ihm einen und zeigte ihm, wie er damit arbeiten konnte. Aber er rührte ihn kaum an – vielleicht brachte er die nötige Energie nicht auf oder konnte sich einfach nicht dazu durchringen, letzte Botschaften zu hinterlassen. Ich saß auf der Bettkante und sprach mit ihm über die Familie. Dabei kamen wir auch auf die Krankheiten zu sprechen, an denen seine Eltern gestorben waren. Sein Vater, ein Ingenieur – auf einem Familienfoto ist er im Einsatz beim Bau des Assuan-Staudamms in Ägypten zu sehen –, war mit 84 Jahren an Darmkrebs gestorben, nachdem er zehn Jahre zuvor einen Prostatakrebs überlebt hatte. Eineinhalb Jahre nach seinem Tod war Vaters Mutter an Rektalkrebs gestorben.

Ich fragte mich, ob Vater eine Prädisposition für Krebs geerbt und sie vielleicht an mich oder meine Schwester weitergegeben hatte. Und er selbst stellte immer wieder bohrend die Frage, ob seine Gene irgendetwas mit seiner Krebserkrankung zu tun hätten.

✦

Ähnliche Fragen stellte Mitte der 1970er Jahre Robert Weinberg, Assistenzprofessor am Massachusetts Institute of Technology (MIT). Es lagen zu der Zeit eine ganze Menge Indizienbeweise vor – aus Studien zur Krebsentstehung bei Tieren und aus Tests mit Zellen in Petrischalen –, die den Schluss nahelegten, dass auch beim Menschen Krebs genetisch vorprogrammiert sein könnte. Man hatte festgestellt, dass eine seltene Spielart von Augenkrebs, die bei Kindern auftritt, sich über Generationen hinweg fortpflanzt, ein Hinweis darauf, dass genetische Mechanismen an seiner Auslösung beteiligt sind. Andererseits war es noch niemandem gelungen, ein «Krebsgen» zu identifizieren, weder bei den Eltern noch bei den kindlichen Patienten, dazu waren die zur Verfügung stehenden Untersuchungsverfahren einfach noch zu grob. Auch lag noch keine Theorie vor, die in der Lage gewesen wäre, die Kette von Vorgängen zu beschreiben, die von einer Genkonfiguration in einer menschlichen Zelle zum Ausbruch einer bestimmten Krebskrankheit führt.

Nichtsdestoweniger war Weinberg zuversichtlich, die bestehenden Hypothesen in diesem Bereich durch Tatsachen untermauern zu können; sein Interesse ging dabei über die Frage der Vererbbarkeit des Krebses hinaus. «Wir hatten relativ wenig Interesse daran, Krankheiten zu heilen oder die menschliche Lebensqualität zu verbessern. Viele von uns hatten Krebs nie aus der Nähe gesehen, waren nie mit Leid und Schmerz dieser Krankheit in Berührung gekommen. Wir hatten uns in dieses Spiel gestürzt, weil es eine intellektuelle Herausforderung darstellte. Uns machte es Spaß, Mutter Natur auf die Schliche zu kommen.»

Das Problem war, dass Gene in einer unanschaulichen Welt existieren, in der Entfernungen in Millionsteln eines Millimeters gemessen und atomare Konfigurationen von elektromagnetischen Kraftfeldern zusammengehalten werden. Man wusste seit Jahrzehnten, dass Gene nichts weiter sind als definierte Abschnitte innerhalb langer DNA-Stränge, die die angesichts ihrer winzigen Größe fast unvorstellbare Länge von knapp zwei Metern haben – pro Zelle wohlgemerkt. In einer menschlichen Zelle zerfallen diese knapp zwei DNA-Meter in 46 unterschiedlich große und unterschiedlich zusammengesetzte Teilstücke, die zu 23 Chromosomenpaaren angeordnet sind. Obwohl die spiralförmig gedrehte Doppelhelixstruktur der DNA den Status einer naturwissenschaftlichen Ikone besaß, hatte, weil die DNA so klein war, noch niemand die Doppelhelix gesehen – selbst die besten Mikroskope konnten sie nicht sichtbar machen. Auch die Möglichkeit, gezielte Veränderungen an der DNA vorzunehmen, war in den 1970er Jahren noch nicht gegeben. Daher ließ sich die potenziell folgenschwere Hypothese Weinbergs, dass Gene beim Menschen Krebs auslösen konnten, nicht experimentell überprüfen. Weinberg konzentrierte sich angesichts dessen darauf, Fragen zu formulieren, die er beantworten konnte – in der Hoffnung, aus vielen fragmentarischen Einzelerkenntnissen würde sich mit der Zeit ein größeres zusammenhängendes Bild ergeben.

Wie die meisten Molekularbiologen beschränkte sich Weinberg in seiner Suche nach Einsichten nicht auf die Erforschung menschlicher Gene; Tiere, Bakterien und sogar Viren verfügten über Gene, die ähnlich aufgebaut waren wie menschliche Gene und oft auch ein ähnliches Verhalten zeigten. Erst vor Kurzem hatten Forscherkollegen seines Labors demonstriert, dass es möglich war – wenn auch nur unter großen Schwierigkeiten –, einem Virus Gene zu entnehmen und sie in die DNA von Mauszellen einzubauen – die Technik, mit der das bewerkstelligt wurde, erhielt die Bezeichnung Transfektion.

An einem Februartag des Jahres 1978 überquerte Weinberg auf dem Weg zur Arbeit zu Fuß die Longfellow-Brücke, die in Boston den Charles River überspannt, und machte sich dabei Gedanken zu dieser noch wenig erprobten neuen Technik. Während er durch den Schnee stapfte, kam ihm eine Idee: Vielleicht war es möglich, mit den Methoden der Transfektion Gene aus Krebszellen in gesunde Zellen zu übertragen, ähnlich wie wenn man aus einer Maschine ein Getriebeteil ausbaut und es in eine andere Maschine einsetzt, um seine Funktionsfähigkeit zu testen. Das Geniale an der Idee war, dass man mit einem solchen Versuch, wenn er gelänge, eindeutig und leicht nachvollziehbar demonstrieren könnte, ob ein Gen Krebs verursachen kann oder nicht. Tatsächlich war es mehr als vermessen zu glauben, dass so etwas funktionieren könnte. Es war in etwa so, als werfe jemand ein Sammelsurium von Autoersatzteilen auf den Hof einer Autoverwertung und hoffe darauf, dass eines davon sich in eines der herumstehenden Schrottautos einschleusen und es wieder fahrtüchtig machen würde. Hätte man andere Wissenschaftler gefragt, so hätten sie die Idee Weinbergs als spekulativ und aussichtslos abgetan, denn es war ziemlich klar, dass bei der Transfektion nicht ein einzelnes Gen isoliert, sondern sämtliche Gene einer bestimmten Gruppe bösartiger Zellen herausgetrennt und mit Millionen gesunder Zellen vermischt würden, in der verzweifelten Hoffnung, dass ein «Krebsgen» in eine gesunde Zelle eindringen und dort ein bösartiges Wachstum initiieren würde. Wie auch immer, Weinberg empfand seine Idee als «geradezu atemberaubend», wie er später schrieb. Da er seine Assistenzprofessur gerade noch «um Haaresbreite» ergattert hatte und sich einen Namen machen musste, wollte er das Risiko eingehen, die Ressourcen seines Labors für eine verwegene Idee einzusetzen, in der vagen Hoffnung, eine originäre, weltbewegende Entdeckung zu machen.

Er dachte jedoch nicht daran, seine Idee mit eigenen Händen umzusetzen. Überhaupt hatte seine wissenschaftliche Arbeit wenig Ähnlichkeit mit dem einsamen Kampf um Erkenntnisfortschritte, wie er in den Biografien von Forschern wie Marie Curie mythologisiert wird. Weinberg stand nie an einem Labortisch; er lehnte es ab, mit Pipetten zu hantieren, Armeen von Teströhrchen aufzustellen oder sein Auge auf das Objektiv eines Mikroskops zu drücken – für all das erklärte er sich als zu linkisch. Die Rolle, die ihm behagte, war die eines wissenschaftlichen Impresarios, der den Mitgliedern seines kleinen Teams, einer Handvoll junger Nachwuchsforscher, den Weg zu nützlichen und interessanten Entdeckungen wies. Wie ein Dealmakler aus der goldenen Zeit Hollywoods sah er es als seine Aufgabe an, die Stars (seine Forscher) zu managen, sich kreditwürdige Dinge einfallen zu lassen, sie zu organisieren und sie der Öffentlichkeit zu verkaufen oder zumindest die Gemeinde der Molekularbiologen davon zu überzeugen, dass sie einen Versuch wert waren. Versponnen, das schüttere Haar quer über den kahlen Schädel gezogen, führte er ein Leben am Telefon, spielte den Hansdampf auf allen Konferenzen und suchte ständig nach neuen Ideen und Talenten.

An seinem eigenen Institut versuchte Weinberg einen Doktoranden namens Mitch Goldfarb zur Arbeit an seiner Idee zu überreden. Goldfarb besaß die nötigen Qualifikationen und hatte sich in der Technik des DNA-Spaltens unlängst geübt, indem er DNA-Stücke aus Viren entnommen und in menschliche Zellen eingesetzt hatte. Doch Goldfarb erklärte Weinberg, die Idee werde nicht funktionieren. Da Viren von vornherein darauf programmiert seien, in Zellen höherer Lebewesen einzudringen, konnte man annehmen, dass ihre Gene genau dafür ausgestattet waren. Dagegen war es Weinbergs Idee, es mit

Genen aus Säugetierzellen zu probieren, die wahrscheinlich ganz anders konstruiert waren. Solange Goldfarb sich sperrte, waren Weinberg die Hände gebunden; wie andere Forscher am Institut war Goldfarb Empfänger eines kleinen Stipendiums von einer privaten Stiftung oder einer bildungsfördernden Einrichtung und musste sich vom Institutsleiter nicht herumkommandieren lassen.

Ein weiteres Problem war, dass viele Wissenschaftler der Überzeugung waren, es sei eher das Fehlen als das Vorhandensein bestimmter Gene, das zu Krebs führe. Dieser Auffassung zufolge fungierten die an der Krebsentstehung beteiligten Gene wie mechanische Taktgeber, indem sie das Tempo vorgaben, mit dem Zellen sich teilten und vermehrten; nur wenn diese Gene kaputtgingen oder beschädigt wurden, konnte eine unkontrollierte Zellwucherung einsetzen. Träfe dies zu, so argumentierte Goldfarb, dann wäre das ganze Konzept der Transfektion eine fehlgeleitete Idee, denn es könne dann so etwas wie ein Krebsgen, das man in eine neue Zelle einpflanzen könne, gar nicht geben. «Ich hatte Skrupel, in dieser Sache voranzupreschen», erinnerte Goldfarb sich später, «und Bob hatte Skrupel, mich zu drängen.» Doch am Ende obsiegte Weinbergs verbissener Enthusiasmus; er konnte Goldfarb überreden, es auf einen Versuch ankommen zu lassen.

Von einem Kollegen besorgte sich Weinberg Krebszellen aus der Niere einer Maus; sie gehörten einem Zellstamm an, der schon jahrelang existierte, im Labor mit Nährstoffen und Sauerstoff versorgt und auf der richtigen Temperatur gehalten, sodass jede Zelle sich ungefähr einmal täglich teilte. Die Zellen stammten von einer gesunden Zellfamilie ab und waren mit Chemikalien behandelt worden, bis sie bösartig wurden, erkennbar daran, dass sie in Petrischalen ungeordnete Cluster bildeten. Goldfarb schleuderte die Zellen, um ihre Struktur zu zerstören, und behandelte sie dann mit diversen Chemikalien, um die langen DNA-Stränge zu isolieren. Dann spaltete er mithilfe einer Reihe von Enzymen die DNA-Bänder in handhabbare Teilstücke, von denen einige, so hoffte und vermutete er, die Länge eines Gens besaßen. Als Nächstes setzte er eine Substanz namens Calciumphosphat zu, die sich, wie andere Forscher gezeigt hatten, als eine kristalline Haut um die DNA-Abschnitte legte und aus ihnen gleichsam Päckchen machte, die dann in die Zellen hineinexpediert werden konnten.

Am Ende vermischte Goldfarb diese DNA-Päckchen mit Millionen gesunder Zellen aus Mäusehaut. Weinbergs Hoffnung war, eines der DNA-Päckchen aus den Krebszellen werde die Wand einer gesunden Zelle durchdringen und sich dort in die DNA einklinken. Der

Technik haftete etwas Grobschlächtiges an; Goldfarb wusste von früheren Experimenten mit Viren, dass unter jeweils 1 Million Zellen nur in einem einzigen Fall ein einzelnes «Krebsgen» den Übergang in eine gesunde Zelle schafft. Da 1 Million Zellen ungefähr dem Inhalt zweier Petrischalen entsprachen, präparierte Goldfarb mehr als 20 Schalen, um einigermaßen sicher sein zu können, dass die Eintrittswahrscheinlichkeit hoch genug war. Er gab den Zellkulturen zwei Wochen Inkubationszeit und nahm dann die Petrischalen unter die Lupe, konnte aber keine an Krebszellen erinnernden Cluster entdecken. Mehrere Wochen lang wiederholte er den Versuch, doch nichts passierte. So enttäuschend verlief das Experiment, dass er Weinberg aus dem Weg ging, um nicht mit ihm über den Fehlschlag reden zu müssen. Andere im Institut tätige Forscher nahmen zwar Notiz von dem, was Goldfarb tat, waren aber überzeugt, das ganze Unterfangen zeige nur, «was für einen verrückten Laborbetrieb Bob hier laufen hat».

Allein, nach 25 Versuchen tauchten Inseln aus Krebszellen auf, allerdings nur in einer einzigen Petrischale, was Goldfarb zu der Vermutung veranlasste, es sei ihm ein Fehler unterlaufen, oder ein Virus habe eines der Präparate verunreinigt. Während Weinberg noch überlegte, wie er mit diesem ersten, noch völlig unsicheren Versuchsresultat verfahren sollte, wuchs bei anderen, die auf diesem Gebiet tätig waren, die Überzeugung, die ganze Theorie der Transfektion sei eine Fata Morgana.

Im April 1978 besuchte Bob Weinberg einen Vortrag von Demetrios Spandidos, einem gerade promovierten Jungforscher von der Universität Toronto. Dieser war in seiner Arbeit auf zwingende Weise zu demselben Schluss gelangt, den Weinberg nach seiner Überzeugung als Erster ausgebrütet hatte, mit dem Unterschied, dass Spandidos sehr viel mehr empirische Belege anführen konnte. Die angesehene Zeitschrift *Cell* hatte die Arbeit von Spandidos bereits zur Veröffentlichung angenommen, und sie war nach Ansicht vieler ein so großer Wurf, dass das Gerücht ging, das MIT werde Spandidos eine Position anbieten. «Meine Depression nahm zu», erzählte Weinberg rückblickend. «Meine eigene Forschungsabteilung hatte eindeutig vor, jemanden an Land zu ziehen, der Experimente machen sollte, die mit denen, die ich erst wenige Wochen zuvor begonnen hatte, identisch waren und deren Früchte ich bislang noch nicht hatte ernten können. Das Signal war deutlich: ein Schlag ins Gesicht.»

Doch dann geschah Dramatisches: Ein paar Wochen nach dem Vortrag von Spandidos wurde dieser von seinem Vorgesetzten Louis

Siminovitch beschuldigt, er habe seine Testergebnisse erfunden. Siminovitch wollte einfach nicht glauben, dass Spandidos in der Lage gewesen wäre, so viele Experimente in so kurzer Zeit durchzuführen. Spandidos wurde aufgefordert, das Institut zu verlassen, und der zur Veröffentlichung in *Cell* vorgesehene Aufsatz wurde zurückgezogen. Spandidos bestritt vehement jede Unlauterkeit, und es kam nie zu einer unabhängigen Untersuchung; der Vorwurf blieb so an ihm hängen. Der ganze Skandal ließ die Gerüchteküche in der eng vernetzten Gemeinschaft der Molekularbiologen brodeln. Die Nachricht vom angeblichen Betrug des Forschers Spandidos breitete sich aus und brachte die Theorie der Transfektion, der Einbringung von Genen in Fremdzellen, in Misskredit. Die von Weinberg und Goldfarb erzielten Resultate, die ohnehin schon mit Fragezeichen behaftet waren, würden nun auf noch größere Skepsis stoßen.

Trotzdem entschloss Weinberg sich, in die Offensive zu gehen. Anders Mitch Goldfarb: Er hatte genug. Ein einziges Ergebnis nach 25 Versuchen war seiner Überzeugung nach nicht zwingend genug, um ein Projekt fortzuführen, von dem er eigentlich nie geglaubt hatte, dass es zu etwas führen konnte. Wenn Weinberg sich dieser allem Anschein nach aussichtslosen Herausforderung stellen wollte, musste er sich einen neuen Forschungsmitarbeiter suchen.

✦

Mir eine Atempause von meinen Besuchen bei Vater gönnend, blätterte ich im Mansardenzimmer meines Elternhauses Fotoalben der Familie durch und stieß dabei auf Fotos von Anita, der jüngsten der dänischen Kusinen meiner Mutter. Auf den Fotos, die während eines Ferienbesuchs bei uns Anfang der 1970er Jahre aufgenommen wurden, ist Anita rund 25 Jahre alt. Auf einem der Fotos sitzt sie unter einem Baum, die Sonne sprenkelt den Boden und wirft einen Reflex quer über ihr langes braunes Haar. Sie war ein schönes Mädchen, und sie sah so aus, als hätte sie ein langes Leben vor sich.

Das nächste Album enthielt die Fotoausbeute unseres Familienurlaubs in Dänemark im Jahr darauf. Es waren Bilder von allen anderen Kusinen meiner Mutter und von ihren Kindern dabei. Anita jedoch fehlte – in der dazwischenliegenden Zeit war sie an Leukämie gestorben. Hier war ein weiteres Mitglied der Familie, mit dem ich etliche Gene gemein hatte und das ich mit auf die Liste setzen musste.

Ich schlug noch einmal das Album vom Jahr davor auf und studierte Anitas Gesicht. Dabei wurde mir klar, dass ihr Tod mich, der ich damals sechs Jahre alt war, zum ersten Mal mit dem Phänomen Krebs konfrontiert hatte. Meine Großeltern waren ein paar Jahre vorher gestorben, doch da war ich noch zu klein gewesen, um den Tod zu begreifen. Dagegen weiß ich noch, dass ich bei dem Ferienaufenthalt in Dänemark durch halb geöffnete Türen flüchtige Gesprächsfetzen aufschnappte, die mir einen Eindruck von der untröstlichen Trauer und der Leere vermittelten, die sich von da an für mich unweigerlich mit dieser Krankheit verbinden sollten.

✦

Im Herbst 1978 meldete sich bei Bob Weinberg ein Doktorand namens Chiaho Shih, der damals in einem anderen Labor innerhalb des MIT arbeitete. Shihs Verhältnis zu seinem derzeitigen Vorgesetzten war höchst unerfreulich, und so musste er, der im Jahr zuvor aus Taiwan nach Boston gekommen war, versuchen, ein anderes Labor zu finden, in dem er seine Doktorarbeit zu Ende führen konnte. Shih war zwar ein mürrischer und rechthaberischer Mensch, aber nicht so starrsinnig wie einige der anderen Forscher im Labor. «Als Shih im Laboratorium auftauchte», meinte Weinberg, «war er mir ausgeliefert.» Shih versuchte zwar, sich um das verwaiste Transfektions-Projekt herumzulavieren, aber Weinberg gab ihm unmissverständlich zu verstehen, dass es der Preis für sein Verbleiben im Labor sein würde. So kam es, dass Shih an Weinbergs Schnapsidee zu arbeiten begann.

Obwohl er genau das tat, was Goldfarb getan hatte, konnte er den ganzen Herbst 1978 hindurch dessen Resultat nicht reproduzieren. Ein ums andere Mal wiederholte er die Prozedur, jedes Mal unter leicht geänderten Bedingungen. Nach Monaten fruchtlosen Experimentierens bat er Weinberg, ihn an ein anderes Projekt zu setzen. Weinberg beharrte jedoch darauf, den Versuch noch eine Weile weiterzuführen. Er schlug vor, Shih solle einen neuen Satz gesunder Mauszellen besorgen, für den Fall, dass die alten während der Lagerung im Labor ihre Lebendigkeit eingebüßt hatten.

Gerade als Shih der Verzweiflung nahe war, begannen sich in den Petrischalen Gruppen krebsartiger Zellen zu zeigen. Um auszuschließen, dass dies das Resultat einer Unachtsamkeit war, wiederholte Shih das Experiment mehrmals mit unterschiedlichen Zelltypen und baute diverse Kontrollen und Fallstricke ein, um sich und Weinberg zu beweisen, dass das, was sie sahen, nicht nur ein Produkt ihres Wunschdenkens war. Als sich die krebsartigen Zellen immer wieder bildeten, festigte sich ihre Überzeugung, dass das, was sie sahen, Wirklichkeit war.

Etwas so Aufregendes war Weinberg in seinem Wissenschaftlerleben noch nicht passiert. Im Juni 1979 berichtete er auf einer Konferenz in New Hampshire über seine bemerkenswerten Funde. «Mein Vortrag hatte bei den Zuhörern keinen Ausruf des Erstaunens oder der Bewunderung, nicht das geringste Zeichen von Begeisterung hervorrufen können», schrieb Weinberg rückblickend. Er selbst mochte von seinen Daten zutiefst überzeugt sein, aber seine Kollegen hatten die Betrugsvorwürfe gegen Spandidos noch in frischer Erinnerung; sie vermuteten, die krebsartigen Zellcluster hätten sich durch Verschmutzung der Präparate mit einem Virus gebildet, oder Shih habe einfach normale Zellverbände als Krebszellen identifiziert. Ein Forscher, der beim Vortrag Weinbergs zugegen war, kritzelte auf seinen Notizblock: «Keine sehr überzeugende Beweisführung.» «Es war alles in allem ein absoluter Flop», erinnerte Weinberg sich später. Und abgesehen davon, hatte es sich um Versuche mit Mauszellen gehandelt, die womöglich keine große Relevanz für die Erforschung menschlicher Krebszellen hatten.

Trotz der lauwarmen Resonanz glaubte Weinberg weiterhin, auf eine Methode von grundlegender Bedeutung gestoßen zu sein, mit der man künftig die Funktion bestimmter Gene würde ergründen können und die früher oder später auch benutzt werden würde, um menschliche Zellen zu verändern. Um diesem Ziel näherzukommen, beschloss er erst einmal, dass Shih nun versuchen müsse, Krebsgene einer Ratte zu übertragen. Shih tat dies und konnte zeigen, dass auch Rattengene in gesunde Mauszellen eindringen konnten. «Das war für mich ein Wendepunkt», erinnerte sich Shih später. Denn nun, da sich gezeigt hatte, dass man Artenschranken überspringen konnte, war Shih überzeugt, dass es ihm früher oder später auch gelingen würde, menschliche Krebsgene in gesunde Mauszellen einzuschleusen. Als Weinberg diese neuen Befunde auf Konferenzen verkündete, wurden sie jedoch erneut vom Tisch gewischt. «Die Leute machten sich über Bob lustig», erinnert sich ein Forscher. Als Nächstes wies Weinberg Shih an, die Gene einer menschlichen Krebszelle zu isolieren und sie mit demselben Transfektionsverfahren in eine tierische Zelle einzuspeisen.

Im Frühjahr 1980 erhielt Shih von einem Freund, der am Dana-Farber Institute in Boston arbeitete, leihweise menschliche Krebszellen, die laut Aufkleber einige Jahre zuvor einem an Blasenkrebs leidenden Mann entnommen worden waren. Im Labor spaltete Shih diese Zellen in einem Mixgerät auf und filterte feste Bruchstücke heraus. Dann isolierte er die DNA-Stränge und vermischte sie mit Calziumphosphat, um die DNA-Päckchen für die Transfektion zu erhalten. Schließlich mischte er diese DNA-Päckchen unter Millionen gesunde Mauszellen. Als er zwei Wochen später die Präparate unter dem Mikroskop studierte, sah er Inseln großer schwarzer Krebszellen. Shih und Weinberg schickten am 22. September 1980 einen Aufsatz, in dem sie dieses spektakuläre Versuchsergebnis schilderten, an die Zeitschrift *Nature*. Sie stellten in dem Bericht ohne Wenn und Aber fest, dass sie mit ihrem Experiment nicht nur die Existenz artenübergreifender Gene demonstriert, sondern auch den ersten direkten Beweis dafür geliefert hatten, dass ein Teilstück aus einer menschlichen DNA Krebs auslösen konnte.

Die naturwissenschaftliche Gemeinde als Ganze stand der Technik der Transfektion indes nach wie vor unschlüssig gegenüber und enthielt sich vorläufig eines Urteils. Das Dumme war, dass zwar alle verstanden, dass Shih und Weinberg am Anfang ihres Versuchs menschliche DNA zerschnippelt und dass sie am Ende ihres Versuchs krebsartige Zellen gefunden hatten; aber das, was sich in der Zwischenzeit in den Petrischalen abgespielt hatte, war weder beobachtet noch erklärt worden. Für die Skeptiker war es so, als hätte jemand Teile einer in kleine Stücke zerfetzten Pflanze auf ein Stück Ackerboden geworfen, und es seien dort nach einiger Zeit neue Pflanzen gewachsen, ohne dass man jedoch mit irgendeiner Sicherheit sagen konnte, ob diese neuen Pflanzen aus einem einzelnen Samenkorn, aus einem Stück Stängel oder aus etwas anderem, das schon vorher im Boden gewesen war, hervorgegangen waren. Viele von Weinbergs Kollegen lehnten es daher ab, seine Behauptung zu stützen, dass diese neuen Versuchsergebnisse im nächsten Schritt zur Identifizierung eines menschlichen Krebsgens führen würden.

✦

Sechsundvierzig Wochen nach der Diagnose. Angesichts von Vaters Verfall trieb mich der Gedanke zunehmend um, dass wir vielleicht alle krebsgefährdet waren. Die ganze Familie ließ sich, erschöpft von den ständigen Krankenhausbesuchen und dem Schwanken zwischen den Extremen der Hoffnung und der Verzweiflung, das an unseren Nervenenden zerrte, von dieser Angst anstecken. Selbst Mama, die sich ihrem eigenen Krebs mit der gleichmütigen Zuversicht einer einschlägig belesenen Ärztin gestellt hatte, schien beunruhigt. Und da noch immer keine sichere Diagnose zum primären Sitz von Vaters Krebs vorlag, konnten wir uns die Frage nicht verkneifen, ob er nicht, wie seine Eltern, an einer heimtückischen Form von Dickdarmkrebs litt.

Ich durchforstete unsere Familiengeschichte und stieß auf andere Krebsvarianten. Mama hatte ihren Brustkrebs gehabt, wie wir alle wussten, aber auch ihre Mutter Gerda hatte sich im Jahr nach meiner Geburt einer radikalen Mastektomie unterziehen müssen, die von Erfolg gekrönt war, wenn auch um den Preis eines stets stark geschwollenen Arms. Ich erinnere mich, wie ich als Kind die Arme meiner Großmutter musterte und mich wunderte, warum einer davon so dick war. Gerdas Bruder Bernard – der Lieblingsonkel meiner Mutter – war an Lungenkrebs gestorben, und als ein oder zwei Jahre später meine Schwester geboren wurde, bekam sie den Namen Benita, angeblich in klanglicher Erinnerung an Onkel Bernard. Die Familie behielt ihn als einen funkelnden Geschichtenerzähler in Erinnerung, der die Gabe hatte, Leben in jede Tischgesellschaft zu bringen. Nicht zu vergessen natürlich Anita, die in den 1970er Jahren an Leukämie gestorben war. Und auf der väterlichen Seite waren nicht nur meine Großeltern, sondern auch Vaters Onkel Robert dem Krebs erlegen.

Während wir diese Liste familiärer Kranken- und Sterbegeschichten komplettierten, defilierten immer mehr Verwandte und Verschwägerte an Vaters Krankenbett vorbei, um ihm alles Gute zu wünschen. Es war, als veranstalte er einen Familienempfang sowohl für die Lebenden als auch für die Toten.

✦

Zu Beginn der 1980er Jahre war Robert Weinberg noch immer ein frustrierter Wissenschaftler, obwohl es unter seiner Leitung gelungen war, durch Transfektion aufgespaltener und verpackter menschlicher DNA-Abschnitte krebsartige Zellkolonien in tierischem Gewebe zu züchten. Nach seiner Überzeugung hatte eines der menschlichen Gene das Krebszellenwachstum ausgelöst, aber viele andere bezweifelten oder bestritten dies. «Ich war es absolut leid, stets vorsichtige Formulierungen zu verwenden, die üblichen gewundenen akademischen Umschreibungen zu gebrauchen», erinnerte er sich später. Andererseits verfügte er nicht über die schlagenden Belege, die es ihm erlaubt hätten, seine These kategorisch zu formulieren. «Wir schreckten davor zurück, etwas mit Bestimmtheit zu behaupten, fürchteten wir doch, dass Jahre später irgendein unternehmungslustiger Doktorand in dem, was wir gesagt hatten, einen Fehler finden und uns – Gott bewahre! – als Dummköpfe dastehen lassen könnte.»

Das Problem war, dass die Transfektion ein so grobschlächtiges Verfahren war. Was demonstriert werden konnte, war lediglich, dass eines unter Tausenden Genen aus menschlichen Krebszellen in einer Kultur aus gesunden Tierzellen die Bildung von Krebszellen auslöste, doch niemand hatte eine Vorstellung von den Mechanismen dieses Prozesses. Offenkundig gab es nur einen Weg, wie man die Skepsis derer, die sich weigerten, zu akzeptieren, was für Weinberg inzwischen sonnenklar war, überwinden konnte: Man musste das Gen identifizieren, das für die Entstehung der Krebszellen verantwortlich war. Da Gene zu klein waren, als dass man sie einzeln isolieren und manipulieren hätte können, schien eine Darstellung des betreffenden Gens nur möglich, wenn es gelang, es millionenfach zu kopieren, etwas, das mit der relativ neuen Technik des Klonens möglich schien. «Wir mussten diesen Genen näher kommen, um sie anfassen, ihre Konturen fühlen und herausfinden zu können, woraus sie eigentlich bestehen.»

Während viele Skeptiker die Schlussfolgerungen Weinbergs nicht gelten ließen, gab es einige wenige Forscher, die glaubten, dass er recht haben könnte. Wie manche Entdecker sich auf neue Karten verließen, obwohl diese von niemandem beglaubigt waren, bauten diese Wissenschaftler darauf, dass die von Weinberg erzielten Resultate eine tragfähige Grundlage für den nächsten Schritt vorwärts bilden konnten. Michael Wigler am Cold Springs Harbor Laboratory auf Long Island hatte sich die Dienste von Mitch Goldfarb gesichert, der in der Pionierphase für Weinberg Transfektionen durchgeführt hatte. Eine Zeit lang war Bob Weinberg wütend darüber, dass Verfahren, die an seinem Labor entwickelt worden waren, jetzt anderswo weitergeführt wurden; in seinen Augen war das eine grobe wissenschaftliche Illoyalität. An den National Institutes of Health mobilisierte ein Forscher namens Mariano Barbacid die Ressourcen seines Labors für das Klonen des menschlichen Krebsgens; anders als die anderen hatte er jedoch nicht die Courage, öffentlich bekannt zu geben, woran er arbeitete. «Sie lachten Bob aus, und ich dachte, sie würden auch mich auslachen», sagte er später.

«Wir wurden zu diesem Wettlauf gezwungen», erinnert sich Weinberg. «Nicht weil wir andere demütigen oder besiegen wollten, sondern weil ich wusste, dass derjenige, der etwas als Zweiter oder Dritter macht, als unkreativ und epigonal abgestempelt wird.» Er erteilte Shih den Auftrag, das menschliche Krebsgen zu klonen, unter Einsatz von Werkzeugen, die in den fünf Jahren, seit Weinberg sich der Transfektion verschrieben hatte, erheblich verbessert worden waren.

Man hatte zum Beispiel eine Gruppe von Enzymen entdeckt, die in der Lage waren, die langen DNA-Bänder aufzutrennen, indem sie an ganz bestimmten Stellen der Proteinkette Schnitte setzten. Die kürzeren DNA-Abschnitte, die diese Enzyme produzierten, hatten jedoch nicht immer die Länge eines einzelnen Gens. Zu viel Enzyme, und die DNA wurde in unbrauchbar kleine Fragmente zerlegt, zu wenig, und es blieben unbrauchbar lange Teilstücke übrig. So arbeitete Shih monatelang vergeblich daran, das gesuchte Gen zu isolieren oder auch nur zu identifizieren. «Ich war die ganze Zeit unzufrieden», erinnert er sich. «Es war einfach zu schwer; nach meiner damaligen Meinung war es eine Dummheit weiterzumachen.»

Um diese Zeit kam Weinberg zu Ohren, ein Forscher aus Wiglers Labor habe verlauten lassen, der Wettlauf sei bereits entschieden, man stehe kurz davor, einen Forschungsbericht in einer wissenschaftlichen Zeitschrift zu veröffentlichen. Auf Long Island wurde mit Verfahren gearbeitet, die sich in einigen Details von denen Shihs unterschieden. Die Experimentatoren dort hatten durch Tests herausgefunden, wie die Enzyme dosiert werden mussten, um die DNA-Stränge gleichsam präzise nach Plan aufzuspalten, und hatten den Abschnitt, der in der Lage war, Krebszellen wachsen zu lassen, von allen anderen isoliert. «Es war unglaublich aufregend. Es war ein Gefühl wie ein Bergsteiger, der den Gipfel erreicht», erinnert sich Wigler, «und zum ersten Mal eine neue Landschaft erblickt.»

Im Frühherbst 1981 klonten Wigler und Goldfarb erfolgreich das menschliche Krebsgen. Auch Shih schaffte es schließlich, etwa einen Monat später. Allerdings weigerte sich Shih auch noch Jahre später zu glauben, dass er das Rennen verloren hatte. «Wir waren kurz vor der Ziellinie um Nasenlänge geschlagen worden», schrieb Weinberg später. «Shih schien sich etwas daraus zu machen, doch sonst niemand.» Auch Mariano Barbacid schaffte fast gleichzeitig dasselbe Kunststück. Alle drei Forscherteams veröffentlichten ihre Berichte im Frühjahr 1982 im Abstand weniger Tage voneinander. Zum ersten Mal in der Geschichte hatten Wissenschaftler ein Gen identifiziert und geklont, das ein wesentliches Funktionselement der Krebserkrankung beim Menschen zu sein schien, wobei sein Nachweis vorerst nur in einer Zellkultur im Labor gelungen war. Wie Shih und Weinberg gegen Ende ihres Aufsatzes schrieben: «Wir haben den unmittelbaren Beweis dafür erbracht, dass die transformierenden Sequenzen eines Zellenstamms aus einem menschlichen Karzinom in einem bestimmten zusammenhängenden DNA-Segment enthalten sind.» Nach Jahren der lediglich indirekten

Beweisführungen und tentativen Hypothesen war endlich der eindeutige und konkrete Beweis geliefert.

✦

Der Gedanke, dass Vaters Krebserkrankung erblich sein könnte, ließ mich nicht mehr los. Ich dachte an meine Schwester und ihre Kinder und verspürte einen Stich.

Vater versuchte mich von dem Gedanken abzubringen, dass wir es hier mit einer Art Gesetzmäßigkeit zu tun hatten. Gewiss zog sich der Krebs wie ein roter Faden durch den Stammbaum unserer Familie, aber es gab nach Vaters Ansicht keine zwingenden Hinweise darauf, dass zwischen allen diesen unterschiedlichen Krebsfällen ein Zusammenhang bestand. Er wies auf die statistische Erkenntnis hin, dass jeder Dritte im Laufe seines Lebens an Krebs erkrankt und jeder Vierte an Krebs stirbt. Man dürfe daher nicht überrascht sein, dass in einer so großen Familie, wie die unsere es war, die Krankheit entsprechende Spuren hinterlassen hatte.

✦

«Die Euphorie, die sich an diesen menschlichen Tumorgenen entzündet hat, wird von kurzer Dauer sein, weil die Isolierung dieser Gene mehr Fragen aufwirft, als sie Antworten liefert», schrieb Weinberg kurz nach der Erbringung des Nachweises, dass ein bestimmtes Gen in einer Petrischale Krebszellen entstehen lassen konnte. Wie Archäologen, die ein Fundstück aus der Antike ausgraben, aber noch nichts darüber wissen, hatten Weinberg und seine Kollegen keine Vorstellung davon, wie das Gen arbeitete oder unter welchen Voraussetzungen und in welchem Kontext es seine Aktivität entfaltete. Der Mechanismus, mit dem das Gen das Krebszellenwachstum initiierte, harrte noch der Aufklärung.

Weinberg und seine Kollegen verfolgten gleichsam ihren eigenen Weg zurück und stießen auf einen bahnbrechenden Aufsatz, der sechs Jahre zuvor erschienen war – und der seinen Autoren Michael Bishop und Harold Varmus am Ende einen Nobelpreis einbringen sollte. Bishop und Varmus waren im Zuge ihrer Forschungen zu dem Schluss gekommen, dass ein Gen aus einem Virus, das bei Hühnern Krebs auslöste, offenbar Bestandteil der DNA aller gesunden Vögel sowie auch mancher Fischarten war und sich sogar im menschlichen Genom fand. Die wissenschaftliche Welt hatte diesen Befund seinerzeit als unglaublich, ja schockierend empfunden: Wie konnte ein gesundes Huhn, fragten Kritiker, das Krebsgen in sich haben, ohne einen Tumor zu entwickeln? Bis dahin war man der Vorstellung verhaftet gewesen, ein Virus könne bei Tieren Krebs auslösen, indem es ein «böses Gen» in gesunde Zellen einschleuste; Bishop und Varmus stellten dem nun die These entgegen, Krebs entstehe dann, wenn ein vorhandenes Gen, das bis dahin keinen Schaden angerichtet hatte, durch etwas anderes – ein Virus, eine chemische Substanz, eine starke Strahlung – aktiviert oder eingeschaltet wurde. Diese radikal neue Idee unterstellte also, dass das Krebsgen in zwei geringfügig unterschiedlichen Inkarnationen existierte, die sich mit den zur Verfügung stehenden Labortechniken nicht auseinanderhalten ließen, einer harmlosen und einer bösartigen, krebserzeugenden. Bishop und Varmus gingen davon aus, dass dieses «zwiespältige» Gen im Lebenszyklus der gesunden Zelle eine wichtige Rolle spielte; wenn es beschädigt oder modifiziert wurde – zufällig oder durch chemische Reaktionen oder Strahleneinwirkung –, änderte die Zelle ihren Charakter, und es kam zu einem unkontrollierten Zellwachstum.

Sobald das geklonte Gen zur Verfügung stand, begann Weinberg mit der Suche nach den Unterschieden zwischen dem gesunden und dem gefährlichen Gen. Er wusste, dass das aus menschlichen Blasenkrebszellen gewonnene Gen, wie alle Gene, aus einer langen Kette sogenannter Nukleinsäurebasen bestand, den Grundbausteinen des Lebens, die sich in vier Typen gliederten: Adenin (A), Guanin (G) Cytosin (C) und Thymin (T). Und er hatte experimentell herausgefunden, dass das Blasenkrebsgen eine Länge von 6500 Basen aufwies. Was er nicht kannte, war die genaue Abfolge der Basen sowohl in der guten als auch in der bösen Variante des Gens.

Weinberg betraute Cliff Tabin, einen gerade promovierten Jungforscher mit überschäumendem Temperament und Selbstvertrauen, mit der Aufgabe, den Unterschied zu finden. (Chiaho Shih hatte sich nach seiner erfolgreichen Doktorprüfung inzwischen aus dem Labor verabschiedet.) Tabin begann seine Arbeit damit, dass er einige von Weinbergs Dogmen infrage stellte. Wie die meisten anderen Molekularbiologen war Weinberg der Auffassung, der Krebs sei eine Frage des richtigen oder falschen Maßes; er glaubte, befallene Zellen unterschieden sich von gesunden dadurch, dass sie von einem im Normalfall nützlichen Eiweiß zu viel erzeugten, so als sei ein Ventil versehentlich geöffnet geblieben, mit der Folge, dass die Zelle einen endlosen Strom von etwas ausspuckte, das unter normalen Umständen keinen Schaden angerichtet, sondern einen guten Nutzen gehabt hätte. Aus dieser Prämisse folgte die Annahme, der Fehler müsse in dem Teil des Gens stecken, der die Proteinproduktion regulierte. Bei Teambesprechungen pflegte Weinberg euphorisch zu erläutern, wie man es anstellen müsse, die gesuchte Mutation genau in diesem Abschnitt des Gens zu finden. Tabin war vollkommen anderer Meinung. Für ihn hatte Krebs etwas mit der Initiierung eines völlig neuen Mechanismus zu tun. Auch er glaubte, dass eine Mutation stattfand, aber eine, die ein neues Protein schuf, das der Zelle das Kommando gab, sich zu teilen und sich wieder und wieder zu teilen. Für ihn war die passende Metapher nicht ein offen gelassenes Ventil, sondern ein umgelegter Schalter.

Weinberg hatte geglaubt, die Antwort bereits zu kennen, aber Cliff Tabin – und noch einige andere Leute in seinem Labor – bewiesen ihm, dass er falsch lag, dass in der Tat ein neues Protein kreiert wurde. Dieser Nachweis sollte tief greifende Konsequenzen für die krebsmedizinische Forschung haben, denn wie die darauffolgenden Jahre zeigten, war es wesentlich einfacher, ein bestimmtes Protein zu blockieren, als die Produktion eines Proteins zu drosseln, das von Anfang an in gesunden Zellen existiert und dort eine nützliche Funktion erfüllt hatte. Diese Erkenntnis ist von grundlegender Bedeutung für den enormen Aufschwung, den die Erforschung von Medikamenten gegen Krebsgene in jüngster Zeit genommen hat.

Wenn das fragliche Gen ein Protein neuen Typs produzierte, blieb die Frage: Welche Veränderung in dem Gen (oder welches Fehlverhalten des Gens) führte zur Produktion des gefährlichen Proteins? Weinberg vermutete, der Unterschied zwischen dem harmlosen und dem krankhaften Gen müsse sich auf einen erheblichen Teil der 6500 Nukleinsäurebasen des Gens erstrecken, einfach weil eine so komplexe Erkrankung wie Krebs eine große Menge genetischer Information benötigte; eine oder zwei Basen konnten dafür nicht ausreichen, es mussten sicherlich Hunderte sein. Cliff Tabin begann den Bereich einzugrenzen, in dem die Abweichung aufgetreten war, zunächst auf einem Abschnitt mit einer Länge von rund 1000 Nukleinsäurebasen, dann auf einem, der nur noch 350 Basen lang war. Es schien nur noch eine Frage der Zeit, bis sich Lage und Umfang der Abweichung genau bestimmen ließen, aber Weinberg wusste, dass Michael Wigler und Mariano Barbacid auch daran arbeiteten, die Mutation zu lokalisieren, die das Gen zum Krebsgen machte. «Allmählich packte mich die Verzweiflung», erinnert sich Weinberg. «Und am letzten Schritt sollten wir scheitern?»

Um schneller voranzukommen, hielt Weinberg Ausschau nach

wissenschaftlichen Talenten und Fachleuten außerhalb seines Labors. Auf einer Konferenz lernte er Ravi Dhar von den National Institutes of Health im Bethesda (Maryland) kennen, der ein neues Verfahren entwickelt hatte, das in der Lage war, mittels Röntgenstrahlen die Konfiguration der Nukleinsäurebasen bei allen Arten von Genen zu entschlüsseln. Weinberg konnte Dhar für die Mitarbeit an seinem Projekt gewinnen, indem er ihm versprach, dass er in allen das Projekt betreffenden wissenschaftlichen Veröffentlichungen als Mitautor genannt würde. Dhar nahm die von Tabin eingegrenzten Genabschnitte in der Länge von 350 Nukleinsäurebasen sowohl aus den harmlosen als auch den gefährlichen Genen mit in sein Labor. Im Sommer 1982 kam er mit ersten Resultaten nach Boston. Er hatte entdeckt, dass die Mutation aus dem denkbar kleinsten Unterschied bestand, den es zwischen zwei Genen geben kann, nämlich in der Veränderung einer einzigen Nukleinsäurebase. Weinberg fand das völlig unglaubhaft, es erschien ihm zu abenteuerlich. Dhar flog nach Bethesda zurück und analysierte die Abweichung noch etliche Male, kam aber jedes Mal zu demselben unveränderten Ergebnis. Die Mutation, der Unterschied zwischen dem gesunden und dem krebserregenden Gen, war so geringfügig, wie wenn in einem engzeilig getippten Text von sieben Seiten Länge ein einziger Buchstabe vertauscht wäre. Mariano Barbacid kam praktisch zum selben Zeitpunkt zum gleichen Ergebnis. Beide Forschungsberichte erschienen am 11. November 1982 in der Zeitschrift *Nature*. «Es handelt sich um eine der bislang verblüffendsten Entdeckungen in der langen und frustrierenden Geschichte der Suche nach einem Verständnis des Krebses», hieß es in dem sonst eher gemessen formulierenden Editorial der Zeitschrift.

Seit fast zwei Jahrhunderten erforschte die Wissenschaft den menschlichen Körper mit Instrumenten, die eine immer bessere mikroskopische Annäherung erlaubten, doch niemand hätte sich je träumen lassen, dass die Reise ins Innere des Lebens genau an der mikrobiologischen Schwelle zur Krebskrankheit enden würde. Weinberg hatte mit seiner Forschung, wie es in dem *Nature*-Editorial weiter hieß, «die schönste denkbare Illustration dafür geliefert, wie Logik über Ungläubigkeit triumphieren kann». Wenn die Mutation, die Weinberg und seine Mitarbeiter festgestellt hatten, im menschlichen Körper mit seinen durchschnittlich 10 Millionen Zellen – deren jede rund 35 000 Gene enthält, deren jedes wiederum aus einigen tausend eine Kette bildenden Nukleinsäurebasen besteht –, Krebs auslösen könne, sei das so, als würde ein einziger Tippfehler in einem einzigen

Exemplar des *Hamlet* dazu führen, dass sämtliche Werke Shakespeares, die auf der Erde in gedruckter Form existieren, zerstört würden. Niemals seit der Entdeckung der zellulären Pathologie des Krebses 1855 durch Virchow sei in der medizinischen Krebsforschung ein so grundlegender und revolutionärer Durchbruch gelungen. Bemerkenswert war auch – und viele Zeitungen wiesen darauf hin –, wie schnell dieser Durchbruch erfolgt war. «Die Erforschung des Krebses beim Menschen kommt heute schneller voran, als es je irgendjemand für möglich gehalten hätte», erklärte Weinberg der *New York Times.*

Nach Einschätzung mancher Wissenschaftshistoriker markierte das Klonen menschlicher Gene und die Entdeckung der krebsauslösenden Mutation einen dramatischen Wendepunkt in der Geschichte der Krebsmedizin. Bis dahin hatte viel Verwirrung geherrscht, was die Mechanismen der Krebserkrankung betraf, und entsprechend viele Hypothesen und Theorien waren im Umlauf gewesen; doch von 1982 an gab es ein neues Paradigma, das in der wissenschaftlichen Welt rasch breite Anerkennung fand. Möglich geworden war dieser Umbruch nach Meinung dieser Historiker dank einer perfekten Entsprechung zwischen einer empirisch überprüfbaren Hypothese – dass Krebs durch Gene ausgelöst werden konnte – und einer Reihe neuer Laborwerkzeuge, vor allem DNA-spaltender Enzyme und molekularbiologischer Verfahren für das Klonen von Genen. Gewiss hatte es schon vorher gewichtige Argumente gegeben, die für diese Theorie der Krebsentstehung gesprochen hatten; doch erst nachdem es möglich geworden war, Gene zu manipulieren und zu klonen, ließ sich der empirische Beweis für die Richtigkeit der Theorie führen. Dass drei unabhängig voneinander arbeitende Forscherteams fast zur selben Zeit zum selben Resultat gelangten, lag einfach daran, dass alle drei diese neuen Werkzeuge und Techniken eingesetzt hatten, bevor sie weite Verbreitung fanden. Danach machte sich die wissenschaftliche Welt das neue Paradigma von den genetischen Mechanismen der Krebsentstehung bereitwillig zu eigen.

✦

Sechsundvierzigeinhalb Wochen nach der Diagnose, fünfzehn Tage nach der Wiedereinweisung in die Klinik. Ich saß auf Vaters Bettkante. Er war zu müde, um zu lesen, was bedeutete, dass ihm auch nicht nach reden zumute war. So erzählte ich ihm die Geschichte von der Entdeckung der genetischen Grundlage der Krebskrankheit. Er registrierte meinen Enthusiasmus. Er nickte, als ich sagte, das genetische Paradigma sei die wichtigste wissenschaftliche Entdeckung in der Krebsmedizin der letzten 100 Jahre gewesen.

Dann jedoch hob er zu einer Gegenrede an. Er sagte, er wisse, dass es in Mode gekommen sei, die Geschichte der Wissenschaft als eine Serie großer Revolutionen zu charakterisieren, die jeweils den Durchbruch einer fundamental neuen Theorie markierten, und dass in den Zeiten zwischen diesen sogenannten Paradigmenwechseln die Wissenschaftler diese großen theoretischen Würfe in kleinen Schritten weiter ausbauen. Vater erinnerte mich an *Die Struktur wissenschaftlicher Revolutionen* von Thomas Kuhn, das er zu Hause im Bücherregal stehen hatte und in dem diese Vorstellung vom Fortschritt der Wissenschaft erstmals formuliert worden war. Indes glaubte Vater, der selbst Wissenschaftler war, nicht, dass der wissenschaftliche Fortschritt wirklich so funktionierte. Für ihn waren die Entdeckungen des Jahres 1982 nur ein Punkt auf einem Kontinuum, auf einer Linie mit anderen Wissensfortschritten wie der Entschlüsselung der Doppelhelixstruktur der DNA 1953, der Entwicklung der diversen Methoden zur Identifizierung von Genen und zur Spaltung von DNA-Strängen und den zukünftig zu erwartenden Erkenntnisfortschritten, die ein zunehmend genaueres Bild von den genetischen Grundlagen der Krebserkrankung liefern würden.

Vater gab mir zu verstehen, dass er meinen Glauben an die Paradigmenwechseltheorie des wissenschaftlichen Fortschritts nicht so toll fand. Er sagte, sie habe nur deswegen eine so große Resonanz gefunden, weil sie bestens den Bedürfnissen von Journalisten und Filmemachern entsprochen habe, die immer auf der Suche nach einer «guten Story» seien, und diesem Bedürfnis entsprächen plötzliche, dramatische Veränderungen eher als das langsame und allmähliche Fortschreiten der Wissenschaft. Überhaupt stünden auch viele Historiker den Darlegungen Thomas Kuhns in *Die Struktur wissenschaftlicher Revolutionen* kritisch gegenüber. Man müsse sich nur, sagte er, ein anderes Buch von Kuhn, das über Kopernikus, vornehmen, das einen allmählichen Erkenntnisfortschritt durch ein stetiges Aufbauen auf der Arbeit zahlreicher Vorgänger schildere, um zu verstehen, wie Naturwissenschaft wirklich funktioniert.

✦

Unabhängig davon, welcher Wissenschaftsphilosophie man zuneigt, kann man das Jahr 1982 als das *annus mirabilis* der Krebsmedizin bezeichnen. Nachdem Weinberg die Mutation des menschlichen Blasenkrebsgens aufgeklärt hatte, leistete sein Labor auch noch einen bahnbrechenden Beitrag zur Vereinheitlichung der bislang disparaten Bereiche der Krebsforschung, als einem seiner Forscher, Louis Parada, der Nachweis gelang, dass das menschliche Krebsgen mit einem Gen aus einem tierischen Krebsvirus identisch war. «Eine erste Reaktion war Enttäuschung», erinnert sich Weinberg. Er war überzeugt gewesen, ein ganz neues Ufer der Forschung betreten zu haben, doch nun stellte sich heraus, dass das von ihm erforschte Gen schon lange vorher identifiziert worden war. Dieselbe Fehlfunktion ließ sich übrigens auch bei manchen tierischen Zellen hervorrufen, indem man sie bestimmten Chemikalien aussetzte. Weinberg brauchte nicht lang, um zu erkennen, dass er «einen jener seltenen, flüchtigen Momente» in der Geschichte der Naturwissenschaft erlebte, «in denen ein Zusammenhang zwischen zwei scheinbar unverbundenen Phänomenen geschmiedet wird, von denen jedes für sich genommen von wissenschaftlichem Interesse ist». Bis vor Kurzem hatte der Krebs als eine unglaublich komplexe Krankheit gegolten, die in zahlreichen verschiedenen Formen auftreten kann, ausgelöst durch Strahlung, chemische Wirkstoffe oder Viren. Jetzt trat eine sehr viel einfachere Erklärung ins Blickfeld: Es gab einige wenige Gene, deren Fehlfunktion, hervorgerufen durch welche der genannten Faktoren auch immer, die Krankheit auslösen konnte, und dies galt quer durch viele Arten. Alle Krebserkrankungen, ob beim Menschen oder bei Tieren, gingen im Kern auf genetische Schädigungen zurück.

Die Aufsätze von Weinberg, Barbacid und Wigler wurden in den Folgejahren von Hunderten anderen Forschern zitiert. Sie hatten das erste menschliche Krebsgen identifiziert, aber es harrten noch viele weitere der Entdeckung. Fieberhaft versuchten andere Forscherteams, Gene zu finden, die für die Krebsentstehung in den verschiedenen Körperzonen verantwortlich gemacht werden konnten, vom Kehlkopf bis zum Dickdarm. Mittlerweile umfasst die Liste der Gene, die im menschlichen Krebsgeschehen irgendeine Rolle spielen, Hunderte Einträge.

Anders als die ersten entdeckten Krebsgene lösen einige der später gefundenen Gene die Krankheit durch ihr bloßes Dasein aus, indem sie zum Beispiel beharrlich ein Signal aussenden, das die Zelle zur Teilung anregt. Andere Gene werden gefährlich erst durch ihre Abwesenheit – solange sie vorhanden sind, verlangsamen sie das Tempo der Zellteilung, doch wenn sie entweder ganz ausgeschaltet oder auf eine subtile Art beschädigt werden, setzen Veränderungen ein, die eine Krebserkrankung auslösen. Während es 1982 zunächst den Anschein hatte, als liege dem Krebs auf der Zellebene ein sehr einfacher Mechanismus zugrunde, weil die Fehlfunktion eines einzigen Gens genügte, um den Prozess in Gang zu setzen, ist das Bild in den seither verflossenen Jahren und Jahrzehnten wieder komplizierter geworden.

Man nimmt heute an, dass nur sehr wenige Krebserkrankungen, wenn überhaupt welche, die Folge eines einzigen genetischen «Tippfehlers» sind. Die Schulmeinung besagt derzeit, dass die meisten Krebse damit beginnen, dass eine einzelne Zelle während ihrer Lebenszeit mehrere genetische Fehlbildungen erlebt, die sich in ihr akkumulieren. Eine chronische Myeloide Leukämie beginnt allem Anschein nach mit einem einzigen «Tippfehler», entwickelt sich zur tödlichen Bedrohung aber nur, wenn andere Fehlfunktionen dazukommen. Dickdarmpolypen bilden sich im Allgemeinen dann, wenn einige wenige Gene mutieren, und schlagen in Krebs um, wenn einige weitere genetische Schädigungen hinzukommen. Die Tatsache, dass Krebswucherungen eine Reihe sich addierender Genmutationen voraussetzen, ist der Grund dafür, dass der Krebs ganz überwiegend eine Alterskrankheit ist, denn gefährlich werden Krebswucherungen meist erst nach Jahren, wenn die akkumulierten Schädigungen mehrerer Gene einer Zelle ein bestimmtes Maß erreichen.

Das Bild, das sich uns heute bietet, weist jedoch nicht nur Facetten der Komplexität auf. Es gibt einige Gene, vor allem das von Weinberg, Wigler und Barbacid geklonte und auf die Bezeichnung *ras* getaufte, die an der Entwicklung einer Reihe von Krebsarten mitwirken. Ein anderes, als P_{53} bekanntes Gen spielt eine Rolle in mehr als 50 Prozent aller Krebsleiden. Zum ersten Mal lässt sich nachweisen, dass viele unterschiedliche Krebstypen zumindest einige Kennzeichen gemein haben. Und wenn ein und dasselbe Krebsgen in vielen verschiedenen Krebsarten aktiv ist, dann besteht die Hoffnung, dass die Suche nach einer wirksamen Therapie doch nicht ganz aussichtslos ist.

✦

Vater war jetzt drei Wochen im Krankenhaus. Für eine Weile herrschte Stillstand. Er war nach wie vor nicht gehfähig und hatte ständig Schmerzen. Weder verbesserte sich sein Zustand, noch verschlechterte er sich. Die Familie kam zu Atem. Wir erlaubten uns auch wieder ein Quäntchen Optimismus, hofften, er könne bald aus der Klinik entlassen werden, nach Hause zu seinen Büchern.

Wir dachten jetzt auch wieder nüchterner über unser genetisches

Erbgut nach, auch wenn wir uns ehrlicherweise eingestehen mussten, dass die Frage, ob Vater seinen Kindern «böse Gene» vererbt hatte, völlig offen war, weil wir noch immer nicht wussten, wo bei ihm der primäre Tumor saß – mit keiner der verfügbaren bildgebenden Techniken ließ er sich lokalisieren. Wenn wir von der wahrscheinlichsten Möglichkeit ausgingen, dass es ein Prostatatumor war, dann lag das Risiko, dass er eine erbliche Komponente aufwies, bei weniger als zehn Prozent. Und selbst wenn Vater den Prostatatumor geerbt hätte, hatte es höchstwahrscheinlich weiterer Faktoren bedurft – chemischer Bestandteile im Zigarettenrauch oder in der Nahrung oder einer Strahlungsbelastung –, um seine Zellen in krebsauslösendem Ausmaß zu schädigen. Es bestand auch die Möglichkeit, dass die eine oder andere Schädigung versehentlich zustande gekommen war: Wenn eine Zelle ein Doppel ihrer eigenen Gene herstellt, kommt es in sehr seltenen Fällen vor, dass die Kopie unvollständig oder leicht fehlerhaft ist – wie bei einem nicht mehr ganz taufrischen Fotokopierer, der das Papier zerknittert oder nicht mehr genug Farbe hat.

Der Gleichmut, den Vater gegenüber dem Blubbern des Beatmungsgeräts seines Bettnachbarn oder gegenüber den anderen Störgeräuschen auf der Station bewies, fand seine Entsprechung in dem Stoizismus, den er in der Frage unserer genetischen Gemeinsamkeiten an den Tag legte. Selbst wenn sein Vater einen bestimmten genetischen Makel an ihn weitergegeben hätte, konnte man nach seiner Überzeugung nicht ausschließen, dass diese Mutation in einem anderen Teil seines Körpers, in einem anderen Stadium seines Lebens seinen Zellen einen Vorteil verschafft oder seinem Denken eine besondere Qualität verliehen hatte, die andernfalls nicht zum Tragen gekommen wäre. Nach Jahren der Ignoranz gegenüber seiner Körperlichkeit schien er sich immerhin endlich mit dem Gedanken anzufreunden, dass er ein ganzheitliches Wesen war, die Bilanz der guten und schlechten Konsequenzen des Verhaltens von 10 Millionen Millionen Zellen.

1992 Prävention

Das Glück zwingen

Nach dreieinhalb Wochen in der Klinik verschlimmerte sich Vaters Zustand weiter. Als er eines Tages Hilfe benötigte, um die Toilette aufzusuchen, rief ich eine Schwester. Trotz seiner Gebrechlichkeit war er groß und schwer, und die Schwester sagte, sie brauche die Hilfe einer Kollegin, die aber gerade anderswo zu tun habe. Eine halbe Stunde später wiederholte ich meinen Hilferuf, woraufhin zwei Schwestern erschienen. Vater setzte sich auf, und die Schwestern packten seine Beine und zogen sie unter der Bettdecke hervor Richtung Bettkante. Er ächzte vor Schmerz, denn die Drehbewegung tat ihm weh, und seine Haut war so dünn geworden, dass sie sich sogar am Betttuch aufscheuerte. Schließlich saß er auf der Bettkante, wie ein Fallschirmspringer, der sich auf den Absprung vorbereitet, und die Schwestern rahmten ihn ein. Er brachte die Füße auf den Boden und hielt das Gleichgewicht, indem er sich auf ihre Schultern aufstützte. Doch seine Knie trugen sein Gewicht nicht mehr. Die Schwestern waren darauf geschult, ihre Wirbelsäule nicht überzustrapazieren, und so ließen sie ihn umstandslos zu Boden gleiten. Wie ein verwundeter Soldat sank er zuerst auf die Knie und lag dann am Boden. Ich traute meinen Augen nicht und war in dem Moment wie gelähmt, wusste auch nicht, ob und wie ich eingreifen konnte. Er ruderte umher, fand aber auf dem glänzenden Linoleumboden keinen Anhaltspunkt. Eine Schwester zog seine Bettvorhänge zu, während seine in elastische Strümpfe gehüllten Füße nach hinten ins Leere stießen. Seine Hilflosigkeit verstärkte das trostlose Gefühl, das in mir aufstieg. Nach einigen Minuten wurde eine Winde hereingefahren und Vater aus seiner misslichen Lage befreit.

Abends erzählte ich meiner Schwester Benita am Telefon den Vorfall. Es verschlug uns noch nachträglich die Sprache. Eine Weile lauschten wir nur dem leisen Leitungsrauschen, und keiner von uns traute sich, etwas zu sagen, das unsere Gefühle verraten würde.

Benita, 31 Monate älter als ich, war immer nur einen Telefonanruf entfernt gewesen, wenn man Hilfe gebraucht hatte, sie war stabiler und stärker als ich. Doch jetzt, da Vaters Verfall Schockwellen der Angst und Trauer durch die Familie schickte, machte ich mir auch um sie Sorgen – Mama hatte schließlich Brustkrebs gehabt, ebenso wie unsere Großmutter und deren Schwester.

Auch wenn Brustkrebs in unserer Familie zur Normalität gehörte, war das Risiko meiner Schwester, daran zu erkranken, sehr gering. Diese Information entnahm ich einer Website, auf der ich detaillierte Angaben über ihr Alter, unsere Familie und den Zeitpunkt der Geburt ihrer Kinder eintrug und die daraufhin das Brustkrebsrisiko berechnete. Heraus kam eine Wahrscheinlichkeit von 0,8 Prozent, dass Benita in den nächsten fünf Jahren an Brustkrebs erkranken würde. Auch auf zehn Jahre projiziert, war die Wahrscheinlichkeit mit 1,3 Prozent relativ gering.

Das Risiko war also sehr klein, aber es stieg mit zunehmendem Lebensalter an. Und es war sehr wohl denkbar, dass ein erblicher Faktor in diesem Risiko enthalten war. Vielleicht hatten wir alle das Gen $BRCA_1$ in uns, das, wenn es vorhanden ist, in allen unseren Körperzellen auf dem 17. Chromosom aufsitzt; vielleicht hatten wir auch eines, das unter der Bezeichnung $BRCA_2$ katalogisiert ist. Die Tatsache, dass meine Großeltern von Ashkenasi-Juden abstammten, machte das Vorhandensein dieser mutierten Gene offenbar wahrscheinlicher. Schätzungsweise ist bei fünf bis zehn Prozent aller Brustkrebsfälle eines dieser beiden potenziell schädlichen Gene im Spiel; bei Frauen, die das Gen in sich tragen, liegt demzufolge die Wahrscheinlichkeit, irgendwann in ihrem Leben an Brustkrebs zu erkranken, zwischen 35 und 80 Prozent. Es gibt auch Anhaltspunkte dafür, dass $BRCA_2$ eine wichtige Rolle bei der Entwicklung von Prostatakrebs spielt.

Das waren die wirklichen oder vermeintlichen Damoklesschwerter, die über unserer Familie schwebten. Vater und ich hatten so lange darüber diskutiert, wie man Krebs mit Aussicht auf Erfolg behandeln konnte; jetzt beschäftigte er sich darüber hinaus mit der Frage, ob man dem Ausbruch der Krankheit vielleicht vorbeugen könne.

✦

Die Tatsache, dass der von Nixon ausgerufene «Krieg gegen den Krebs» nicht zu einer Senkung der Sterblichkeitsziffern geführt hatte, ließ um die Mitte der 1980er Jahre die Zweifel daran wachsen, ob die Fortsetzung der fieberhaften Suche nach neuen Heilmitteln und Heilmethoden die richtige Strategie war. Eine Konsequenz daraus war, dass Gesundheitspolitiker auf beiden Seiten des Atlantiks sich wieder mehr auf die Prävention besannen, getreu der ärztlichen Binsenweisheit, dass Vorbeugung – beispielsweise in Gestalt sauberen Wassers, flächendeckender Schutzimpfungen oder einer Ächtung des Rauchens – seit jeher mehr Leben gerettet hatte als die ärztliche Therapiekunst. Vorbeugende Untersuchungen nach demografischen Rastern gab es seit Langem, zum Beispiel zur Früherkennung von Halswirbelkrebs; sie wurden jetzt wieder mit größerem Nachdruck vorangetrieben. In den USA empfahl das Nationale Krebsinstitut zum Beispiel 1987 regelmäßige Brustkrebs-Vorsorgeuntersuchungen für Frauen über 40, und in Großbritannien begann 1988 ein nationales Brustkrebs-Vorsorgeprogramm für Frauen zwischen 50 und 64 Jahren.

Ziemlich genau um dieselbe Zeit kam die verheißungsvolle Idee der Chemoprävention auf; ihr lag die Annahme zugrunde, man könne Krebserkrankungen vorbeugen, indem man gesunden Personen bestimmte Wirkstoffe verabreichte, die Konzentration bestimmter Substanzen im Körper (wie Vitamine oder Hormone) erhöhte oder reduzierte und damit die krebsauslösenden Mechanismen blockierte oder verlangsamte.

An der Spitze dieser Bewegung stand in den USA ein Professor von der Universität Pittsburgh namens Bernard Fisher. Für viele im Bereich der Krebsmedizin Tätige war Fisher zu der Zeit schon eine Lichtgestalt, war er doch derjenige, der in einer über 20-jährigen Kampagne der Erkenntnis zum Durchbruch verholfen hatte, dass die radikale Mastektomie, die die Entfernung von mindestens einem Brustmuskel und einigen Lymphknoten einschloss, im Normalfall nur bei extrem bösartigem oder fortgeschrittenem Brustkrebs erforderlich war. Fast ein Jahrhundert lang war die radikale Mastektomie von der Chirurgenzunft als die einzig wahre Therapie bei Brustkrebs propagiert worden, doch Fisher hatte zeigen können, dass sie unnötig invasiv war und dass ein kleinerer Eingriff, den er Lumpektomie nannte, mindestens gleich gute Erfolgsaussichten hatte. Sein Forschungsansatz bestand darin, dass er Tausende Frauen jahrelang im Auge behielt, nachdem sie sich einem dieser beiden Eingriffe unterzogen hatten; die Ergebnisse seiner Langzeitstudie veröffentlichte er in einer bahnbrechenden Arbeit 1985 im *New England Journal of Medicine.*

Als Folge davon wurde Fisher *nolens volens* zum Mitstreiter und Aushängeschild jener wachsenden Bewegung kämpferischer Frauen, die seit Langem überzeugt waren, dass die Chirurgen ihnen im Übereifer zu viel Körpersubstanz amputierten. Aber auch die Ärzteschaft wusste Fishers Arbeit zu schätzen und zeigte ihm dies damit, dass er 1985 den angesehenen Albert Lasker Memorial Prize erhielt.

Jahre später kennzeichnete Fisher diesen Moment mit einem Zitat von F. Scott Fitzgerald: «Zeige mir einen Helden, und ich schreibe dir eine Tragödie.»

Das von Bernard Fisher initiierte Vorbeugeprogramm startete im Juni 1992 unter der Bezeichnung Breast Cancer Prevention Trial unter starker publizistischer Anteilnahme. Ihm vorausgegangen war ein kleineres britisches Projekt, das auch schon das Interesse der Krebsärzte geweckt hatte. Zu dieser Zeit waren bereits andere Langzeitstudien im Gang, bei denen Substanzen, die in alltäglichen menschlichen Nahrungsmitteln enthalten sind, wie das Betakarotin, auf ihre mögliche krebsverhütende Wirkung getestet wurden, doch Fishers Studie war insofern ein Schritt zu neuen Ufern, als er sich entschieden hatte, ein bereits bekanntes Medikament namens Tamoxifen einer sehr großen Zahl gesunder Frauen täglich zu verabreichen. Da die Studie die Hoffnung auf ein neues Medizinparadigma eröffnete, hatte der Direktor des Nationalen Krebsinstituts der USA, Samuel Broder, ihr höchste Priorität zuerkannt und 68 Millionen Dollar, über die folgenden fünf Jahre verteilt, dafür bereitgestellt. Mittels Presseveröffentlichungen und Anzeigen rekrutierten die 268 beteiligten Zentren binnen Kurzem Tausende freiwillige Teilnehmerinnen (von 16 000, die angepeilt waren).

Tamoxifen hatte sich in der Behandlung von Brustkrebs bereits bewährt. Das Präparat hindert das weibliche Hormon Östrogen daran, in der Zelle aktiv zu werden, und legt damit ein die Zelle zur Teilung anregendes Signal lahm. Dadurch wird verhindert, dass aus einer kleinen Organschädigung ein Knoten erwächst und aus dem Knoten ein Tumor wird. Nach einer chirurgischen Brustkrebsbehandlung regelmäßig eingenommen, reduzierte Tamoxifen nach Erkenntnissen der von Michael Baum und Jack Cuzick durchgeführten britischen Studie bei mehr als der Hälfte der Patientinnen die Wahrscheinlichkeit, dass die Krankheit erneut ausbrach, um 50 Prozent. Bernard Fisher und andere internationale Forscher legten Befunde vor, die dieses Resultat zu bestätigen schienen. Zu dem Zeitpunkt, als Fisher den breit gestreuten Einsatz des Wirkstoffs zum Zweck der Prävention erwog, nahmen meine Mutter und Millionen anderer Frauen nach erfolgter Brustoperation täglich Tamoxifen ein.

Die Idee, Tamoxifen gesunden Frauen zu verabreichen, war bei der Auswertung der Ergebnisse der ersten britischen Studien zur Erprobung des Wirkstoffs an Brustkrebspatientinnen nach erfolgter Operation geboren worden. Es hatte sich gezeigt, dass das Risiko, dass sich auch in der bislang gesunden Brust Krebs entwickelte, durch Verabreichung des Medikaments auf ein Drittel des statistischen Normalwerts herabgedrückt werden konnte. Würde sich eine ähnliche Wirkung auch bei gesunden Frauen zeigen?

Fisher war überzeugt, die 175 000 Brustkrebsfälle, die in den USA Jahr für Jahr diagnostiziert wurden, seien nur «die Spitze des Eisbergs». Er glaubte, dass sehr viel mehr Frauen irgendwelche noch unentdeckten krankhaften Veränderungen in der Brust hatten, und Tamoxifen schien die Fähigkeit zu besitzen, diese mit Fehlfunktionen behafteten Zellen an der Vermehrung zu hindern. Fisher war sich seiner Sache so sicher, dass er erklärte, er erwarte von der Studie eine «drastische, paradigmatische Wende in der Behandlung des Brustkrebses», weg von der Behandlung der fortgeschrittenen Krankheit hin zu einer frühzeitigen Diagnose und zu präventiven Maßnahmen, die verhinderten, dass es überhaupt zur Bildung von Tumoren kam.

Allein, das Vorhaben geriet in den Mittelpunkt einer Kontroverse, noch bevor es richtig begonnen hatte. Einer der gewichtigsten Kritiker Fishers war das National Women's Health Network, eine in Washington ansässige Verbraucherschutzvereinigung, die von ihren neben einem Fast-Food-Restaurant gelegenen Büroräumen aus Kampagnen organisierte und auf Kongressabgeordnete einwirkte. Eine der Direktorinnen des Network, Adriane Fugh-Berman, hatte bis vor Kurzem die Verabreichung von Tamoxifen befürwortet, sah sie darin doch eine in der von «Aufschneidern und Zunähern» beherrschten Welt der Krebstherapie verhältnismäßig harmlose Alternative mit begrenzten Nebenwirkungen, die sich zumeist auf Hitzewallungen, vaginalen Ausfluss, unregelmäßige Menstruationszyklen und Hautausschläge beschränkten – das Risiko, Gebärmutter- oder Leberkrebs zu bekommen, erhöhte sich zwar, aber nur geringfügig. «Unter dem Kosten-Nutzen-Aspekt für Frauen mit einem lebensbedrohlichen Krebsleiden», hatte Frau Fugh-Berman früher argumentiert, «schneidet Tamoxifen eindeutig am besten ab.»

Im Rahmen des Breast Cancer Prevention Trial sollte der Wirkstoff jedoch nicht krebskranken Patientinnen verabreicht werden, sondern gesunden Frauen. «Risiken, die für Kranke akzeptabel sind, sind es für Gesunde nicht», schrieb Frau Fugh-Berman, die nicht einsah, wieso Frauen, die keinen Grund hatten, sich krank zu fühlen, «medikamentiert» und damit bekannten Risiken ausgesetzt werden sollten, nur um eines unbekannten und ungewissen Nutzens willen. Sie berief sich bei ihrer Ablehnung auf die der Studie zugrunde gelegten statistischen Parameter. Diese besagten, dass unter jeweils 1000 Versuchsteilnehmerinnen 17 im weiteren Verlauf ihres Lebens Brustkrebs bekommen würden. Das bedeutete, dass 983 von 1000 Frauen, die das Medikament nehmen und seine potenziellen Nebenwirkungen in Kauf nehmen sollten, keinerlei Nutzen von dem Mittel hätten. Letzten Endes würde die Aktion bei weniger als der Hälfte der 17 von 1000 Frauen, die brustkrebsgefährdet waren, der Krankheit vorbeugen.

In den Augen von Frau Fugh-Berman würde eine solche medikamentöse Präventionsstrategie einen bedenklichen historischen Präzedenzfall schaffen. Bislang kannte das 20. Jahrhundert nur solche großflächigen Präventivmaßnahmen, die offensichtlich unschädlich waren – etwa öffentliche Warnungen vor den Gefahren des Rauchens. Dort, wo solche Programme mit einem gewissen Nebenwirkungsrisiko verbunden waren, wie bei der Polio-Schutzimpfung, war der Nutzen überwältigend und offensichtlich. Nach Ansicht von Frau Fugh-Berman, die selbst Ärztin war, hatte sich die Idee, Gesunde mit Medikamenten zu behandeln, nur der Tatsache zu verdanken, dass die Initiatoren der Studie nicht vorsichtige, auf Risikovermeidung achtende Mediziner des staatlichen Gesundheitswesens waren, sondern Onkologen. «Sie kämpfen an der Front, sie trauen sich außerordentlich viel zu», sagte sie. «Sie sind aber auch an risikoreiche Therapien gewöhnt.»

Im Brennpunkt der Kontroverse stand der Konflikt zwischen zwei zentralen Grundsätzen der ärztlichen Ethik. Auf der einen Seite stand das Postulat des Helfens, zu dem sich jeder Arzt in seinem Hippokratischen Eid bekennt: «[Ärztliche] Maßnahmen werde ich nach Kräften und gemäß meinem Urteil zum Nutzen der Kranken einsetzen.» Dem stand das ebenfalls auf Hippokrates zurückgehende Postulat gegenüber, dass ein Arzt seinen Patienten «niemals Schaden zufügen» durfte. Wie Ärzte freilich schon lange wussten, gehörte das Risiko, dem Patienten zu schaden, zwangsläufig zur ärztlichen Tätigkeit, und es galt stets, eine Abwägung zwischen potenziellem Nutzen und potenziellem Risiko zu treffen. Bei jedem chirurgischen Eingriff bestand die Gefahr einer Infektion oder einer gefährlichen Blutung, doch diese Gefahren waren unter normalen Umständen beherrschbar und gegenüber dem wahrscheinlichen Behandlungserfolg zu vernachlässigen. In den Augen derer, die den Breast Cancer Prevention Trial befürworteten, war die Möglichkeit, dass Tamoxifen Leben retten konnte, höher einzuschätzen als das Risiko, womöglich lebensgefährliche Nebenwirkungen davonzutragen. Dagegen betonten die Gegner des Projekts den kategorischen Imperativ, dem zufolge keinem Patienten ein Schaden zugefügt werden durfte.

Zu den ersten Frauen, die als Teilnehmerinnen für die Studie gewonnen wurden, gehörte Renee Rauch aus Howell Township in New Jersey. Zu der Zeit 47, hatte sie den Tod ihrer Mutter nach zwei radikalen Mastektomien miterlebt. «Es war eine schreckliche, Angst machende Erfahrung», erinnerte sie sich später. «Nach all ihren Schmerzen und ihrem Leiden starb sie mit 68. Mir war klar: Wenn sich mir irgendeine Chance böte, die mütterlichen Erfahrungen mit ihrem Brustkrebs zu vermeiden, würde ich sie beim Schopf packen.» Da Frau Rauch als Sachbearbeiterin in einem Krankenhaus arbeitete, erfuhr sie frühzeitig vom bevorstehenden Beginn des Feldversuchs in einer nahe gelegenen Klinik und ging zu einer Einführungsveranstaltung. Sie wurde dabei über einige der Risiken und Chancen einer Teilnahme belehrt. «Ich hätte mich, glaube ich, durch nichts von einer Teilnahme abbringen lassen. Ich halte es für wichtig, an klinischen Feldversuchen teilzunehmen. Außerdem glaubte ich, es könnte wirklich etwas nützen.» Eine Rolle spielte auch, dass Frau Rauch zwei Töchter über zwanzig hatte und hoffte, die Studie werde Erkenntnisse erbringen, die auch für diese jungen Frauen hilfreich sein würden.

Um als Teilnehmerin akzeptiert zu werden, musste Renee Rauch glaubhaft machen, dass ihr Risiko, an Brustkrebs zu erkranken, zumindest leicht erhöht war. In diesem Sinne wurden ihr Fragen nach ihrem Alter gestellt, nach dem Zeitpunkt ihrer ersten Menstruation, nach der Zahl ihrer Kinder und nach deren Geburtsjahr, ferner ob ihre Mutter oder eine ihrer Schwestern Brustkrebs gehabt hatten und ob an ihr selbst je eine Biopsie durchgeführt worden sei. Ihre Antworten wurden in ein vorher ausgearbeitetes schematisches Risikomodell eingegeben, und die Berechnung ergab, dass bei Frau Rauch die Wahrscheinlichkeit, an Brustkrebs zu erkranken, über dem für die Studie festgelegten Schwellenwert lag.

Im September 1992 begann Renee Rauch mit der Einnahme von Tamoxifen. Obwohl die Studie als Blindversuch angelegt war – nur die Hälfte der Teilnehmerinnen erhielten das Medikament, die anderen ein zuckerhaltiges Placebo –, merkte Renee Rauch sofort, dass das, was sie einnahm, ein Medikament war. «Seit ich in das Programm eingestiegen bin, bekomme ich Hitzewallungen, die mich unweigerlich jede Nacht zweimal aufwecken. Meine Periode ist unregelmäßig geworden.

Aber ich bin fest entschlossen weiterzumachen, weil meine Angst [vor Krebs] so groß ist», erklärte sie einem Reporter.

So überzeugt war Frau Rauch vom Potenzial des Mittels, dass sie versuchte, ihre in Illinois lebende Schwester Evie Pritzker zur Teilnahme an dem Projekt zu überreden. Bei Frau Pritzker wurde das Risiko einer künftigen Krebserkrankung noch höher eingeschätzt, weil sie drei Jahre älter war als Renee Rauch und schon eine Biopsie hinter sich hatte. Allein, sie hatte zu dem Feldversuch eine ganz andere Meinung als ihre Schwester. «Die möglichen Nebenwirkungen schreckten [Evie] ab», sagte Renee Rauch damals. Frau Pritzker fürchtete außerdem, dass, wenn sie jetzt regelmäßig Tamoxifen nahm, ohne dass eine medizinische Notwendigkeit dafür bestand, sie es später nicht mehr als Medikament einsetzen könnte, falls sie einmal Brustkrebs bekäme. In Telefonaten mit ihrer älteren Schwester versuchte Renee Rauch, sie umzustimmen, schaffte es aber nicht.

Die beiden Schwestern hatten die Möglichkeit, sich frei zu entscheiden. Doch viele andere Frauen, die an der Studie teilnahmen, wurden nicht in die Lage versetzt, eine aufgeklärte Wahl zu treffen, denn viele der Ärzte, die sich in Krankenhäusern im ganzen Land an der Durchführung des Feldversuchs beteiligten, versäumten es, die Teilnehmerinnen vollständig über die Risiken zu informieren. Dies ergab eine von einem Kongressabgeordneten namens Donald Payne initiierte Untersuchung. In deren Rahmen fand im Oktober 1992 unter dem Titel «Werden gesunde Frauen in einem staatlich finanzierten Forschungsprojekt Risiken ausgesetzt?» eine Anhörung vor dem von Payne geleiteten Ausschuss statt. «Nachdem ich ein Informationstreffen in unserem örtlichen Krankenhaus besucht hatte …, war ich irritiert über die Dürftigkeit der zur Verfügung gestellten Informationen», klagte eine Interessentin, Susan Blake Rowland aus dem kalifornischen Hillsborough. «Wir erhielten sehr wenig Literatur, und die möglichen Nebenwirkungen wurden nur ganz allgemein abgehandelt.»

Die erschreckendste Erkenntnis, die der Ausschuss zutage förderte, war die, dass mehr als zwei Drittel der Institutionen, die sich an der Durchführung des Feldversuchs beteiligten, das von Fisher, dem Nationalen Krebsinstitut der USA und dem Hersteller von Tamoxifen, Zeneca, erstellte Zustimmungsformular in mindestens einem entscheidenden Punkt verwässert hatten. Rund die Hälfte von ihnen hatte zum Beispiel die Angabe über das Risiko, an Leberkrebs zu erkranken, auf einen Minimalwert herunterkorrigiert, und fast jede Vierte hatte aus «drei vorhergesagten Todesfällen infolge von Blutgerinnseln» unter

16 000 Teilnehmerinnen «drei vorhergesagte Fälle von Blutgerinnseln» gemacht. Die Verantwortlichen von den National Institutes of Health beschlossen aufgrund dieser Erfahrung, Zustimmungsformulare in Zukunft zentral zu kontrollieren.

Die wenigsten Journalisten zeigten sich in der Lage, die subtile Kalkulation von Nutzen und Risiken, die dem Feldversuch zugrunde lag, ihren Lesern klar zu vermitteln. Offenbar lag es ihnen eher, beim Schreiben über die Krebsmedizin auf gängige alte Formeln zurückzugreifen. Entweder sie verkauften den jeweils letzten wissenschaftlichen Durchbruch lechzend als neue Wunderkur, oder sie prangerten irgendwelche neu ins Gerede gekommenen Industrieabgase oder Konsumgüter als gefährlich an. Eine Zeit lang hatte es so ausgesehen, als seien diese Klischees ins Wanken geraten; die langjährige Debatte, welcher chirurgische Eingriff bei Brustkrebs vorzuziehen sei – Mastektomie oder Lumpektomie –, war in der Presse ausführlich breitgetreten worden. Viele Zeitschriften und Zeitungen hatten Berichte und wütende Schilderungen von Betroffenen in der Ichform gebracht und die Forderung von Frauengruppen unterstützt, dass Brustkrebspatientinnen mit verlässlichen Informationen versorgt werden und die Chance haben müssten, selbst zu entscheiden, was sie ihrem Körper zumuten wollten. Gleichzeitig hatten die Medien mitgeholfen, einige archaische Tabus infrage zu stellen. Das *New York Times Magazine* zum Beispiel hatte 1993 den nackten Oberkörper einer Frau nach erfolgter Mastektomie auf sein Titelblatt gebracht. Doch jetzt, da es um die vertrackten Fragen ging, die sich im Zusammenhang mit Tamoxifen und auch in anderen Bereichen der modernen Krebsmedizin ergaben, opferten viele Medien die Komplexität des Themas dem Bedürfnis nach einer attraktiven Schlagzeile – sehr zum Unmut von Männern wie Bernard Fisher. «Ich kann nach wie vor einer öffentlichen Diskussion, die über Kurzstatements in den Medien läuft, nichts abgewinnen», schrieb Fisher in dieser Zeit. «Damit wird die öffentliche Meinung auf unsachgemäße Weise beeinflusst.»

Freilich veränderten sich die Parameter der Nutzen-Risiken-Bilanz auch noch während des schon laufenden Feldversuchs durch neue Informationen, die verfügbar wurden. So wurde im Herbst 1993 ein unerwarteter Befund bekannt, der aus einer ganz anderen, aber trotzdem für das Thema relevanten Feldstudie stammte, die ebenfalls von Bernard Fisher geleitet wurde. Im Rahmen dieser Studie hatten 2639 Frauen nach erfolgter Brustkrebsoperation Tamoxifen eingenommen, um einen Wiederausbruch der Krankheit zu verhüten. 23 von ihnen waren an Gebärmutterkrebs erkrankt, vier daran gestorben.

Das ließ den Schluss zu, dass von jeweils 1000 Frauen, die sich am Breast Cancer Prevention Trial beteiligten, sechs oder sieben innerhalb von fünf Jahren an Gebärmutterkrebs erkranken würden; möglicherweise würden nur wenige von ihnen sterben, weil sich dieser Krebs relativ leicht durch die Entfernung der Gebärmutter kurieren ließ. Fisher hatte in seinem ursprünglichen Merkblatt für Teilnehmerinnen der Studie geschrieben, die Einnahme von Tamoxifen werde nicht zu «Todesfällen aufgrund von Gebärmutterkrebs» führen. Unter dem Eindruck der neuen Erkenntnisse fügte er in das Zustimmungsformular den Satz ein: «Gebärmutterkrebs kann eine lebensbedrohliche Krankheit sein.»

Einige von Fishers Kollegen waren der Meinung, die Vorzeichen hätten sich jetzt umgekehrt, in dem Sinn, dass die Risiken für diejenigen, die sich an der Studie beteiligten, den potenziellen Nutzen überwogen, der aufgrund des geringen Anteils der Frauen, die tatsächlich Brustkrebs bekommen würden, statistisch kaum ins Gewicht fiel. Immer mehr Ärzte, zum Beispiel von der University of Kansas, rieten daher Frauen, die ein eher geringes Risiko hatten, Brustkrebs zu bekommen, von der Teilnahme an der Studie ab – «auch wenn wir sie sicherlich nicht zurückweisen würden», erklärte einer von ihnen. Fisher stellte demgegenüber fest: «Wir haben eine Risiko-Nutzen-Analyse durchgeführt und sind nach wie vor der Meinung, dass der Feldversuch unter dem Strich mit einem Nutzen einhergeht.»

Abgesehen von einem kleinen Artikel in der Fachzeitschrift *Science* verschwand das neue, ungünstigere Resultat der Risikoberechnung schnell hinter dem Radarhorizont der Medien und entging sogar dem National Women's Health Network. Wäre Bernard Fisher nicht kurz darauf ins Scheinwerferlicht der nationalen Öffentlichkeit katapultiert worden, wäre der Breast Cancer Prevention Trial sicherlich weitergelaufen.

✦

In der vierten Woche seines Klinikaufenthalts erinnerte Vater mich an ein Erlebnis aus meiner Kindheit. Wir waren irgendwo in den Ferien und spielten. Das erste Spiel war eines mit zwei Würfeln gewesen; Gewinner war der, der am häufigsten die Summe der geworfenen Augen richtig voraussagen konnte. Vater ließ die Würfel aus seiner großen Hand rollen, und immer wieder gewann er – weil er die Wahrscheinlichkeiten kannte. Nach einiger Zeit, als ich zu verstehen begann, worauf es ankam, änderte er die Regeln. Wir spielten jetzt mit drei Würfeln. Dann mit vieren. Ich wurde immer missmutiger, und so begann

Vater mir die einfachen Gesetze der Wahrscheinlichkeit zu erklären: dass bei einem Wurf mit zwei Würfeln sieben das wahrscheinlichste Ergebnis ist, dass beim Werfen einer Münze Kopf und Zahl auf lange Sicht mit gleicher Häufigkeit fallen. Und dann begann er, mich gewinnen zu lassen.

Er erteilte mir an diesem Tag eine Lektion: Es ist nicht gut, einzelne Wetten oder Voraussagen zu machen. Die Wahrscheinlichkeit ist zwar hoch, dass bei 100 Münzwürfen 50-mal Kopf fällt, aber wenn man eine Wette auf einen einzelnen Münzwurf abschließt, muss man auf sein Glück vertrauen.

Dreißig Jahre später erinnerte er mich an diese Spiele, weil er meinte, es gebe eine Entsprechung dazu im Bereich der Krebsvorbeugung. Jede präventive Strategie zielt darauf ab, die Wahrscheinlichkeit, dass einzelne Mitglieder einer Gesamtheit die Krankheit bekommen, zu verringern – das Äquivalent zu einer großen Zahl von Münzwürfen. Jeder Einzelne kann zwar präventive Schritte im Hinblick auf sich selbst tun, eine Voraussage zu seinem persönlichen Krankheitsschicksal lässt sich aus individuellen Vorbeugemaßnahmen jedoch nicht ableiten. Ein Einzelner, der zum Beispiel Tamoxifen nimmt, um die Wahrscheinlichkeit, dass er Krebs bekommt, zu verringern, muss sich gleichwohl auf sein Glück verlassen. Von jeweils 1000 Personen, die Tamoxifen nehmen, hätten 984 nichts davon; acht würden Krebs bekommen, und acht weitere Glückspilze würden von der vorbeugenden Wirkung des Tamoxifens profitieren und keinen Krebs bekommen.

✦

Am Sonntag, dem 13. März 1994, erschien die *Chicago Tribune* mit einer Titelblattgeschichte, die mit der Schlagzeile «Betrug bei Brustkrebsstudie» überschrieben war. Im Zentrum des Berichts stand der Vorwurf, ein Arzt namens Roger Poisson, der in Montreal praktizierte, habe die Patientenakten von 95 Frauen, die auf seine Veranlassung hin an Bernard Fishers Feldstudie zum Thema Brustkrebs teilnahmen, «gefälscht und fabriziert». Die Fälschungsvorwürfe bezogen sich auch auf die frühere Studie, die gezeigt hatte, dass die Lumpektomie meist die bessere Alternative gegenüber der radikalen Mastektomie war. Der Autor der Geschichte, der hoch angesehene investigative Reporter John Crewdson, behauptete, Dr. Poisson sei so versessen darauf gewesen, Frauen für die Studien zu rekrutieren, dass er ihre Krankheitsgeschichten verfälscht habe.

Der *Tribune*-Artikel löste eine Kaskade weiterer Berichte in der

New York Times, der *Chicago Sun Times*, dem *Sun Francisco Chronicle* und praktisch jeder anderen Tageszeitung in Amerika aus. In den folgenden Wochen überschlugen sich die Enthüllungen. Jeder Tag brachte Fortsetzungen und Ergänzungen zu den ursprünglichen Vorwürfen. Innerhalb eines Monats nahm die Berichterstattung über den Fall eine Dimension an, als handle es sich um den größten Skandal in der Geschichte der Medizin.

Es ging in diesen Enthüllungsreportagen anfänglich gar nicht um Fishers großen Breast Cancer Prevention Trial. Crewdsons wesentlicher Anklagepunkt war der, dass 16 Prozent der Fallgeschichten, auf die sich Fisher bei seinem bahnbrechenden Aufsatz im *New England Journal of Medicine* 1985 gestützt hatte, von Dr. Poisson geliefert worden waren – nicht alle enthielten allerdings gefälschte Daten. Crewdson erklärte jedoch in der Folge: «Welche genauen Auswirkungen die Fälschungen von Montreal auf diese Studie und damit zusammenhängende Untersuchungen haben, ist noch unklar» – was man ohne Weiteres so interpretieren konnte, dass Zweifel erlaubt waren, ob eine Lumpektomie für eine an Brustkrebs leidende Frau tatsächlich besser war als eine radikale Mastektomie.

In den USA gibt es eine staatliche Behörde namens Office of Research Integrity, die bei Zweifeln an der Lauterkeit wissenschaftlicher Forschungsresultate einschreitet. Diese Behörde hatte schon ein Jahr zuvor Ermittlungen gegen Dr. Poisson aufgenommen, als bei den in die Studie eingebauten Plausibilitätsprüfungen Ungereimtheiten aufgefallen waren. Sie hatte jedoch keinen Bericht erstellt und die Öffentlichkeit nicht umfassend darüber informiert, dass die Fälschungen den wissenschaftlichen Wert der Studie kaum beeinträchtigten. Fisher hatte die Resultate seiner Studie zwar einer revidierten Analyse unterworfen, deren Ergebnisse jedoch nicht veröffentlicht. Jetzt aber, da der Betrug öffentlich geworden war, erklärte ein Sprecher des Office of Research Integrity: «Wir sind besorgt darüber, dass uns womöglich eine Krise des öffentlichen Gesundheitswesens ins Haus steht.»

Die meisten Wissenschaftler stellten sehr schnell fest, dass die gefälschten Daten nur eine kleine, statistisch nicht ins Gewicht fallende Zahl von Patientinnen betrafen; außerdem lagen Resultate von Studien in Skandinavien, Großbritannien und Japan vor, die mit der These Fishers von den größeren Vorzügen der Lumpektomie übereinstimmten. Sein Bericht war also nicht die einzige Grundlage, auf die Patienten und ihre Ärzte eine Entscheidung zwischen Lumpektomie und radikaler Mastektomie stützen konnten.

Trotzdem fachten die Medien den Skandal immer wieder an, und schließlich geriet Bernard Fisher selbst in den Mittelpunkt ihrer Aufmerksamkeit. Zwar war es der kanadische Arzt Poisson gewesen, der Patientendaten gefälscht und erfunden hatte, aber in den Augen der Medien hatten Fisher und das Office of Research Integrity Mitschuld auf sich geladen, indem sie es versäumt hatten, den Betrug öffentlich zu machen, obwohl sie ihn untersucht und aufgeklärt hatten. Fisher wurde des Weiteren zum Vorwurf gemacht, er habe es unterlassen, eine korrigierte Fassung seines ursprünglichen Aufsatzes mit einer neuen Analyse der Daten zu veröffentlichen und so dafür zu sorgen, dass die gefälschten Daten aus den Resultaten getilgt wurden. «Wenn Brustkrebspatientinnen heute verunsichert und skeptisch sind», hieß es in einem Kommentar der *New York Times*, «müssen die Forscher die Schuld bei sich selber suchen.»

Dieses Misstrauen hatte seinen Ursprung unter anderem in einer Reihe von Verfahren gegen Wissenschaftler wegen unlauteren Verhaltens, die ein Kongressabgeordneter namens John Dingell ins Rollen gebracht hatte; er stieg jetzt erneut in den Ring und versprach, im Kongress eine Anhörung zu dem «Brustkrebsbetrug» zu veranstalten. «Diese Episode liefert ein weiteres Beispiel dafür, wie wissenschaftliches Fehlverhalten im Verein mit einer ungenügenden Reaktion der Bundesregierung die Bemühungen zur Verbesserung der öffentlichen Gesundheit und Sicherheit untergraben kann», sagte Dingell.

Die Stimme Fishers ging in dem von den Medien veranstalteten Trommelfeuer unter. «Es beeinträchtigte jeden Aspekt meines Lebens. Das war so tragisch», erinnert er sich. «Es war eine Verschwendung von Energie und Zeit.»

Drei Wochen nachdem die *Chicago Tribune* den Skandal ins Rollen gebracht hatte, schwappten die Vorwürfe über Fisher hinweg. Die Geldgeber seiner Studie am Nationalen Krebsinstitut begannen sich von ihm zu distanzieren. Sie behaupteten, er sei seiner Verpflichtung, ihnen Daten für Prüfungszwecke vorzulegen, nicht nachgekommen, und forderten ihn in einem unfreundlich formulierten Brief auf, die Befunde zum Thema Brustkrebschirurgie neu zu analysieren. Cindy Pearson vom National Women's Health Network nutzte die Gelegenheit, um die Diskussion darüber aufzuwärmen, ob es statthaft sei, gesunden Frauen Tamoxifen zu verabreichen. Andere Kritiker schlossen sich ihr an. Allmählich verschob sie den Fokus des Mediensturms hin zu Diskussionen über die Zahl der Patientinnen, die nach der Einnahme von Tamoxifen an Gebärmutterkrebs erkrankt waren, ein Zusammenhang, den Fisher selbst einige Monate zuvor bemerkt und zu Protokoll gegeben hatte.

Fisher erwiderte auf all die Angriffe: «Diese Kritik wird vorgebracht seit dem Tag, an dem der Tamoxifen-Feldversuch anfing. Wenn dieser Versuch abgebrochen würde, wäre dies eine große Tragödie für die in die Studie einbezogenen Frauen.» Der Direktor des Nationalen Krebsinstituts, Samuel Broder, zeigte sich konsterniert über die Heftigkeit der Angriffe, die durch die Bündelung und das Zusammenwirken der Energien von Frauenrechtlerinnen und Gesundheitsaktivistinnen, einer sensationshungrigen Presse und «andersgläubiger» Wissenschaftler eine unerhörte Wucht entfalteten. In der Befürchtung, das Projekt werde jeden öffentlichen Rückhalt verlieren und die beteiligten Frauen würden mit der Einnahme von Tamoxifen aufhören, bat Broder die Universität Pittsburgh, Fisher als Leiter des Breast Cancer Prevention Trial abzulösen. «Wir taten das, um sicherzustellen, dass die Feldstudie mit Zustimmung der Öffentlichkeit weitergehen konnte», erinnert sich Broder. «Die Studie war für mich überragend wichtig. Und man kann in einer Demokratie nichts ohne die Billigung durch die Öffentlichkeit durchziehen.» Allerdings wurde die Anwerbung von Patientinnen bis zum Abschluss einer gründlichen Untersuchung ausgesetzt.

Das öffentliche Kesseltreiben gegen Fisher erreichte seinen Gipfel am 13. April 1994, als John Dingell im Kongress seinen Ausschuss zusammentreten ließ. Sein Starzeuge – dessen Konterfei am nächsten Tag die Titelseite der *New York Times* schmückte – war eine politische Lobbyistin namens Jill Lea Sigal, die Dingell bei einem Fundraising-Bankett kennengelernt hatte und die jetzt Gelegenheit erhielt, über ihre persönliche Erfahrung als Brustkrebspatientin zu berichten: «Meine Wut und Empörung darüber, dass ein Arzt [Poisson] überhaupt einen so schmählichen wissenschaftlichen Betrug begehen konnte, wurden nur noch von meinem ungläubigen Staunen übertroffen, als ich erfuhr, dass das Nationale Krebsinstitut, ein Instrument der US-Regierung, schon vor drei Jahren von den gefälschten Daten wusste und sich bewusst gegen eine breite Information der Öffentlichkeit entschied.» Die Frage, die sie stellte, lautete: «Wie viele Frauen haben im Verlauf dieser drei Jahre auf Basis dieser Studie eine Entscheidung über ihre Brustoperation getroffen, so wie ich es getan habe?»

Die vom Ausschuss geladenen Zeugen und Zeuginnen übten auch Kritik am Breast Cancer Prevention Trial selbst: Cindy Pearson vom National Women's Health Network erklärte, der Feldversuch sei «eine schlechte Idee gewesen, [die] auf dem besten Weg ist, zu einem Desaster zu werden». Tamoxifen mochte ein gutes Medikament für Frauen mit Brustkrebs sein, konzedierte sie, aber «für gesunde Frauen hat es mehr Ähnlichkeit mit einem Gift». Nicht genug damit, dass Bernard Fisher von den Massenmedien mit Gift und Galle bespuckt wurde, musste er auch noch damit klarkommen, dass in den Tagen und Wochen danach kritische Leitartikel über ihn und seine Studie sowohl im *New England Journal of Medicine* als auch im *Journal of the American Medical Association* erschienen.

✦

Nachdem ich Vater fast völlig bewegungsunfähig in seinem Klinikbett erlebt hatte, machte ich mich in seiner Werkstatt auf die Suche nach seinen alten Lebensgeistern. Als ich die Garage betrat, lag noch immer der Geruch von alter Druckerfarbe und Terpentin in der Luft. Das fluoreszierende Licht warf seinen flackernden Schein auf die viktorianischen Druckmaschinen. Bei einer sahen die Walzen so aus, als wären sie noch mit glänzender schwarzer Farbe eingestrichen, gerade so, als sei der Druckermeister nur mal kurz zum Essen weggegangen.

Vaters Arbeitsplätze wirkten immer ziemlich chaotisch: Papiere, Setzrahmen voller Bleilettern, halb angelesene Zeitschriften, Farbtuben, Stapel schöner Papiere, die zu instabil wirkenden Türmen aufgeschichtet waren. Er hatte immer behauptet, alles, was irgendjemand zu sehen verlangte, auf Anhieb hervorholen zu können. Alle seine Sachen waren immer von einer Patina aus Staub bedeckt gewesen; jetzt aber waren die Druckmaschinen und Papierstapel von einer dicken faserigen Schmutzschicht regelrecht überzogen. In einem von Vaters Papierschränken fand ich anstelle schöner Briefbögen mit Wasserzeichen nur eine zerzauste und verklebte Masse von Papierschnitzeln – offensichtlich hatten sich hier Mäuse häuslich eingerichtet. In Abwesenheit von Vaters Energie hatte nichts und niemand sein kreatives Chaos daran gehindert, sich in einen versifften Verhau zu verwandeln. So wie das Chaos die Herrschaft über Vaters Körper übernommen hatte, ergriffen Unordnung und Schmutz jetzt Besitz von den Sachen, die er liebte.

Ich zog einen Setzkasten heraus. Wie oft hatte ich zugeschaut, wie Vaters große Hände all die vielen winzigen Bleilettern in die richtige Reihenfolge gebracht hatte, wie aus den Buchstaben Worte geworden waren und wie er die Zeilen angeordnet und zusammengeschoben hatte, bis die Seite druckfertig war. Jetzt waren die früher ordentlich gesetzten Lettern umgekippt, die Wörter waren zerfallen.

Dasselbe Kuddelmuddel in anderen Setzkästen, wo Tausende Lettern übereinanderstürzten. An manchen Stellen waren noch Zeilen aus Gedichten und Aphorismen zu erkennen, hin und wieder sogar eine ganze Seite mit einem lesbaren Text, aber auch vieles, das keinen Sinn mehr ergab. Das ließ mich unwillkürlich an die Satzfehler in den Sequenzen der Nukleinsäuren denken, die jetzt einige seiner Gene außer Gefecht gesetzt hatten.

✦

Die Kontroverse um den Breast Cancer Prevention Trial spiegelte sich in anderen Debatten über mögliche Instrumente der Krebsverhütung, etwa in der über die Zweckmäßigkeit regelmäßiger Mammografie-Reihenuntersuchungen. Im Januar 1997 holte das Nationale Krebsinstitut der USA zwölf unparteiische Experten zu einer Beratungsrunde zusammen; sie sollten zu einem Konsens darüber kommen, ob sich Frauen unter fünfzig regelmäßig einer vorsorglichen Mammografie unterziehen sollten. In der Vorbereitungsphase verbrachten die Experten Wochen damit, Hunderte Forschungsberichte zu lesen; aus deren Autoren wählten sie dreißig aus und luden sie ein, mit ihnen während einer dreitägigen Konferenz die Ergebnisse zu erörtern. Es gab jede Menge Daten, die zu durchkämmen waren, denn in den verflossenen dreißig Jahren hatte sich fast eine halbe Million Frauen an Feldversuchen beteiligt, die dem Ziel gedient hatten, den Nutzen solcher Vorsorgeprogramme zu ermitteln.

Das Fazit, zu dem die Expertengruppe schließlich gelangte, lautete: «Die gegenwärtig verfügbaren Daten rechtfertigen keine pauschale Empfehlung zugunsten regelmäßiger Mammografien für alle Frauen über vierzig.» Zur Begründung wurde auf die erhobenen Daten von Tausenden Frauen verwiesen, die zeigten, dass Brustkrebs-Vorsorgeuntersuchungen bei Frauen über fünfzig einen lebensrettenden Effekt hatten, bei Frauen zwischen vierzig und fünfzig hingegen keinen oder nur einen sehr geringen. Nach Schätzung der Expertenrunde kam auf jeweils 2500 Frauen, die nach ihrem 40. Lebensjahr zehn Jahre lang regelmäßig zur Krebsvorsorge-Untersuchung gingen, möglicherweise nur eine, deren Leben sich dadurch verlängerte.

Die Experten wiesen auch auf die geringfügigen Risiken hin, die solche Reihenuntersuchungen in sich bargen. Rund jeder dritten der betroffenen Frauen würde irgendwann zwischen ihrem 40. und ihrem 50. Lebensjahr eröffnet, dass man in ihrer Brust etwas gefunden hatte, das Krebs sein könnte, nur um ihnen nach erfolgter Biopsie mitzuteilen, der Verdacht habe sich nicht bestätigt. Diese sogenannten falschen Positivbefunde, die auf die noch unausgereiften Techniken zurückzuführen waren, mussten, so die Ansicht der Expertenrunde, einer großen Zahl von Frauen Angst und Schrecken einjagen. Manche Frauen sahen sich vor die Entscheidung gestellt, einem möglicherweise riskanten ärztlichen Eingriff zuzustimmen, dessen Nutzen höchst zweifelhaft war, weil die Mammografie bei ihnen Abnormitäten festgestellt hatte, die sich als Krebsvorläufer deuten ließen, von denen aber ziemlich sicher war, dass sie sich nicht zu krankhaften oder lebensbedrohlichen Wucherungen entwickeln würden. Schließlich bestand auch das sehr geringe Risiko – das Gremium schätzte es auf weniger als 1 : 10 000 –, dass die bei der Mammografie eingesetzte Strahlung Brustkrebs auslösen würde, anstatt ihn zu verhüten.

Weil das Verhältnis zwischen Nutzen und Risiko so fein um den Gleichgewichtspunkt herum pendelte, einigte sich das Gremium auf die Empfehlung, «jede Frau [solle] selbst entscheiden, ob sie sich einer Mammografie unterzieht. Ihre Entscheidung mag nicht nur auf einer objektiven Analyse der wissenschaftlichen Befunde und einer Bewertung der individuellen Krankheitsgeschichte beruhen, sondern auch darauf, wie sie alle potenziellen Risiken und Vorteile wahrnimmt und einschätzt, welchen Wert sie ihnen jeweils beimisst und wie sie mit dem Unsicherheitsfaktor umgeht.» Indem die Experten die Verantwortung den Frauen selbst zusprachen, stellten sie de facto den ethischen Grundsatz der Autonomie – das Recht des Patienten, selbst über die gewünschte Behandlung zu entscheiden – über alle anderen Erwägungen. In einer Welt, die immer weniger Gefallen an Ärzten fand, die ihren Patienten mit paternalistischer Attitüde sagten, was zu tun war, hätte sich das Gremium mit dieser Philosophie eigentlich viele Freunde machen müssen.

Statt der Zustimmung zu den Empfehlungen des Gremiums überwog jedoch zunächst die Überraschung. Richard Klausner, Direktor des Nationalen Krebsinstituts, sagte bei einer Pressekonferenz, die Verlautbarung der Experten hätten ihn «schockiert», insbesondere weil darin der Hinweis gefehlt habe, dass breite Vorsorgeuntersuchungen die Krebssterblichkeit verringerten. Ein Radiologe erklärte öffentlich, ein Abrücken von Reihenuntersuchungen komme «einem Todesurteil gleich», und er versäumte nicht, den betroffenen Frauen sein «Beileid» auszusprechen. Ein Mediziner von der Harvard University verstieg sich gar dazu, dem Gremium «Betrügerei» vorzuwerfen, obwohl es in seinem Bericht die Beweislage ausführlich und sorgfältig gewürdigt hatte.

Die Medien schlachteten den Vorgang mit typischer sprachlicher Überpointierung aus; so wählte die *Chicago Tribune* für ihren Bericht zu dem Thema die Überschrift «Neuer Mammographie-Report lässt Frauen allein». Am 4. Februar 1997 verabschiedete der US-Senat einstimmig eine Resolution, in der das Nationale Krebsinstitut aufgefordert wurde, Frauen über vierzig die Teilnahme an mammografischen Vorsorgeprogrammen zu empfehlen. Unter zunehmenden Druck gesetzt, berief das Nationale Krebsinstitut eine andere Expertenkommission ein und gab am 27. März 1997 seinerseits eine neue Empfehlung heraus, die besagte, Frauen sollten sich ab ihrem 40. Lebensjahr doch einmal jährlich oder alle zwei Jahre einer Mammografie unterziehen.

Die geänderte Empfehlung beruhte nicht auf irgendwelchen neuen Erkenntnissen, denn es lagen keine vor. Sie war vielmehr Ausdruck dessen, dass die geringfügigen statistischen Vorteile eines Mammografie-Programms jetzt höher bewertet wurden als der Grundsatz der Patientenautonomie. Es entbehrte nicht einer gewissen Paradoxie, dass zwanzig Jahre zuvor Vertreterinnen der feministischen Gesundheitsbewegung heftig gegen Ärzte agitiert hatten, die selbstherrlich Entscheidungen zum Wohl ihrer Patientinnen trafen. Jetzt blieb es einem enttäuschten Leitartikler des *New England Journal of Medicine* vorbehalten, den Grundsatz zu verfechten, dass Frauen die Freiheit haben müssten, selbst über ihre Krebsvorsorge zu entscheiden, und zwar gemäß «ihrer privaten und persönlichen Einschätzung ihres Erkrankungsrisikos und nicht unter dem Einfluss der lautesten oder prominentesten Stimme».

✦

Einen Monat nach dem Rückzug Bernard Fishers 1994 flaute die Kampagne gegen ihn ab, und er konnte darangehen, seine Reputation langsam wiederherzustellen. Er trat bei einer zweiten Anhörung des Dingell-Ausschusses auf, die einige Monate nach der ersten stattfand, und übernahm seinen Anteil an der Verantwortung für die administrativen Versäumnisse, die passiert waren; dann widerlegte er auf überzeugende Weise den Vorwurf, er habe den Teilnehmerinnen an seiner Studie Informationen vorenthalten. «Es kann sein», sagte er, «dass meine Passion für die wissenschaftliche Arbeit meine administrative Vernunft überschattet hat und insofern fehlgeleitet war.» Im Mai 1995, über ein Jahr nachdem der Skandal losgebrochen war, begann der Breast Cancer Prevention Trial neue Teilnehmerinnen zu rekrutieren. Den Zeitungen war das allenfalls eine kleine Notiz wert.

Fisher veröffentlichte im selben Jahr seine revidierte Analyse des Feldversuchs zur Brustkrebschirurgie. Auch nach Aussonderung der gefälschten Daten Poissons blieb es bei der Schlussfolgerung, dass eine Lumpektomie in den meisten Fällen ebenso gute Resultate brachte wie eine radikale Mastektomie. Zur gleichen Zeit schloss das Office of Research Integrity seine Ermittlungen ab und entlastete Fisher von allen Vorwürfen wissenschaftlichen Fehlverhaltens. Die strengste im Abschlussbericht des Office enthaltene Rüge – wenn es denn eine war – besagte, indem Fisher es unterlassen habe, das unethische Verhalten anderer öffentlich anzuzeigen, habe er «auf nicht unerhebliche Weise zur Verunsicherung der wissenschaftlichen Welt und der breiten Öffentlichkeit in Bezug auf die Aussagekraft wichtiger Studien beigetragen».

In den Folgejahren äußerten sich zahlreiche Mediziner kritisch zu dem öffentlichen Wirbel um den Breast Cancer Prevention Trial und bezeichneten ihn als exemplarisches Beispiel für das Unvermögen der Medien, nuanciert über wissenschaftliche Probleme zu berichten. Gewiss habe es bei der Aufklärung der Datenmanipulationen administrative Defizite gegeben, aber die Presse habe die begangenen Fehler maßlos aufgebauscht. «Die ganze kafkaeske Episode erscheint absurd, aber auch bösartig», schrieben zwanzig medizinische Koryphäen 1997 in *Control Clinical Trials.* Vielleicht noch schlimmer sei gewesen, dass die Zeitungen es in ihrem Übereifer versäumt hätten, ein gewissenhaftes Bild der Chancen und Risiken zu zeichnen, sodass Frauen, die vor der Entscheidung zwischen den beiden Operationstechniken standen oder über die Teilnahme an der Tamoxifen-Feldstudie nachdachten, von der Presse keine Orientierungshilfe erhalten hätten.

Nach seiner Entlastung von allen schwerwiegenden Vorwürfen konnte Bernard Fisher an seinen Platz in der Kommandozentrale des Breast Cancer Prevention Trial zurückkehren. Schon im April 1998 traf er jedoch die Entscheidung, den Feldversuch vorzeitig abzubrechen. Die bislang erzielten Resultate seien, so erklärte er, dermaßen vielversprechend, dass es unethisch wäre, der Hälfte der Teilnehmerinnen weiterhin das Placebo zu verabreichen und ihnen damit die segensreichen Wirkungen des Tamoxifens vorzuenthalten. Von britischen Ärzten kamen Einsprüche: Die Befunde waren ihrer Ansicht nach nicht annähernd eindeutig genug, um einen Abbruch der Studie zu rechtfertigen. In New Jersey gehörte Renee Rauch jedenfalls zu denen, die sich als Gewinnerinnen fühlen durften, erhielt sie doch die Bestätigung dafür, dass sie in der Tat den Wirkstoff und nicht das

Placebo erhalten hatte. Sie erklärte, sie sei überzeugt, dass dies ihre Chancen verbessert hatte, von Brustkrebs verschont zu bleiben. Aber auch ihre Schwester, die sich nach ihrem 40. Lebensjahr regelmäßig hatte mammografieren lassen, war und blieb überzeugt davon, die richtige Entscheidung getroffen zu haben. Bis heute, zehn Jahre später, hat sich bei keiner von beiden irgendein Anzeichen für Brustkrebs gezeigt.

«Das ist eine außerordentlich emotionale Erfahrung für mich, wahrscheinlich die anrührendste meiner ganzen Laufbahn», erklärte Fisher auf einer Pressekonferenz in Washington. Die Feldstudie hatte ergeben, dass von je 1000 Teilnehmerinnen, die das Placebo erhalten hatten, 36 an Brustkrebs erkrankt waren, fast genau doppelt so viele wie bei denen, die Tamoxifen eingenommen hatten. Die errechnete Verringerung des statistischen Risikos, dass sich aus einer Prädisposition eine bösartige Wucherung entwickelte, lag bei 49 Prozent. Des Weiteren hatten in der Tamoxifen-Gruppe von 1000 Frauen vier weniger als in der Kontrollgruppe komplizierte Knochenbrüche erlitten. «Zum ersten Mal in der Geschichte», sagte Fisher, «haben wir Belege dafür, dass Brustkrebs sich nicht nur behandeln, sondern sich auch verhüten lässt.»

Cindy Pearson und Adriane Fugh-Berman vom National Women's Health Network, die beide der Pressekonferenz Fishers beiwohnten, interpretierten die Ergebnisse der Studie vollkommen anders. Nachdem sie die Presseerklärung aufmerksam studiert hatten, listeten sie die anderen Krankheiten auf, die sich die Frauen der Tamoxifen-Gruppe zugezogen hatten – Krankheiten, die bei ihnen wesentlich häufiger vorgekommen waren als in der Placebo-Gruppe. Von jeweils 1000 von ihnen hatten acht mehr als in der Placebo-Gruppe während der fünfjährigen Dauer der Studie Gebärmutterschleimhautkrebs bekommen. Und während von den 6599 mit Tamoxifen behandelten Frauen 71 «Gefäßprobleme» wie einen Schlaganfall oder eine Venenthrombose erlitten hatten, fanden sich unter den mit dem Placebo Behandelten nur 62 Fälle. Auch bei den Teilnehmerinnen, die im Verlauf der Studie an grauem Star erkrankten, waren die mit Tamoxifen behandelten mit 575 Fällen stärker vertreten als die Placebogruppe mit 504. Als Fisher später im selben Jahr die Ergebnisse der Studie zur Gänze veröffentlichte, ging er auf diese erhöhten Risiken bei Einnahme von Tamoxifen ein und unterstrich dabei, dass die meisten davon beherrschbar und nicht lebensbedrohlich waren. Trotzdem standen diese erhöhten Risiken in einem beunruhigenden Kontrast zu Fishers optimistischem Resümee der Studie.

Die Verabreichung von Tamoxifen an gesunde Frauen zur Vorbeugung gegen Brustkrebs ist bis heute umstritten. Andere Studien sind zu leicht abweichenden Resultaten gelangt, was das Verhältnis von Risiken und potenziellem Nutzen anbetrifft, und Kritiker wie Befürworter sind wiederholt in den Ring gestiegen, um ihre Argumente auszutauschen. Für Frauen, die aufgrund einer familiären Prädisposition befürchten, ein erhöhtes Brustkrebsrisiko in sich zu tragen, und die mit dem Gedanken spielen, dieses Risiko durch Einnahme von Tamoxifen zu verringern, ist die anhaltende Kontroverse wenig hilfreich, weil sie ihnen die Entscheidung intellektuell und emotional erschwert.

Ein erhöhtes Risiko in Kauf zu nehmen in der Hoffnung, sich damit ein längeres Leben einzuhandeln, ist ein Dilemma, dem sich künftig immer mehr von uns werden stellen müssen, denn ärztliche Strategien der Prävention und der Früherkennung – wie flächendeckende Vorsorgeuntersuchungen oder die Verordnung präventiv wirkender Medikamente – werden in der Krebsmedizin eine immer größere Rolle spielen. Die großen Brustkrebs-Debatten der 1990er Jahre haben deutlich gemacht, wie verbesserungsfähig der Umgang unserer Gesellschaften mit diesen schwierigen Abwägungen ist. Dieselben Debatten wurden auch in Europa allerorten geführt, und sie waren keineswegs weniger parteiisch, perfekter oder kürzer. Dass die nötige subtile Abwägung von Risiken und potenziellem Nutzen so oft unterbleibt, ist kein gutes Omen für die Zukunft: Wir werden gefordert sein, solche Entscheidungen für uns zu treffen, ohne dass man uns die Werkzeuge an die Hand gibt, die uns zu einer intelligenten Entscheidung befähigen würden.

✦

Im Zuge meiner Lektüre von Artikeln und Büchern über Krebsprävention wurde ich zufällig einer Tatsache gewahr, die den Fragen unvermittelt eine zugespitzte Relevanz für mein eigenes Leben verlieh. 1993 hatten vier Ärzte an der Medizinischen Fakultät der Staatsuniversität von Michigan in Detroit Biopsien an jungen männlichen Patienten durchgeführt, in deren Krankengeschichte es nie ein Anzeichen für Prostatakrebs gegeben hatte. Bei zehn Prozent dieser Männer, die allesamt zwischen zwanzig und dreißig Jahre alt waren, wurden Zellveränderungen festgestellt, die sich als erster Schritt in Richtung Prostatakrebs deuten ließen. Bei einem Viertel der untersuchten Männer zwischen dreißig und vierzig fanden sich kleine Cluster von als krebsartig identifizierten Zellen.

Ich zog daraus für mich den Schluss, dass eine hohe Wahrscheinlichkeit bestand, dass auch ich bereits Zellen in mir hatte, die Krebsvorläufer waren. Vor dem Hintergrund der Angst, die Vaters Krebserkrankung mir einjagte, fragte ich mich, ob ich nicht gut daran täte, mich einer Prostatabiopsie zu unterziehen. Doch die Ärzte, die ich fragte, erklärten mir, dass dies nicht nur nutzlos, sondern riskant wäre – zu den möglichen Nebenwirkungen einer Biopsie gehören Infektionen. Außerdem würde mir eine solche Untersuchung wenig bringen, denn was immer sie zutage förderte, würde nicht zwangsläufig etwas Bösartiges, mein Leben Bedrohendes sein, jedenfalls nicht vor Überschreiten meines 50. Lebensjahres. Ich war erst 36. Und die einzige gegenwärtig zur Verfügung stehende Methode zur Früherkennung von Prostatakrebs ist berüchtigt für ihre Unzuverlässigkeit.

Ich sah mich jetzt in ein Dilemma gestürzt. In fünfzehn oder zwanzig Jahren, wenn mein Krebsrisiko wesentlich größer sein wird als heute und wenn womöglich ein Arzt bei mir irgendeine genetische Prädisposition entdeckt oder wenn vielleicht eine sehr viel präzisere Methode der Früherkennung zur Verfügung steht, wird man mir wahrscheinlich Vorsorgeuntersuchungen auf Prostatakrebs geradezu aufdrängen. Bis dahin werde ich hin und her gerissen sein. Auf der einen Seite verstehe ich die Logik derjenigen Ärzte, die mir sagen, diese oder jene Reihenuntersuchung für jüngere Leute gründe auf ungenügend gesicherten wissenschaftlichen Erkenntnissen und berge neben ihrem möglichen Nutzen auch Risiken. Auf der anderen Seite möchte ich an dem auf gewisse wissenschaftliche Belege gestützten Glauben festhalten, dass es therapeutische Mittel gibt, die einen Nutzen haben, und dass bei einer Vorsorgeuntersuchung vielleicht etwas gefunden würde, das sich zur tödlichen Bedrohung entwickeln könnte, wenn es unentdeckt bliebe.

Ich weiß demzufolge nicht, wann es so weit sein wird, dass ich zu meiner ersten Reihenuntersuchung gehe; ich bin mir auch noch nicht sicher, nach welchen Kriterien ich diese Entscheidung treffen werde. Werde ich fleißig Forschungsdaten studieren und die Chancen abwägen, oder werde ich irgendwann an einen Punkt gelangen, an dem die Angst übermächtig wird und ich mich der Vorsorgeuntersuchung einfach nur unterziehe, um bei einem hoffentlich guten Befund meine Angst loszuwerden?

1999 Den Genen auf der Spur

«Meine Patienten haben mich zum Kreuzritter gemacht»

Bud Romine unterzog sich im September 1994 einem routinemäßigen Gesundheitscheck. Er war gerade fünfundsechzig Jahre alt geworden, und seine Krankenversicherung hatte es von ihm verlangt, obwohl keinerlei Symptome für irgendeine Krankheit erkennbar waren. Der Arzt hörte seinen Herzschlag ab, testete seine Reflexe und nahm eine Blutprobe, deren Ergebnis 24 Stunden später vorliegen würde. Gesunde Menschen haben 5000 bis 10 000 weiße Blutkörperchen in jedem Kubikmillimeter ihres Blutes, doch bei Romine waren es, wie sein Arzt ihm am nächsten Tag telefonisch mitteilte, 76 000. Das war ein ziemlich starkes Indiz dafür, dass er Leukämie hatte.

Bis dahin hatte Romine einen absolut gesunden Eindruck gemacht. Er spielte zwei- oder dreimal die Woche Golf und angelte in dem Bach, der hinter seinem Haus in Tillamook (Oregon) vorbeifloss. Nach einem langen Arbeitsleben als Zugführer auf den ländlichen Strecken der Southern Pacific Railroad genoss er sein Rentnerdasein. Eine Videoaufnahme, die wenige Wochen vor dem Arztbesuch entstanden war, zeigte ihn bei seiner Geburtstagsparty inmitten von über vierzig Familienmitgliedern und Freunden. Wohlbeleibt und mit einer Flasche Bier in der Hand, schaut er überwältigt und sprachlos in die Kamera, Tränen rollen ihm übers Gesicht, und er hält sich in dem vergeblichen Bemühen, sie zu stoppen oder zu verbergen, die Hand vor die Augen. In einer später am gleichen Tag aufgenommenen Szene sieht man ihn an dem kleinen Flügel im Wohnzimmer sitzen, wo er Erroll Garners Jazz-Evergreen «Misty» spielt.

Einen Tag nach dem Laborbefund lag Romine bäuchlings auf einer Liege im örtlichen Krankenhaus. Eine große Nadel wurde durch seine Haut in seinen Hüftknochen getrieben, dabei durchzuckte ihn ein enormer stechender Schmerz. Die Knochenmarkzellen, die herauspunktiert wurden, waren fehlgebildet und übergroß, was den Verdacht bestätigte, dass Romine an einer Chronischen Myeloischen Leukämie (CML) litt. Eine Woche später waren seine weißen Blutkörperchen bereits auf 124 000 gestiegen; er litt an ständiger Müdigkeit und Atemlosigkeit, und seine Milz hatte sich vergrößert. Die Ärzte eröffneten ihm, dass sie keine gute Prognose für ihn hatten. Wahrscheinlich würde er noch einige wenige Jahre mit seinem chronischen Leiden ein mehr oder weniger normales Leben führen können, doch dann würden Milliarden weißer Blutkörperchen seinen Organismus überschwemmen und dessen Lebensfunktionen lahmlegen wie Honig die beweglichen Teile eines Motors; er habe höchstens noch fünf Jahre zu leben. «Es trifft einen wie ein Keulenschlag. Wie eine Bombe. Es ist ein Todesurteil», erinnert sich Bud. «Es ist unheimlich schwer zu akzeptieren, dass man nur noch ein paar Jahre hat.» Eine Depression zog sich über ihm zusammen, wie die niedrig hängenden dichten Wolken, die von der nahen Pazifikküste Oregons über Tillamook hinwegziehen.

Nach einigen Tagen begann Romine, Hydroxyharnstoff einzunehmen, der die weißen Blutkörperchen in seinem Blut wegmähte. Für kurze Zeit versetzte dieses Medikament Romine in die Lage, wie ein Gesunder weiterzuleben, denn es ließ seinen Leukozytenspiegel auf Normalwerte zurückgehen. Der eigentlichen Ursache der Krankheit rückte das Medikament jedoch nicht zu Leibe: der langsamen, aber stetigen Zunahme der Zahl blutbildender Zellen im Knochenmark. Irgendwann würden sie mehr weiße Blutkörperchen produzieren, als der Wirkstoff Hydroxyharnstoff abtöten konnte, und dann würde es schnell und unaufhaltsam zu Ende gehen.

Ein anderes Medikament versprach eine gewisse Hoffnung: Interferon, das Romine Ende 1994 einzunehmen begann. Dieses Mittel hielt nicht nur die Zahl der Leukozyten im Blut in Schach, sondern tötete auch einen Teil der krankhaften Zellen im Knochenmark ab und eröffnete eine wenn auch sehr kleine Chance auf völlige Heilung. Romine spritzte sich jeden Tag seine Dosis Interferon und kämpfte dann gegen die Nebenwirkungen, deren Symptome einer schweren Grippe ähnelten. «Auch nur einmal das Schlafzimmer zu verlassen», erinnert er sich, «war ein schweres Stück Arbeit.» An guten Tagen saß er auf seiner Veranda, pendelnd zwischen Dämmerschlaf und Wachen, und starrte in den Bachlauf. Er brachte nicht mehr die Energie und Konzentration auf, Klavier zu spielen, und konnte sich auf nichts mehr freuen. Er konnte überhaupt nicht mehr über den

Tag hinaus denken. Früher hatte er immer geglaubt, er würde über achtzig Jahre alt werden wie sein Vater, jetzt wusste er, dass der Tod schon auf ihn wartete.

✦

Dass es mit Vater unaufhaltsam bergab ging, dass er elf Monate nach seiner Operation bereits dem Tod ins Auge blickte, war für uns alle schwer zu begreifen. Er lag im Bett, ich saß auf einem hochlehnigen Klinikstuhl davor. Wir sprachen in dieser Zeit, aus welchem Grund auch immer, weniger als früher über die Vergangenheit. Ich zeigte ihm Fotos von dem Haus, das meine Freundin Andrea und ich gerade renovierten. Er zeigte wenig Interesse an einem Ort, den er nie zu sehen bekommen würde. Ich erzählte ihm von Orten in anderen Ländern, aber er wusste, dass er nie wieder reisen würde. Ich versuchte verzweifelt, sein Interesse an irgendetwas zu wecken, aber es war schwierig, sich in das Denken eines Menschen hineinzuversetzen, der darauf eingestellt war, sich von der Welt zu verabschieden.

Auch Mama war bedrückt, aber ihre Gedanken gingen in eine andere Richtung als die unseren. Schlaflos und am Boden zerstört, wünschte sie sich nichts sehnlicher, als dass Vater aus dem Krankenhaus entlassen und in ein Hospiz verlegt würde. Ihr ging in der Klinik alles auf die Nerven: das nächtliche Kommen und Gehen auf der Station, das Summen und Piepsen der Geräte, das Seufzen und Grunzen der anderen Patienten, der Personalmangel. Sie hatte schon ihren Vater inmitten der Kakophonie einer Krankenstation sterben sehen und war entschieden der Meinung, dass dies nicht der richtige Ort für die letzten Lebenstage eines Menschen sei. Allein, die Ärzte fürchteten, Vater sei womöglich nicht stabil genug, eine Verlegung zu überstehen. Außerdem stand aktuell kein Hospizbett zur Verfügung. Das hielt Mama nicht davon ab, zunehmend inständiger einen Platz in einem Hospiz für ihren Mann zu verlangen, in dem er friedlich würde sterben können.

Ganz anders Vater: Sein Interesse galt nicht mehr den Realitäten seiner Krankheit und seiner Behandlung. Was ihm mehr als alles andere zu schaffen machte, war der paranoide Gedanken, seine Enkelin wolle von ihm keine Gutenachtgeschichten mehr vorgelesen bekommen. Immer und immer wieder kam er darauf zu sprechen. Dass eine solche Bagatelle ihm so große Sorgen bereitete, musste, so dachten wir, ein Anzeichen dafür sein, dass er seinen Verstand zu verlieren begann – oder war es einfach nur der verzweifelte Versuch, sich an ein zwischenmenschliches Erleben zu klammern, von dem er sich verabschieden musste? Wir redeten Jessica gut zu, und dann saß Vater in Schlafanzug und Morgenmantel auf seinem Klinikbett, in einer Hand das Buch, mit der anderen seine Enkelin umschlingend. Er hatte kaum die Kraft, das Buch ruhig zu halten, kämpfte sich aber tapfer durch die letzten Kapitel, während Jessica ihre Beine hin und her baumeln ließ.

✦

Im Sommer 1993 zog Dr. Brian Druker aus Boston, wo er am Dana-Farber Institute gearbeitet hatte, nach Portland, um an der Oregon Health Sciences University ein eigenes Labor zur Erforschung der Chronischen Myeloischen Leukämie (CML) zu eröffnen, also der Krankheit, die ein knappes Jahr später bei Bud Romine diagnostiziert werden sollte. Druker war achtunddreißig und konnte gut mit Patienten umgehen; er merkte sich die Namen ihrer Kinder, scherzte mit ihnen, redete ihnen ihre Ängste aus und machte ihnen Hoffnungen, wenn Grund dazu bestand. Obwohl ungewöhnlich hoch gewachsen und schlank, brachte er es irgendwie fertig, im Umgang mit Patienten klein und bescheiden zu wirken.

Sein Leben kreiste indes um sein Labor, in dem er mit so großer Hingabe arbeitete, dass ihm wenig Zeit blieb für ein Leben außerhalb der Forschung. Während er wegen seiner scheuen Art manchmal etwas unsicher wirkte, war er im Innern ziemlich fest davon überzeugt, den Schlüssel zu einer Revolution in der Krebsbehandlung in der Hand zu halten. Nach 150 Jahren des Suchens und Ratens waren die Wissenschaftler jetzt endlich drauf und dran, die Mechanismen der Krebserkrankung – wie sich gesunde in bösartige Zellen verwandeln – ein Stück weit zu enträtseln. Schon konnten sie anhand detaillierter Schemata aufzeigen, welche Schäden an welchen Bestandteilen des Systems Zelle auftraten, und Druker hoffte, mithilfe dieser neuen Erkenntnisse die deformierten Elemente der Krebszelle reparieren zu können. Der Ansatz, den er verfolgte, unterschied sich grundlegend von früheren Krebstherapien; Bestrahlung und Chemotherapie funktionierten mal mehr, mal weniger, aber die Ärzte verstanden nicht genau, was sie in der Krebszelle anrichteten, die nach wie vor eine unzugängliche *black box* war. Drukers Plan war es, ein Verfahren für eine sogenannte zielgerichtete Behandlung zu entwickeln. Er hatte sich für CML entschieden, weil deren Mechanismen bereits sehr viel detaillierter erforscht und zuverlässiger beschrieben waren als die jeder anderen Krebsart.

Die beiden ersten Fälle von Chronischer Myeloischer Leukämie, die in der medizinischen Literatur überhaupt beschrieben worden waren, waren der Fall von Marie Straide, den Rudolf Virchow überliefert hat, und ein von dem schottischen Arzt John Hughes Bennett ausführlich geschilderter ganz ähnlicher Fall. Beide Mediziner hatten ihre Berichte 1845 veröffentlicht. Virchow hatte den Begriff «Leukämie» geprägt und als Erster festgestellt, dass die massenhafte Vermehrung der weißen Blutkörperchen die Symptome hervorrief.

1960 entdeckten zwei Forscher aus Philadelphia, dass bestimmte Zellen, die im Knochenmark und Blut von CML-Kranken im Überfluss vorhanden sind, in der Regel ein verkürztes 22. Chromosom enthalten, für das sich die Bezeichnung «Philadelphia-Chromosom» einbürgerte. 1973 konnte ein anderer Wissenschaftler zeigen, dass sich in diesen Krebszellen ein Endstück des 22. Chromosoms abgelöst und an ein Ende des 9. Chromosoms angedockt hatte, während das kürzere Ende des 9. Chromosoms zum 22. Chromosom gewandert war und nun dessen Ende bildete.

Niemand hatte eine klare Vorstellung davon, weshalb diese Translokation Krebs auslöste, bis Robert Weinberg und seine Kollegen 1982 entdeckten, dass ein fehlgebildetes Gen Zellen dazu veranlassen kann, sich unkontrolliert zu teilen. Ein paar Jahre später stellte sich heraus, dass das Philadelphia-Chromosom ein solches fehlgebildetes Gen enthält. Dieses Gen bildet sich aus dem Kopfteil eines regulären Gens und dem «Fußteil» eines anderen; die Wissenschaftler bezeichnen es deswegen als eine Chimäre, nach dem mythischen Tier, das halb Löwe, halb Ziege war. Die Eigenart dieses Gens ist es, unaufhörlich ein Signal auszusenden, das die Zelle zur Teilung anregt.

Ein Chromosom lässt sich vielleicht mit einem Handbuch vergleichen. Jede Zelle verfügt über einen kompletten Satz von 23 jeweils doppelt vorhandenen Handbüchern. Das Philadelphia-Chromosom entsteht, wenn bei zweien dieser Handbücher einige Seiten sich lösen und herausfallen und anschließend jeweils in ein anderes Handbuch eingeklebt werden, in die sie nicht hineingehören. In den allermeisten Fällen stört dies das harmonische Funktionieren der Zelle nicht, weil die Sätze und Textabschnitte im Mittelteil des Handbuchs von der Translokation unbeeinflusst bleiben. Doch dort, wo die Anfangskapitel eines Handbuchs direkt neben bestimmten Seiten aus einem anderen zu stehen kommen, entsteht ein neuer Satz mit einer ganz anderen Bedeutung, einer verhängnisvollen Aufforderung zur Zellteilung.

Zu dem Zeitpunkt, als Druker 1993 nach Oregon kam, wusste er, dass das falsche Signal von Molekülen übermittelt wurde, die zu einem von dem Chimärengen hergestellten Protein gehörten. Diese Moleküle geistern in einer befallenen Zelle zunächst umher, ohne Schaden anzurichten, bis sie einen zellulären «Schalter» erreichen und den Prozess der Zellteilung in Gang setzen. Drukers Überlegung war die, dass es möglich sein musste, diese umherirrenden Proteine so zu blockieren, dass sie nicht bis zu dem Schalter gelangen. Anders als bei anderen Krebsarten, wo die beständige und rasche Zellteilung allem Anschein nach von einer ganzen Reihe von Genen gesteuert wurde, schienen bei CML die Dinge vergleichsweise einfach zu liegen, insofern als an dem Prozess hier offenbar nur ein Gen und ein Protein beteiligt waren. Druker hoffte daher, am Beispiel von CML beweisen zu können, dass es möglich war, die genetischen Fehlleistungen, die zu Krebs führten, zu korrigieren. Gelänge dies, wäre es ein Durchbruch von grundlegender Bedeutung, wäre damit doch bewiesen, dass es sich lohnte, auch bei anderen, komplizierteren Krebsarten nach Behandlungsstrategien zu suchen, die gezielt auf die jeweils zugrunde liegenden genetischen Fehlbildungen losgingen.

Um das wildernde Protein zu blockieren, suchte Druker nach einem Molekül, das sich innerhalb der befallenen Zelle an das Protein anheften und so die Betätigung des Schalters für die Zellteilung verhindern konnte. Die Schwierigkeit bestand darin, ein Molekül zu finden, das die vielen hunderttausend Proteine der Zelle, die für deren normales Funktionieren unerlässlich waren, in Ruhe lassen, d. h. nicht blockieren würde. Der Erste, an den er sich um Rat wandte, war Nick Lydon vom schweizerischen Pharmaunternehmen Ciba-Geigy.

Lydon arbeitete seit 1985 in einem Forscherteam an der synthetischen Herstellung eines ganzen Sortiments solcher Moleküle. Seine Strategie war allerdings wesentlich breiter gefächert als die von Druker. Ciba-Geigy hoffte, Medikamente für die Behandlung der verbreiteteren Krebsarten entwickeln zu können, etwa gegen Brust- und Lungenkrebs. Druker hatte Lydon in den späten 1980er Jahren kennengelernt und ihm schon damals empfohlen, sich auf CML zu konzentrieren, weil die Mechanismen dieser Krankheit so viel einfacher zu sein schienen. In der Folge hatte Lydon über Monate hinweg an der Vervollkommnung eines Laborverfahrens gearbeitet, mit dem er testen konnte, wie neu kreierte Moleküle auf das CML-Protein reagierten. Nachdem Lydon eine Methode gefunden hatte, die es erlaubte, die Wirkungsintensität der Moleküle zu messen, widmete sich ein Chemiker namens Jürg Zimmermann zwei Jahre lang der Aufgabe, Moleküle zu entwerfen, die das CML-Protein hemmen. Wie ein akribisch arbeitender Handwerker feilte und werkelte Zimmermann an seinen Molekülen herum, bis er eines entwickelt hatte, das in das Krebsprotein einrastete wie ein Sicherheitsschlüssel in ein Schloss, ohne aber auch nur zu einem einzigen der vielen gesunden Proteine der Zelle dieselbe Affinität zu zeigen.

Im Oktober 1993 schickte Lydon fünf seiner besten Moleküle an Druker. Dieser begann sie an Blutproben zu testen, die er seinen Patienten abgenommen hatte. Das Molekül, von dem Lydon sich am meisten versprach, tötete zu viele gesunde Zellen ab, die sich zusammen mit den Krebszellen in den Reagenzgläsern tummelten. Drei andere Moleküle taten überhaupt keine Wirkung. Doch das Molekül mit der Nummer CGP57148 tötete Leukämiezellen – und nur Leukämiezellen – ab. «Es sah einfach perfekt aus», erinnert sich Druker. Über ein Jahr lang experimentierte er weiter, indem er den Wirkstoff in systematisch variierten Mengen auf Leukämiezellen ansetzte, die er diversen Patienten abgenommen hatte. Parallel dazu begann Ciba-Geigy, den Wirkstoff an Tieren zu testen, um sicherzugehen, dass er nicht giftig war. Mit jedem Erfolg wurde Druker euphorischer.

Anfang 1995 hatte er das Gefühl, seine gesammelten Befunde publizieren zu können. Er hielt sie für epochemachend, aber ein Redakteur einer angesehenen Wissenschaftszeitschrift erteilte ihm eine Absage, mit der Begründung, es gebe keinen Beleg dafür, dass der Wirkstoff bei leukämiekranken Tieren eine Wirkung entfaltete. Ein anderer meinte, die Arbeit Drukers enthalte nichts Neues. Schließlich konnte Druker seinen Forschungsbericht im April 1996 in der Zeitschrift *Nature Medicine* veröffentlichen. Als die Lokalzeitung in Portland auf seine Arbeit aufmerksam wurde und über ihn berichtete, kündigte er an, dass gegen Jahresende klinische Tests an Patienten beginnen würden, die nötig seien, weil der Wirkstoff bislang nur an Zellkulturen und an Tieren erprobt worden sei. Druker war zuversichtlich, dass seine Entdeckung weitreichende Konsequenzen haben würde: «Wenn [der Wirkstoff] hier [im Labor] funktioniert, dann ist es wahrscheinlich, dass er bei häufiger vorkommenden Krebsarten wie Lungenkrebs, Brustkrebs und Dickdarmkrebs funktionieren wird», erklärte er gegenüber der *Seattle Times.*

Die Lokalzeitung *The Oregonian* landete am 30. April auf den Stufen der Haustür von Bud Romine. Auf der Titelseite prangte das Gesicht von Brian Druker. Es war achtzehn Monate her, dass Romine von seiner Krebskrankheit erfahren hatte. «Bis dahin hatten wir uns keinerlei Hoffnungen gemacht», erinnerte sich seine Frau Yvonne später. «Doch von dem Tag an brachte Bud die Willenskraft auf, am Ball zu bleiben, nicht aufzugeben. Er war ein starker Mann.» Sie schrieben an Druker, der sie einlud, für einige Blut- und Knochenmarkuntersuchungen nach Portland zu kommen. Diesem ersten Termin bei Druker schlossen sich in den Monaten danach weitere an, und es entwickelte sich eine enge, fast familiäre Beziehung zwischen den Romines und dem Forscher.

Genau in dem Augenblick, als Druker volles Zutrauen in seine Forschungsergebnisse gewonnen hatte, erfuhr er, dass Versuchshunde, die bei Ciba-Geigy den Wirkstoff intravenös verabreicht bekommen hatten, Blutgerinnsel entwickelten. Als Folge davon musste Druker die klinische Erprobung des Medikaments an Menschen auf unbestimmte Zeit verschieben. «Ich verfiel in eine tiefe Depression», erinnert er sich. «Man hatte mir den Boden unter den Füßen weggezogen.»

An einem dünnen Faden der Hoffnung, der ihm noch blieb, richtete Druker sich jedoch wieder auf und beschloss, darum zu kämpfen, dass sein potenziell revolutionäres Medikament doch an einigen menschlichen Patienten getestet würde. Im Sommer 1996 flog er in die Schweiz und versuchte, Wissenschaftler und Manager des Pharmaunternehmens zur Zustimmung zu einem Feldversuch mit Patienten zu bewegen. Doch noch ehe er seine Argumente richtig vortragen konnte, eröffnete man ihm, der Wirkstoff habe bei Tieren, denen man ihn oral verabreicht hatte, Leberprobleme verursacht – eine weitere Hürde für die von Druker angestrebten Patientenversuche. Außerdem hatte Ciba-Geigy mit Sandoz fusioniert und war auf dem Weg, zu einem der größten Pharmakonzerne der Welt zu werden – mit dem neuen Namen Novartis. Beides zusammen, die toxischen Nebenwirkungen des Medikaments und der Umbruch beim Unternehmen, gab Druker das Gefühl, sein Medikament – es hieß inzwischen STI-571 – stehe «auf der Streichliste», noch dazu da Nick Lydon, einer derjenigen, die sich in der Firma für den Wirkstoff starkgemacht hatten, vor Kurzem zu einem anderen Unternehmen gewechselt war. Druker kehrte in der Erwartung nach Oregon zurück, dass Novartis sein STI-571 stillschweigend zu den Akten legen würde.

✦

Vier Wochen nach seiner Ankunft im Krankenhaus war Vater bereit zur Verlegung ins St. Mary's Hospice. Zu diesem Zeitpunkt konnte er nicht mehr stehen, ja hatte kaum noch die Kraft, sich im Bett umzudrehen. Der Toilettengang erforderte einen Lifter und drei Schwestern. Am Morgen der Verlegung schwitzte er stark und hatte Schmerzen. Ich konnte nicht dabei sein, ließ mir aber berichten, dass die Angst sein

Gesicht verzerrte und ihn leichenblass werden ließ. Er glaubte, der letzte Tag seines Lebens sei angebrochen. Aber sie schafften es, ihn in einen Krankenwagen zu hieven und ihn die kurze Wegstrecke zum Hospiz zu transportieren. Dort angekommen, betteten seine Schwester und Mama ihn in sein neues Zimmer, und er begann sich zu entkrampfen.

Bis zu meinem elften Lebensjahr war ich auf meinem Weg zur Schule und nach Hause an dem imposanten Gebäude mit der weißen Fassade vorbeigekommen, in dem jetzt das Hospiz untergebracht war. Meine Freunde und ich hatten es das Spukhaus genannt. Das Hospiz war 1979 eröffnet worden, im Zuge der breiten Hospizbewegung, die in England ein Jahrzehnt zuvor damit begonnen hatte, dass eine Krankenschwester namens Cicely Saunders im Londoner Vorort Sydenham das Hospiz St. Christopher's eröffnete. Frau Saunders hatte den Tod mehrerer geliebter Menschen miterlebt und dabei die Beobachtung gemacht, dass, «so wie der Körper an Kraft verliert, der Geist an Kraft zunimmt». Ihrer Überzeugung nach war es in der letzten Lebensphase wichtiger, einem Patienten seine Schmerzen zu erleichtern und für sein Wohlbefinden zu sorgen, als immer noch eine weitere therapeutische Maßnahme auszuprobieren.

Als ich jetzt zum ersten Mal auf das Gebäude zuging, den Kopf voller Kindheitserinnerungen, kam in mir die Befürchtung hoch, aus dem Spukhaus sei ein Haus der Schmerzen und des Todes geworden, die Geister, vor denen wir uns als Kinder gefürchtet hatten, seien in anderem Gewand zurückgekehrt. In Wirklichkeit entpuppte sich St. Mary's als hell und freundlich; die Mitarbeiter waren gut gelaunt, und in den Zimmern war es im Gegensatz zu der hektischen Atmosphäre, die in dem düsteren viktorianischen Krankenhaus geherrscht hatte, still und friedlich. Anstatt auf einer wuselnden Krankenstation lag Vater jetzt allein in einem großen Zimmer. Es war Mitte März, die ersten sonnigen Frühlingstage schickten breite Strahlenbündel durch die französischen Fenster des Zimmers. Draußen vor den Fenstern erstreckte sich ein schöner Ziergarten mit verschlungenen Pfaden und sorgfältig angepflanzten Rabatten. Die Ärzte im Hospiz hatten als Erstes die Dosierung von Vaters Medikamenten neu festgesetzt, mit der Folge, dass er nicht mehr sein Wasserglas fallen ließ oder plötzlich wegschlummerte. Trotzdem hatte er keine Schmerzen. Es gab hier wesentlich mehr Mitarbeiter pro Patient, und Vater bemühte sich trotz seiner Krankheit, sich ihre Namen einzuprägen und sie für sich einzunehmen, und bald erzählte er uns kleine Anekdoten über ihr Leben und ihre Träume.

Obwohl er dem Tod näher gekommen war, schien er jetzt wieder einen klareren Kopf zu haben. Er war munter und machte Witze. Das Funkeln war in seine Augen zurückgekehrt. Ich saß öfter in dem großen Lehnsessel in seinem Zimmer, und zum ersten Mal, seit er von zu Hause weg war, blieb ich bis spätnachts mit ihm auf, und wir redeten über meine Arbeitswoche und tranken zusammen Rotwein. Diese Abende, dunkel und lang, erinnerten uns an die Nachtstunden, die wir vor seiner Erkrankung zusammen verbracht hatten. Wenn ich ging, sagten die Schwestern mir, sie würden wenig später bei ihm die Lichter ausmachen.

✦

Im Herbst 1996 schwand bei Brian Druker die Hoffnung, dass er den Wirkstoff STI-571 je an Patienten würde testen können. In seiner eigenen Klinik sah er Patienten sterben, an denen er das Medikament hätte erproben können. Er erinnert sich bis heute an einige von ihnen: Lothar Kaul, einen Internet-Unternehmer, der nicht einmal vierzig wurde; Deana Honstein, eine Verkäuferin aus Portland, die starb, bevor sie dreißig wurde. Er behandelte andere mit Hydroxyharnstoff und Interferon, konnte damit aber ihren Verfall nicht aufhalten. «Es waren die Patienten», erklärte er, «die dafür sorgten, dass ich vom Forscher zum Kreuzritter wurde.» Um diese Zeit konnte Druker sich ein Forschungsstipendium in Höhe von jährlich 100 000 Dollar von der Leukemia and Lymphoma Society sichern, das ihn in die Lage versetzte weiterzuforschen.

Unterdessen tat sich bei Novartis der Chefentwickler für Krebsmedikamente, Alex Matter, äußerst schwer damit, seine Vorgesetzten davon zu überzeugen, dass STI-571 ein wichtiges Produkt war oder werden könnte. Nicht nur dass der Wirkstoff allem Anschein nach toxisch war; die Firma hatte auch, wie Matter sich erinnert, eine Marktsondierung machen lassen, und die hatte ergeben, dass «wir bescheuert wären, wenn wir mit diesem Medikament in die Entwicklung gingen … es war ein Blindgänger». Ein Problem war, dass es in Europa und den USA zusammen nur rund 10 000 neue CML-Fälle pro Jahr gab, zu wenige, um mit einem Spezialmedikament für diese Krankheit Geld zu verdienen. (Zum Vergleich: Bei Diabetes Typ 2 lag die Fallzahl bei mehreren Dutzend Millionen.) Dazu kam, dass die Trefferquote bei der Entwicklung von Medikamenten nach allen historischen Erfahrungen gering war. Matter hatte ein ganzes Leben lang für Schweizer und französische Pharmafirmen gearbeitet und wusste, dass viele Medikamente nie zur Marktreife gelangen, selbst dann nicht, nachdem die Firmen enorm viel Geld in sie investiert haben. Er hatte miterlebt, wie Wirkstoffe nach Passieren extensiver Testreihen im Labor, an Versuchstieren und schließlich in einem dreistufigen Prozess an menschlichen Patienten an der letzten Hürde, der amtlichen Zulassung, gescheitert waren, weil eine unvorhersehbare, nicht tolerierbare Nebenwirkung festgestellt wurde. Manche Medikamente, die den Sprung auf den Markt schafften, waren nur geringfügig wirksamer als ihre Vorgängerprodukte oder nur für einen kleinen Teil der einschlägigen Patientengruppe indiziert. Selbst wenn sich erweisen sollte, dass STI-571 eine bahnbrechend neue Therapie für CML-Kranke versprach, war die Wahrscheinlichkeit, dass die Firma damit jemals Geld verdienen konnte, gering. Deshalb deutete alles darauf hin, dass dem Wirkstoff das Schicksal blühte, endgültig unter der Rubrik «eingestellt» abgeheftet zu werden.

«Das war eine niederschmetternde Zeit», erinnert sich Druker. «Wie konnte ich Patienten erklären, dass die Herstellerfirma nicht interessiert war oder dass der Markt nicht groß genug war?» Das ganze Jahr 1997 hindurch belagerte Druker jeden, den er bei Novartis kannte, und plädierte für eine Erprobung von STI-571 an Patienten. Da die Hinweise auf Giftwirkungen im Tierversuch nicht vom Tisch waren, suchte und fand er Toxikologen, die ihm bestätigten, dass die toxischen Nebenwirkungen, die bei Tests an einigen Tierarten aufgetreten waren, kein Grund seien, die Entwicklung des Medikaments einzustellen. «Ich hatte etwas unglaublich Vielversprechendes. Es konnte nicht angehen, dass irgendein Marketingmensch entschied, dass hier nichts weiterging. Das war nicht akzeptabel», erinnert sich Druker.

Alex Matter war hin und her gerissen zwischen der Begeisterung für das wissenschaftliche Potenzial des Wirkstoffs und der Wahrscheinlichkeit, dass er womöglich die Prüfung zum Medikament nicht bestehen und, wenn doch, niemals Gewinn abwerfen würde. Als im August 1997 noch immer keine klinische Erprobung absehbar war, schrieb Druker einen Brief an Matter und zählte noch einmal die Gründe auf, die für eine Erprobung sprachen: «Für CML-Patienten ist dieser Wirkstoff außerordentlich verheißungsvoll. ... Es geht darum, ihm eine Chance zu geben.» Er ging so weit, mit einer organisierten Briefkampagne zu drohen für den Fall, dass die Entwicklung des Medikaments nicht weitergeführt würde. Falls Novartis diese Aufgabe nicht schultern wolle, solle die Firma per Lizenzvergabe einem anderen die Möglichkeit geben, es zu tun. «Brian Druker stärkte uns den Rücken», erinnert sich Matter. Er schob seine Zweifel beiseite und beschloss, für STI-571 zu kämpfen. Es gelang ihm, eine Besprechung mit dem Vorstandsvorsitzenden von Novartis, Daniel Vasella, und anderen Topmanagern des Unternehmens anzuberaumen. Einige Tage vor diesem Meeting, irgendwann gegen Ende 1997, ging bei Matter eine gute Nachricht ein: Möglicherweise hatte STI-571 die Fähigkeit, ein bösartiges Protein zu blockieren, das eine aktive Rolle bei einer anderen seltenen Krebsart spielte. Es war dies zwar erst ein vorläufiger Testbefund, aber er eröffnete doch die Aussicht auf einen etwas größeren Markt für das Mittel. In der Besprechung räumte Matter ein, dass es bei «ausschließlich rationaler Betrachtung in Anbetracht der Toxizitätsbefunde und in Anbetracht der Marktanalyse nicht den geringsten Grund gibt, daran weiterzuarbeiten». Andererseits war es nach seiner Überzeugung wichtig, die Strategie der Ausschaltung eines einzigen Genproduktes auf den Prüfstand zu stellen. Das wäre nicht nur von großem wissenschaftlichen Interesse, sondern auch ein probates Mittel, um die generelle strategische Ausrichtung Matters, der in seinen Labors nach zielgenauen Wirkstoffen gegen eine ganze Reihe anderer, weiter verbreiteter Krebsarten suchen ließ, zu bestätigen oder infrage zu stellen. «Sollte dieser Typ von Wirkstoffen nicht funktionieren, war es besser, das jetzt zu wissen. Dann sollten wir etwas anderes probieren.»

Daniel Vasella war mit Leukämie persönlich in Berührung gekommen: Seine Schwester war 1963, als er zehn Jahre alt war, an dieser Krankheit gestorben. «Ihre tragische Krankheit und ihr Tod machten einen nachhaltigen Eindruck auf mich. Mehr als jedes andere Erlebnis hat dieses mich in meinen späteren Jahren dazu inspiriert, anderen zu helfen, so gut ich konnte.» Das war einer der Gründe dafür, dass Vasella einer kleinformatigen ersten Erprobungsphase mit weniger als 100 Patienten zustimmte. Die Teilnehmer sollten an Brian Drukers Klinik, an der University of California in Los Angeles und am MD Anderson Hospital im texanischen Houston rekrutiert werden.

Als die Vorbereitungen zu dieser Teststudie anliefen, im Frühjahr 1998, näherte sich Bud Romine dem Ende aller therapeutischen Optionen: Nach drei Jahren Interferon zeigte dieses Mittel keine Wirkung mehr, und bei Hydroxyharnstoff hatte die Erfahrung gezeigt, dass die meisten Patienten früher oder später eine verhängnisvolle Resistenz dagegen entwickeln. So erkor Druker den todgeweihten Romine zu seinem ersten Testpatienten für die Erprobungsstudie, die am 25. Juni 1998 begann. «Es herrschte vor allem eine erwartungsvolle Erregung», erinnert sich Druker. «Das war eine der wenigen klinischen Studien in der Geschichte des Krebses, die wirklich sinnvoll waren: Unsere Suche galt der Fehlfunktion, die den Krebs ins Rollen brachte.» Natürlich machte er sich auch große Sorgen, dass das Präparat sich als unwirksam erweisen oder gar Romine umbringen würde oder dass sich dessen Zustand rapide verschlechtern würde, weil für den Versuch die anderen Medikamente abgesetzt werden mussten.

Nachdem der Patient vor der laufenden Kamera eines örtlichen Fernsehsenders die erste Tablette STI-571 geschluckt hatte, blieb Druker an seinem Bett sitzen. «Ich hatte keine Ahnung, was das Medikament bewirken würde», erinnert er sich. Nach einer Stunde wurde dem Patienten eine Blutprobe abgenommen und analysiert. Mit jeder weiteren Stunde, die verstrich, wuchs die Erleichterung darüber, dass noch nichts Schlimmes passiert war. Obwohl es in der ersten Testphase lediglich darum ging festzustellen, ob der Wirkstoff, in niedrigen Dosen verabreicht, vertragen würde, bestand gleichsam außer Konkurrenz immer die Möglichkeit einer «Wunderwirkung». «[Bud] hatte so lange durchgehalten, bis er die Chance bekam, dieses Medikament zu nehmen, deswegen waren unsere Hoffnungen denkbar groß», erinnert sich Yvonne Romine, die mit ihrem Strickzeug nicht vom Krankenbett ihres Mannes wich. Jeden Tag erhielt Romine eine weitere Dosis, doch jeden Tag stieg auch sein Leukozytenspiegel. Ohne Hydroxyharnstoff oder Interferon war sein Körper wehrlos gegen die Produktion der weißen Blutkörperchen. Zwei Wochen nach Beginn des Versuchs hatten die Leukozyten in seinem Blut so gefährlich überhandgenommen, dass Druker sich gezwungen sah, das STI-571 abzusetzen und den Patienten nach Hause zu entlassen. «Wir hatten keine Lust mehr, irgendetwas zu tun, keine Lust mehr, irgendjemanden zu sehen», erinnert sich Yvonne. «Wir hatten das Gefühl, die Welt sei wieder stehen geblieben.» Als der Sommer zu Ende war, fuhren Bud und Yvonne in ihr Ferienhaus in Südkalifornien; beide glaubten, es werde der letzte Winter sein, den sie dort gemeinsam verbrachten.

✦

Während Vater körperlich vollends abbaute, blieb sein Geist agil. Der Krebs hatte sich überall in seinem Skelett eingenistet, besonders in seinen Hüften. Die bösartigen Zellen saugten Energien und Ressourcen auf, die beim gesunden Organismus die normalen Körperfunktionen speisen. Der medizinische Fachausdruck für diesen Degenerationsprozess lautet Kachexie. Vaters Appetit ließ nach, das Schlucken fiel ihm schwer. Er führte also seinem Körper weniger Nährstoffe zu, was den

Energieverlust noch beschleunigte. Sein linkes Bein war besonders abgemagert und sah aus, als würde ein Parasit es von innen her allmählich verzehren.

Für Menschen, die ihn besuchten, mobilisierte Vater trotzdem noch Energiereserven. Ich saß manchmal stundenlang bei ihm. Er sagte, er habe sogar Freude daran, wenn ich ihn vom Handy aus anrief und ihm etwas berichtete, denn das Telefon sei nunmehr seine einzige Verbindung zur Außenwelt. Er liebte es, sich bei unseren Telefonaten über meine Fernsprechmarotten lustig zu machen, und er erzählte mir Anekdoten weiter, die er von seinen Besuchern tagsüber gehört hatte. Und er teilte mir seine Sorge mit, ob seine Krankheit nicht eine zu große Belastung für Mama sei.

An einem Sonntag rollten wir ihn in seinem Krankenbett zum Gewächshaus des Hospizes, wo wir eine Familienfeier abhielten. Seine Kinder, seine Schwester, seine Frau und mehrere andere aus dem weiteren Familienkreis versammelten sich um sein Bett. Seine Enkel fütterten ihn mit Erdbeeren, und er stieß mit uns an – auf unsere Gesundheit. Vater stand das alles durch, offensichtlich gewillt, weder Schmerz noch Angst noch Wut zu zeigen.

Trotz der vielen Enttäuschungen der vergangenen Monate hatte, zu unserer eigenen großen Verwunderung, die Hoffnung noch sehr viel Macht über uns. Wir wurden Zeugen seines körperlichen Verfalls und hielten dennoch an der Überzeugung fest, er werde uns erhalten bleiben. Um für diesen Fall gerüstet zu sein, trafen wir Vorkehrungen, ihn nach Hause zurückzubringen; so bestellten wir ein Krankenbett, damit er zu Hause so gut wie möglich versorgt werden konnte. Wir prüften sogar die Möglichkeit, im Erdgeschoss eine Dusche einzubauen.

✦

Im Juli und August 1998 verabreichten Brian Druker und seine Kollegen den Wirkstoff STI-571 einigen weiteren Patienten. Drei erhielten 50 mg täglich und zeigten keine negativen Reaktionen. Vier erhielten 85 mg. Jede Woche besprachen Druker und seine Kollegen per Konferenzschaltung die Ergebnisse der Blutuntersuchungen jedes einzelnen Patienten. Ungeduldig auf positive Resultate wartend, stellten sie nach einer Woche aufgeregt fest, dass sich bei einem Patienten der Leukozytenspiegel stabilisiert hatte; groß war die Enttäuschung, als er die Woche darauf wieder anstieg. Sie hatten sich von den normalen Schwankungen der Krankheit täuschen lassen, die dafür sorgen, dass der Leukozytenspiegel manchmal von alleine ein paar Tage lang sinkt, um wenig später wieder in die Höhe zu schnellen. Druker wünschte sich sehnlichst ein Resultat, wohl wissend, dass die meisten Erprobungen dieser Art in der ersten Phase keine Aufschlüsse liefern; so versuchte er seine Erwartungen zu zügeln. Bei den wenigen Patienten mit 85 mg Tagesdosis zeigte sich allerdings eine Stabilisierung der weißen Blutkörperchen. Dann, im Oktober, trat bei Patienten, die Druker auf eine Tagesdosis von 140 mg gesetzt hatte, eine drastische Absenkung des Leukozytenspiegels ein. Als diese Testbefunde nacheinander eingingen, konnte Druker sich des Gefühls nicht mehr erwehren, dass sich etwas Wichtiges abzeichnete, doch noch immer übte er sich in Zurückhaltung; war er auf der einen Seite ein vernünftig denkender Wissenschaftler, so war er auf der anderen durchaus auch abergläubisch und wollte das Schicksal nicht herausfordern. Überdies wusste er, dass er ein wenig nachgeholfen hatte, um die Chance für einen positiven Befund zu erhöhen. «Im Wesentlichen hatte ich solche Patienten ausgewählt, bei denen es wahrscheinlicher war, dass sie gut ansprechen würden. Ich hatte keinen wirklich schweren Fall dabei.»

So bezog er als Nächstes eine schwer kranke Patientin namens Sharon Godfrey in die Tests ein, um STI-571 einmal einem wirklichen Härtetest zu unterwerfen. Die Frau war dem Tode nahe: sehr fragil und verängstigt. Sechs Jahre lang hatte sie zahllose Male ihr bestes Sonntagskleid angezogen und war die 200 Meilen nach Portland gefahren, um sich mehreren Serien zunehmend drastischer und zunehmend wirkungsloser Behandlungen zu unterziehen: Hydroxyharnstoff, Interferon und einer chemotherapeutischen Initialdosis, die sie fast ins Grab gebracht hätte. Früher einmal war sie Putzfrau in einer Arztpraxis gewesen, jetzt war sie Patientin. Wenn sie einen Termin in Drukers Praxis hatte, weinte sie häufig; er legte dann beruhigend den Arm um sie. Mit seiner Zuversicht, dass eine Hoffnung für sie bestand, flößte er ihr neuen Mut ein. Ende Dezember 1998 bot er ihr die Mitwirkung an seiner Erprobungsstudie an. Er klärte sie über die Risiken auf: Herzanfall, Schlaganfall, mögliche Leberkomplikationen, möglicher unkontrollierter Anstieg ihrer weißen Blutkörperchen. Er erzählte ihr aber auch von den wenigen Patienten, die auf diesen neuen Wirkstoff anzusprechen schienen. In Ermangelung anderer Optionen entschied sich Sharon Godfrey, die 13. Patientin zu werden, an der Druker STI-571 erprobte. Als sie anfing, das Medikament zu nehmen – Druker setzte sie sogleich auf eine Tagesdosis von 250 mg –, hatte sie in jedem Kubikmillimeter Blut 125 000 Leukozyten. Nach drei Tagen erhöhte sich deren Zahl wenigstens nicht mehr. «Es war eine enorme Erleichterung für mich, dass der Spiegel nicht weiter gestiegen war», erinnert sich Druker. Eine Woche später druckte das Testgerät einen Wert von 30 000 aus. Nach drei Wochen hatte Frau Godfrey einen normalen Leukozytenspiegel. Das vielleicht bemerkenswerteste Resultat war, dass sich nur ganz wenige Nebenwirkungen zeigten, eine Folge der Tatsache, dass das Medikament ausschließlich auf das bösartige Protein wirkte.

Druker war aus dem Häuschen. Ihm war allerdings auch bewusst, wie viele therapeutische Ansätze es in der Geschichte der Medizin schon gegeben hatte, die anfänglich so ausgesehen hatten, als könnten sie Leben retten, die dann aber in der klinischen Praxis ihren Glanz verloren hatten. «Wir wussten nicht, wie lang die Wirkung anhalten würde, und wenn sie nicht anhielte, würde uns keiner eine Träne nachweinen», erinnert sich Druker. Er fürchtete, Frau Godfrey werde schon bald einen Rückfall erleiden.

Im Frühjahr 1999 erhöhten Druker und seine Kollegen in Texas und Kalifornien bei einigen weiteren Patienten die Tagesdosis auf 250 mg. Auch bei ihnen sank der Leukozytenspiegel ab. Und bei Sharon Godfrey kehrte die Krankheit nicht zurück.

Bud Romines Gesundheitszustand hatte sich im März 1999 so sehr verschlechtert, dass seine Frau glaubte, er habe nur noch Tage oder Wochen zu leben. «Meine weißen Blutkörperchen waren sehr stark erhöht, und ich fühlte mich wirklich schlecht», erinnert sich Romine. Nach der Rückkehr aus dem kalifornischen Winterexil suchte er Druker auf, der ihm einen weiteren Versuch mit STI-571, diesmal mit höherer Tagesdosis, anbot. Druker war optimistisch, scheute sich aber, einen Erfolg in Aussicht zu stellen. «Ich musste meine Patienten vor unrealistischen Erwartungen schützen», erinnert er sich. «Ich musste selbst aufpassen, dass ich nicht zu euphorisch wurde.»

Als Romine am 29. April in die Klinik kam, stand sein Leukozytenspiegel auf 31 000. Lethargisch und tief bedrückt, hatte er sich zur Teilnahme an der Erprobungsstudie aufgerafft, weil er darin seine «letzte Hoffnung» sah und obwohl er fürchtete, das Medikament werde bei ihm so wirkungslos bleiben wie beim ersten Versuch zehn Monate zuvor. Seine Tagesdosis von 300 mg bekam er nicht in Form einer einzigen Kapsel, sondern sie verteilte sich auf mehrere Kapseln mit einer kleineren Wirkstoffmenge darin, die Novartis für eine frühere Phase der klinischen Erprobung geliefert hatte. Er trank Apfelsaft, um den bitteren Geschmack der Kapseln hinunterzuspülen. Am vierten Tag nach Beginn der Einnahme war sein Leukozytenspiegel auf 24 000 gesunken. Die depressive Stimmung, die er seit nunmehr fast fünf Jahren nicht hatte abschütteln können, hatte sich ein Stück weit verflüchtigt. Zwei Wochen später zeigte der Computerausdruck 16 200 Leukozyten an. «Da war etwas, das mich aus dem Strudel des Todes herauszog», erinnert sich Romine. «Es war, als wäre ein Bleigewicht von mir abgefallen.» Nach drei Wochen waren seine weißen Blutkörperchen auf 5900 abgesunken, wie bei einem gesunden Menschen. «Es war ein solches Glücksgefühl, als der Wert zu fallen begann», erinnert sich Yvonne. Bud schäumte über vor Freude. «Ich war ekstatisch. Ich konnte es nicht glauben.»

Den ganzen Frühsommer hindurch blieb bei Sharon Godfrey und bei Bud Romine der Leukozytenspiegel stabil, desgleichen bei den wenigen anderen Patienten, die das Medikament ebenfalls bekommen hatten. Druker pflasterte die Wände seiner Praxis mit Fotos seiner gesündesten Patienten – beim Radfahren, beim Joggen oder bei einem Grillfest. Diese Bilder dokumentierten, dass der neue Wirkstoff in der Lage war, Menschen ins Leben zurückzuholen. Romine war so zuversichtlich, dass die Wirkung des Medikaments anhalten würde, dass er beschloss, sich einen neuen Pick-up-Truck zu kaufen. Im Warteraum der Klinik, wo vor nicht allzu langer Zeit verzweifelte Menschen gesessen hatten, herrschte jetzt Freude und Erleichterung.

STI-571 hatte gezeigt, dass es ebenso gut wie Hydroxyharnstoff in der Lage war, weiße Blutkörperchen massenweise zu vernichten. Allerdings war bei keinem der Patienten eine vollständige Ausmerzung der fehlgebildeten Zellen im Knochenmark zu beobachten. Da diese Knochenmarkzellen die weißen Blutkörperchen erzeugten und da ihre Zahl beständig zunahm, war es nicht ausgeschlossen, dass nach ein paar euphorischen Monaten die Krankheit einfach zurückkehren würde. Wenn es nicht gelang, die bösartigen Zellen im Knochenmark zu zerstören, dann mochte das Medikament das Leben der Patienten vielleicht um einige Jahre verlängern, würde aber nicht die Heilung bringen, auf die Druker gehofft hatte.

✦

Etwa ein Jahr vorher, im März 1998, war bei Suzan McNamara, einer lebenslustigen 31-jährigen Frau, eine Chronische Myeloische Leukämie diagnostiziert worden. Sie arbeitete als Buchhalterin bei einer kleinen Firma in Montreal und besuchte Abendkurse, um einen Diplomabschluss in Ökologie zu machen. Nach der CML-Diagnose war sie am Boden zerstört. «Ich spürte schon, wie meine Seele meinen Körper verließ. Ich hatte so viele Träume gehabt. Wie konnte es sein, dass ich sterben musste, ohne überhaupt richtig gelebt zu haben?» In den Wochen nach der Diagnose lebte sie in ständiger Angst und kam kaum aus dem Weinen heraus. Einmal verlor sie vollkommen die Beherrschung und rannte kreischend durch Krankenhauskorridore.

Ihre Ärzte behandelten sie mit Hydroxyharnstoff. Als Nächstes verschrieben sie ihr regelmäßige Interferongaben. Fest entschlossen, alles zu tun, um die Krankheit zu besiegen, entschied sie sich für eine enorm hohe Dosis, von der ihr Arzt ihr sagte, sie würde «einen Footballspieler umhauen». Sie verlor an Gewicht und sah krank aus. Sie litt darunter, wenn Menschen sie ansahen, und trug mehrere Kleiderschichten übereinander, um zu verbergen, wie dünn sie war. «Ich wusste, dass ich essen musste; ich verkümmerte, aber ich hatte keinen Appetit, und es graute mir davor zu essen. Ich saß vor meinem Essen und heulte.»

Spätestens im Frühjahr 1999 war klar, dass das Interferon den Zellen in Suzans Knochenmark, die immer mehr weiße Blutkörperchen produzierten, nichts anhaben konnte und dass es nur eine Frage der Zeit war, bis sich ihr Zustand weiter verschlechtern würde. Um dies zu verhindern, empfahlen ihre Ärzte eine Knochenmarksverpflanzung. Sie sagten, dies sei für eine junge Frau die einzig verfügbare Heilmethode, das einzige Mittel, ihr Leben zu verlängern. Suzan war unschlüssig, denn dieser Eingriff bescherte höchstens der Hälfte derjenigen, die sich ihm unterzogen, eine normale Lebenserwartung. Das Problem bestand darin, dass vor der Transplantation das körpereigene Immunsystem «abgeschaltet» werden musste, damit das von Spendern stammende Knochenmark nicht abgestoßen wurde; dadurch wurde der Körper aber anfällig für potenziell tödliche Infektionen. Wer würde, so überlegte sie, ein Flugzeug besteigen, das mit einer Wahrscheinlichkeit von 50 Prozent abstürzen würde? Freilich war dies bei ihr die einzige Alternative zu einem weiteren Leben mit der albtraumhaften Krankheit. «Es war eine so schwere Entscheidung, fast wie wenn man über Leben oder Tod entscheiden müsste.» Am Ende sagte sie nein. Sie glaubte einfach daran, «dass sich etwas anderes tun wird».

Von STI-571 hörte Suzan McNamara erstmals im Frühjahr 1999, als sie im Internet ein einschlägiges Forum besuchte. Das Forum wurde von einer Unterstützergruppe getragen, und es wurde von da an zu ihrem Lebenselixier, denn CML-Patienten aus aller Welt trafen sich hier virtuell und tauschten Erfahrungen und Informationen über ihre Krankheits- und Behandlungsgeschichte aus. Auch Brian Druker las mit, was dort an die virtuelle Pinnwand geheftet wurde, und stellte fest, dass Dinge, die er am Vormittag seinen Patienten gesagt hatte, am Abend von CML-Kranken in anderen Ländern und Kontinenten gelesen, kopiert und weitergegeben werden konnten. Es war ein Netzwerk der Unterstützung und Aktivierung, wie es in dieser Art nie zuvor existiert hatte. Suzan McNamara druckte das, was sie in dem Forum über STI-571 fand, aus und zeigte es ihrem Arzt; der erklärte ihr geduldig, dass bei der ersten Erprobungsphase eines neuen Wirkstoffes fast nie etwas Brauchbares herauskomme und dass die wenigen vielversprechenden frühen Ergebnisse wahrscheinlich bald von Problemen überschattet werden würden. Davon abgesehen, komme sie für eine Teilnahme an den Tests schon deshalb nicht infrage, weil bei ihr die bewährten Medikamente ihre Wirkung noch nicht vollständig verloren hätten. Da der Arzt ihr keine Hoffnung auf STI-571 machen konnte, musste sie sich mit der Aussicht auf weitere Interferon-Behandlungen abfinden, war sich jedoch nicht sicher, wie lange sie diese noch durchhalten würde. «Nach einem Jahr konnte mein Körper das einfach nicht mehr mitmachen. ... Man fängt an zu glauben, der Tod wäre besser als das, es ist kein Leben. Ich war nahe daran, diesen Punkt zu erreichen.»

✦

Ende Juni 1999 fand auf Einladung von Novartis in Bordeaux ein Meeting statt, bei dem der Ablauf der Erprobungsstudie erörtert werden sollte. Kurz vor seinem Abflug dorthin erfuhr Druker von Charles Sawyers, einem Kollegen von der University of California in Los Angeles (UCLA), dass bei einer der kalifornischen Versuchspatientinnen, einer pensionierten Buchhalterin namens Ellen Froyd, eine vollständige Remission befallener Zellen im Knochenmark festgestellt worden war, was bedeutete, dass bei ihr keine einzige Zelle mehr mit dem Philadelphia-Chromosom zu finden war. Milliarden bösartige Knochenmarkzellen, die weiße Blutkörperchen in gigantischen Mengen produziert hatten, waren vernichtet worden, und das mit nur sehr wenigen Nebenwirkungen. STI-571 war demzufolge nicht nur besser als andere Mittel, sondern es war von seiner Wirkungsweise her ein ganz anderes Medikament, eines, das das Übel an der Wurzel packte.

Drukers Begeisterung wurde von schlechten Nachrichten aus der Schweiz gedämpft: Novartis meldete, dass der Wirkstoff knapp wurde, denn man hatte nur eine «laborübliche» Menge davon hergestellt. Draußen hatte sich die erfolgreiche Anwendung des Wirkstoffs aber schon herumgesprochen, und Patienten aus aller Welt meldeten sich und wollten in das Erprobungsprogramm aufgenommen werden. Druker fand es auch wichtig, sobald wie möglich mit der zweiten Phase der Erprobung zu beginnen. Er schätzte den Bedarf für die nächsten paar Monate auf 50 und für das darauffolgende Jahr auf 500 Kilo. «Aber Novartis sagte, es werde neun Monate dauern, bis der Lieferengpass beseitigt sei», erinnert sich Druker. Das bedeutete, dass Hunderte todkranke Patienten auf die potenziell lebensrettende Behandlung mit STI-571 würden verzichten müssen. «Ich konnte nicht verstehen, warum sie nicht einfach mehr Ressourcen dafür mobilisierten. Sie brauchten doch nicht mehr zu tun, als eine Handvoll Chemiker auf die Produktion des Wirkstoffs anzusetzen», meinte er.

Bei Novartis war man sich wieder einmal nicht einig. Voll in die Produktion des Mittels einzusteigen würde bedeuten, dass man Millionensummen für die Bereitstellung einer Produktionsanlage, für die Optimierung des Herstellungsverfahrens und für die Beschaffung der Grundstoffe würde investieren müssen. Die Produktion im Eiltempo aufzuziehen würde außerdem große technische Probleme aufwerfen. Und weil Medikamente, die sich im Versuchsstadium befinden, oft die Erwartungen letztlich nicht erfüllen, gab es Stimmen innerhalb des Unternehmens, die rieten, erst einmal auf wirklich belastbare Testergebnisse zu warten, die man in den nächsten Monaten aus kleinformatigen Testreihen gewinnen könne, und dann vorsichtig zur nächsten Phase überzugehen. Die ganze Basis für die Beurteilung von STI-571 bestehe schließlich aus den Befunden von weniger als 50 Patienten, die höchstens sechs Monate damit behandelt worden seien – wenn auch mit bemerkenswerten Resultaten. Zu einem so frühen Zeitpunkt einen so hohen Einsatz auf diesen Wirkstoff zu riskieren, wurde von manchen als überaus leichtfertig angesehen.

Den ganzen Sommer 1999 hindurch hielt bei Druker die Enttäuschung darüber an, dass Novartis sich nicht zum Weitermachen in großem Stil durchringen konnte. Er führte Gespräche mit allen, die er bei der Firma kannte, um zu erreichen, dass STI-571 in größeren Mengen produziert würde, kam aber nicht sehr weit. «Ich sah die hohen Risiken», erinnerte sich Daniel Vasella später. «Es war mir gewiss ein Anliegen, das Medikament zu den Leuten zu bringen, bevor sie starben, aber wenn es sich als Blindgänger entpuppen würde, hätten die Kritiker mir wohl kaum Lob dafür gezollt, dass ich es versucht hatte.» Immerhin veranlasste er, dass in einer der Produktionsstätten des Konzerns, der im irischen Ringaskiddy, Vorbereitungen für die Herstellung des Medikaments anlaufen sollten, was allerdings für viele von Drukers

Patienten bedeutete, dass die Hilfe für sie erst später, vielleicht zu spät kommen würde.

Im September 1999 stieg bei Suzan McNamara der Leukozytenspiegel kontinuierlich weiter an, ein Zeichen dafür, dass die Wirksamkeit des Interferons nachließ. «Es war beinahe so, als ob dieses Medikament meinen Körper so krank machen würde, dass er einknickte und es nicht mehr ertragen konnte», erinnert sie sich. Um diese Zeit begannen in ihrem Blut sogenannte Blasten, unreife mutierte Zellen, zu erscheinen, ein Anzeichen dafür, dass die Krankheit in ein neues Stadium getreten war, dass die bösartigen Zellen aus dem Knochenmark ausgebrochen waren und der Tod nicht mehr weit war. Zu allem Elend kam auch noch hinzu, dass Suzan Fieberanfälle bekam. Ein neues toxisches chemotherapeutisches Medikament wurde verschrieben, aber die Nebenwirkungen waren so stark, dass Suzan zwei Wochen lang zwischen Bewusstlosigkeit und Wachzustand pendelte. «Ich lag fast schon im Koma, es war grauenvoll.»

In den 18 Monaten, die seit ihrer Diagnose vergangen waren, hatte sie nacheinander alle einschlägigen Medikamente ausprobiert, und jetzt blieb nur noch eines: STI-571. In ihrer Verzweiflung hatte sie plötzlich ein klares Ziel vor Augen. «Ich hatte einen Energieschub», sagt sie. «Ich hatte keine andere Wahl mehr. Ich hatte keine Zeit zu weinen. Ich wusste, dass es da draußen etwas gab, das mir helfen würde.» Ihr Arzt hatte zwar Bedenken, versuchte dann aber doch, Suzan einen Platz in der Gruppe der Probanden zu besorgen; er bekam den Bescheid, dass es eine Warteliste gebe. Zutiefst enttäuscht, schickte Suzan eine E-Mail direkt an Druker, erklärte ihm, dass sie jung sei und nicht sterben wolle, und bat ihn um Hilfe. Er antwortete unverzüglich, und wenige Tage später telefonierten sie. Er erzählte ihr von dem Engpass beim Nachschub von STI-571 und dass er Novartis aufgefordert habe, die Produktion zu steigern; er gestand ihr aber auch, dass daraus wohl nichts werde. Dann sagte er: «Aber vielleicht können Sie als Patientin etwas unternehmen.» Diese letzten Worte ihres Gesprächs mit Druker hallten in Suzan McNamara noch lange nach, nachdem sie den Hörer aufgelegt hatte.

Am nächsten Tag verschickte sie an den Mailverteiler der CML-Unterstützergruppe eine Botschaft mit der Frage, ob die anderen eine Online-Petition für eine gute Idee hielten. «Es ist ein Plan A», dachte sie. «Wenigstens ist es ein Plan; ich glaubte nicht daran, dass es jemals funktionieren würde. Aber es war immerhin etwas.» Als aus der Gruppe begeisterte Zustimmung kam, bastelte Suzan einige Informationen über STI-571 zusammen und stellte eine Petition ins Internet, die die beschleunigte Herstellung des Medikaments zum Ziel hatte. Sie schickte die Petition per E-Mail an alle Leute, die sie kannte, und erwartete, dass vielleicht 200 Personen reagieren würden. Doch innerhalb weniger Tage kamen weitaus mehr Unterschriften zusammen. Nach drei Wochen hatten sich 3030 Personen als Unterstützer der Petition registriert. Suzan bat einen Mitstreiter namens Peter Rowbotham, einen Brief an den Vorstandsvorsitzenden von Novartis, Daniel Vasella, zu entwerfen. In dem gemeinsam redigierten Schreiben hieß es: «Wir bitten Sie daher um Ihre Zusicherung, dass alles getan werden wird, um eine ausreichende Menge von STI-571 zu produzieren, die sicherstellt, dass die den Test durchführenden Forscher nicht im Fortgang ihrer Arbeit behindert werden.» Suzan druckte die Namen der Unterzeichner der Petition aus, kuvertierte die Liste und den Brief ein und schickte den ganzen Packen am 12. Oktober 1999 mit FedEx in die Schweiz.

Daniel Vasella hatte Medizin studiert und war einmal auf dem Weg zum Arztberuf gewesen; er hielt sich zugute, dass er einen klaren diagnostischen Blick und die Fähigkeit zu raschem Handeln in seine unternehmerische Tätigkeit einbringen konnte. «Ich wollte nicht, dass eine immer größere Zahl von Patienten uns auf Schritt und Tritt auflauerte mit der Forderung, den Rückstand in der Produktion dieses Medikaments endlich zu beseitigen», erinnert er sich. Schon seitdem man ihm erstmals von den positiven Ergebnissen mit STI-571 berichtet hatte, war ihm bewusst gewesen, dass hier das Potenzial für eine «Patientenrevolte» schlummerte. Schon seit Längerem wandten sich Patienten, Ärzte und Selbsthilfegruppen an das Unternehmen mit Anfragen, ob sie das Medikament bestellen könnten. Auch wenn es in der Firma nach wie vor etliche gab, die vor einem zu schnellen Vorpreschen warnten, begriff Daniel Vasella, dass die Produktion zu weit hinterherhinkte und auf Touren gebracht werden musste; er gab Anweisung, mehr Ressourcen in die Herstellung von STI-571 zu stecken.

Druker rief Suzan McNamara am 2. November, ihrem Geburtstag, an und erzählte ihr, dass ihre Petition Wirkung gezeigt hatte. Er glaubt bis heute, dass diese Petition der «kritische Faktor» war, der Novartis zum Umdenken bewog. Der Gemeinschaft der um ihr Leben kämpfenden Patienten, die dank des Internets zusammengefunden hatte, war es gelungen, einem der größten Pharmakonzerne der Welt ihren Willen aufzuzwingen.

Eine Woche später erhielt Suzan McNamara einen Brief vom

Bereichsleiter für Klinische Forschung und Entwicklung bei Novartis, in dem es hieß: «Novartis hat erhebliche Anstrengungen unternommen, dafür zu sorgen, dass so schnell wie möglich ausreichende Mengen des Wirkstoffs zur Verfügung gestellt werden können.» Sie tippte diesen Satz wörtlich ab und stellte ihn ins Forum der CML-Internetgruppe, mit dem Ausruf «Wir kriegen es! Wir haben es geschafft!» in der Betreffzeile. Wenig später erhielt sie einen Anruf von Druker, der ihr mitteilte, in spätestens einem Monat werde ein Platz in der Gruppe der Testpatienten für sie verfügbar sein. Novartis hatte unterdessen seine enormen unternehmerischen Ressourcen in Bewegung gesetzt, um die Produktion des Wirkstoffs anzukurbeln. Die wichtigsten Zutaten wurden bei den Gebäuden 552 und 553 in Ringaskiddy angeliefert; einige von ihnen waren so lebensgefährlich, dass für ihre Entladung Hochsicherheitsanlagen eingerichtet werden mussten. Pharmaunternehmen agieren normalerweise langsam und behutsam, machen Probeläufe, steigern das Tempo schrittweise und versuchen ihre Techniken zu optimieren, aber dieses Mal lautete das Kommando: volle Kraft voraus. «Wenn ein großer Pharmakonzern sein ganzes Gewicht hinter ein Projekt klemmt, sprengt das, was dann abgeht, jede Vorstellung. Das war etwas vom Unglaublichsten, was ich je erlebt habe», erinnert sich Druker.

Der Erste, der die Öffentlichkeit über die traumhaften Resultate der Versuche mit STI-571 unterrichtete, war Druker, der Anfang Dezember 1999 auf einer Konferenz der American Society of Hematology in New Orleans einen Vortrag darüber hielt. Medien in aller Welt stürzten sich auf das Thema: ein Wirkstoff, der bewiesen hatte, dass es möglich war, gegen Krebs auf der Ebene der Gene vorzugehen. Für die meisten Zeitungen markierte dieser Durchbruch den Beginn einer neuen Ära in der Krebsmedizin. «Worte können nicht beschreiben, wie befriedigend dies für mich gewesen ist. Ich habe davon geträumt, etwas Derartiges zu schaffen, seit ich Medizinstudent war. Ich arbeite seit zehn Jahren an dem Projekt, seit sechs an diesem Wirkstoff und erlebe jetzt, wie er bei Patienten funktioniert», erklärte Druker in einem Interview mit CNN. Allein an diesem Tag gingen bei Novartis 2000 telefonische Anfragen zu dem Medikament ein.

✦

Zehn Tage nachdem wir Vater ins Hospiz gebracht hatten, schaffte er es jetzt kaum noch, aufrecht zu sitzen, und tat sich schwer, auch nur kleinste Portionen zu essen. Trinken konnte er nur noch mit Halm. Er wirkte müde. Seine Augenlider zuckten auf und ab, als ich ihm eine Buchbesprechung vorlas, geschrieben von einem Politiker, der sich kritisch mit den Memoiren eines politischen Propagandisten auseinandersetzte. Auch wenn ich nicht sicher war, ob er zuhörte, las ich weiter. Zu meiner Überraschung hob er plötzlich die Hand und erteilte mir einen Verweis: Ich hatte den Namen des Rezensenten nicht genannt, und die sehr persönliche Kritik ergab ohne Kenntnis des Namens keinen rechten Sinn. Ich holte das Versäumte nach und las weiter.

Vater fiel danach in Schlaf. Sein Atem ging rasselnd und stoßweise, das Begleitgeräusch seines Kampfes, am Leben zu bleiben. Er schlief noch, als ich ihn verließ.

✦

Am ersten Tag des neuen Jahrtausends flog Suzan McNamara von Montreal nach Portland. Sie war so krank, dass sie kaum eine Treppe hochsteigen konnte. Aber sie weiß noch, dass sie glücklich war: «Ich dachte: Ich werde leben. Zum ersten Mal im Verlauf der ganzen Krankheit glaubte ich daran, dass ich es erleben würde, alt zu werden.» An jedem Tag, an dem sie STI-571 einnahm, kehrte ein Stück Energie in sie zurück. Fünf Wochen lang erlebte sie, in einem gemieteten Appartement wohnend, was es bedeutete, am Leben zu sein. Sie ging ins Kino und trank Alkohol. Alles Essen schmeckte plötzlich wunderbar. «Ich fühlte mich von dem Moment an wie neu geboren. Ganz plötzlich fing mein Leben noch einmal von vorne an. Es war das unglaublichste Gefühl. Die Zeit dort war die wahnsinnigste Erfahrung meines ganzen Lebens.» Als sie einige Monate später nach Montreal zurückkehrte, sattelte sie auf das Studium der Molekularbiologie um.

Das ganze Jahr 2000 hindurch trieb Daniel Vasella das vielgliedrige Räderwerk seines Unternehmens an, damit der zähe Papierkrieg um die Zulassung von STI-571 voranging. Ganze Kisten voller Unterlagen wurden zur US-Aufsichtsbehörde FDA spediert; darin befanden sich die Befunde und Testresultate aller Patienten, die in den verschiedenen Erprobungsphasen das Medikament verabreicht bekommen hatten, dazu eine genaue Beschreibung des Produktionsverfahrens, die Resultate aller Tierversuche und eine Auflistung der möglichen Risiken; Inspekteure der FDA wurden in den Produktionsstätten herumgeführt. Während sich Zulassungsverfahren sonst oft über Jahre hinziehen, verkündeten in diesem Fall der amerikanische Gesundheitsminister Tommy Thompson und Daniel Vasella am 10. Mai 2001 – keine zwei Jahre nachdem Bud Romine den Reigen der klinischen Erprobungsphasen eröffnet hatte –, dass Glivec (unter diesem Produktnamen wurde STI-571 nun vermarktet) die Freigabe erhalten hatte.

In den darauffolgenden Jahren konnten die Wissenschaftler ein klareres Bild von den Stärken Glivecs, aber auch von seinen Grenzen gewinnen. Es ist nicht das perfekte Heilmittel, das Druker sich erhofft hatte, denn Patienten, die damit behandelt werden, erleiden des Öfteren Rückfälle – besonders diejenigen, bei denen die Behandlung erst in einer fortgeschrittenen Phase der Krankheit beginnt. Wenn die Krankheit zurückkehrt, liegt das daran, dass der Wirkstoff zwar Millionen Knochenmarkzellen mit dem Philadelphia-Chromosom darin abtötet, aber fast immer und unvermeidlicherweise einige wenige davonkommen lässt, die durch Mutation Resistenz entwickeln.

Auf der anderen Seite sind mehr als 90 Prozent aller mit Glivec behandelten Patienten nach Beginn ihrer Therapie mindestens vier Jahre am Leben geblieben – etwas, das zu dem Zeitpunkt, als Bud Romine seine erste Dosis einnahm, niemand für möglich gehalten hätte. Brian Druker und seine Kollegen arbeiten heute an anderen Wirkstoffen, mit denen sie den Genmutationen, die für das Wiederausbrechen der Krankheit verantwortlich sind, zu Leibe rücken wollen. Druker ist guter Hoffnung, dass man mit einer Kombination von Medikamenten in Zukunft in der Lage sein wird, bei den meisten Patienten die Krankheit bis ins hohe Alter unter Kontrolle zu halten.

Glivec (oder Gleevec, wie das Medikament außerhalb der Vereinigten Staaten heißt) war ein Erfolg ohne Beispiel: Kein Krebsmedikament hatte je so schnell Leben gerettet und so wenige Nebenwirkungen gezeigt. 150 Jahre lang hatten Medizinforscher davon geträumt, die Mechanismen von Krebs verstehen zu lernen und die Krankheit an der Wurzel bekämpfen zu können. Virchow hatte als Erster entdeckt und verkündet, dass Zellen die Übeltäter waren. Richard Doll und Wilhelm Hueper hatten gezeigt, dass chemische Stoffe die Krankheit auslösen können, und andere Forscher hatten herausgefunden, dass und wie Zellen im Kontakt mit Karzinogenen zu Krebs mutieren. Robert Weinberg und seine Kollegen hatten gezeigt, dass manche Zellmutationen einfach dadurch zustande kamen, dass ein einziges Gen einen Baufehler aufwies und dass ein solches Gen in einer Petrischale Krebszellen wachsen lassen konnte. Viele andere Forscher hatten in der Folge eine Vielzahl menschlicher Gene erforscht und ihre Struktur kartiert, als wären sie Zahnräder, Pleuelstangen und Kolben in den Motoren verschiedener Krebsarten. Doch mit Glivec konnte bewiesen werden, dass es möglich ist, genetischen Baufehlern präzise entgegenzutreten. «Es ist genauso, als wenn Sie Ihr Auto zu einem Mechaniker bringen», sagt Brian Druker, «und der dann feststellt, welches Teil kaputt ist, und das kaputte Teil ersetzt oder repariert. Das ist es, was Glivec geleistet hat. Und das Ziel besteht jetzt darin, das Gleiche für jede Krebsart zu erreichen. Denn genau wie bei einem Auto ist es nicht jedes Mal dasselbe Teil, das kaputtgeht. Glivec zeigt uns, dass wir das tun können, wie wir dorthin kommen. Es kommt nur darauf an, es hinzukriegen.»

Bud Romine lebt bis heute in Tillamook, spielt einmal die Woche Golf und verbringt den Winter in Südkalifornien. «Ich liebe Brian Druker einfach», sagt er. Suzan McNamara studiert und will ihre Doktorarbeit über die Wirkungsweise von Medikamenten gegen Leukämie schreiben. «Ich lebe heute einfach ein normales Leben und nehme jeden Tag mein Medikament ein.»

✦

In den vierundzwanzig Stunden, nachdem ich Vater die Buchbesprechung vorgelesen hatte, schlief er fast die ganze Zeit. Mama kam ihn besuchen und ging wieder. Als ich sie anrief und fragte, ob ich zu ihm gehen solle, meinte sie, es sei wenig sinnvoll. Seine Schwester Helen sei aber auf jeden Fall dort, für den Fall, dass er Hilfe brauche. Mama erzählte mir auch, dass er einmal aufgewacht sei und sie angelächelt habe.

Am nächsten Tag saßen einige seiner Freunde um sein Bett herum und unterhielten sich. Mama sagt, Vater habe gelächelt, als einer von ihnen einen Witz erzählte. Er war so fragil und schwach geworden, dass er nicht einmal mehr richtig husten konnte; er atmete nur noch flach und unregelmäßig.

Ein paar Minuten nach 17 Uhr am Dienstag, den 25. März 2003, ein knappes Jahr nachdem er zum ersten Mal von Schmerzen in der Hüfte gesprochen hatte, hörte mein Vater auf zu atmen, für immer.

2003 Die Takte des Todes

Wie eine Zelle deformiert wird

In der Stunde, in der Vater starb, ging ich einer denkbar banalen und nebensächlichen Tätigkeit nach: Ich kaufte Wandfarbe für das Renovieren unserer neuen Wohnung. Meine Schwester war unterwegs durch die Stadt, auf dem Weg zu Mama, nicht ahnend, dass Vater uns verlassen hatte. Jessica hatte darauf bestanden mitzukommen. Fast fünf Jahre alt, war sie nahe daran, den Unterschied zu verstehen zwischen einem lebenden Großvater und einem, der, wie sie mir später einmal sagte, bald den Blumen beim Wachsen helfen würde. Als meine Schwester im Hospiz ankam, war Vaters Leichnam noch warm. Sie umarmte ihn. Jessica stand in der Tür, unsicher, was sie tun sollte. Ich blieb, wo ich war, Hunderte Meilen von ihm; ich sah nicht, welchen Sinn es gehabt hätte, seinem Körper Gesellschaft zu leisten, jetzt, da er nicht mehr lebte. Ich wusste, dass er zu Lebzeiten seinen milden Spott über unsere Sentimentalität ausgegossen und uns damit aufgezogen hätte, wie irrational es war, jede Menge Zeit mit dem leblosen, unbrauchbar gewordenen Material zu vergeuden, das zuvor 74 Jahre lang sein Körper gewesen war.

Was seine Krankheit und seinen Tod ausgelöst hatte, stand noch immer nicht mit Sicherheit fest. Wir fragten uns, ob die Ärzte sich nicht genug bemüht hatten, es herauszufinden, oder ob es eine erblich bedingte, schicksalhafte Krankheit gewesen war. Mama als Ärztin war entschlossen, es herauszufinden, und beantragte eine Autopsie. Wenn ein alter Mensch an Krebs stirbt, wird eine solche Untersuchung nur selten durchgeführt, auch weil die Angehörigen normalerweise das Abschiednehmen und Trauern hinter sich bringen wollen. Aber Mama bestand darauf. Obwohl von ihrem Schmerz überwältigt, war sie entschlossen, eine endgültige medizinische Klärung seiner Krankheit herbeizuführen; sie war sogar bereit, der Autopsie beizuwohnen. Doch dann machte der Pathologe die Sache allein. Aus seinem Bericht ging hervor, dass Vater einen primären Tumor in der Prostata gehabt hatte, genau wie die Ärzte es vermutet hatten. Ein sekundärer Tumor hatte seinen Hüftknochen zerfressen, ein weiteres großes Gewächs hatte sich in seiner Leber ausgebreitet. Darüber hinaus hatte ein Verfall der Knochensubstanz über Vaters gesamtes Skelett hinweg eingesetzt. Die mutierten Zellen hatten zum Zeitpunkt seines Todes von großen Teilen seines Körpers Besitz ergriffen. Der Tod hatte ihn vor noch schlimmeren Schmerzen bewahrt.

✦

Dieser makropathologische Befund versetzte uns endlich in die Lage zu verstehen, was in dem knappen Jahr seit der Diagnose in Vaters Körper vorgegangen war. Zwangsläufig stellte sich damit die Frage: Was war passiert, bevor er zum ersten Mal jenen Schmerz in der Hüfte verspürte?

Diese Frage schien insofern nicht beantwortbar, als zu der Abfolge von Vorgängen in den Jahren vor der Diagnose keinerlei Beobachtungsdaten vorlagen. Andererseits waren Berge von Forschungsarbeiten über die genetischen Mechanismen des Krebses veröffentlicht worden, seit zwanzig Jahre zuvor das erste Krebsgen isoliert worden war. Man geht heute davon aus, dass es unaufhaltsame Entartungsprozesse bei den Genen sind, die das Wachstum von Krebszellen in Gang setzen. Jede Zelle unseres Körpers ist über unsere gesamte Lebenszeit hinweg gleichsam einem ständigen Bombardement ausgesetzt; die Schäden summieren sich, sodass unsere Gene im fortgeschrittenen Alter von einer Anzahl winziger Narben, großer Krater und typischer Missbildungen, etwa durch vertauschte Genabschnitte, gezeichnet sind, die allerdings in den meisten Fällen die Funktionsfähigkeit der Zellen nicht wesentlich beeinträchtigen. Bei manchen Zellen können sich jedoch Defekte in ihren zentralen Funktionsbereichen ausbreiten. Bei Darmkrebs haben Forscher eine klar gegliederte Abfolge von Vorgängen identifiziert, die zur Entstehung bösartiger Zellen führen. Die erste Schädigung einer Zelle veranlasst diese dazu, sich zu einem kleinen, gutartigen Knoten zu vermehren, den die Ärzte als Polypen bezeichnen; wenn dann die Zellen des Polypen so geschädigt werden, dass sie anfangen, sich schneller zu vermehren, wächst er zu einem größeren Knoten heran. Wenn dann noch eine weitere Schädigung hinzukommt, verwandelt sich das Gewächs in einen aggressiven, schnell wachsenden Krebs.

Beim Prostatakrebs ist die Forschung noch nicht so weit, dass sich ein ähnlich klares Bild von Stufen der Karzinoge zeichnen ließe. Dennoch scheint es möglich, auf der Grundlage neuester wissenschaftlicher Erkenntnisse eine plausible Darstellung des Verlaufs der Krebserkrankung meines Vater zu geben. Als ich ein Kind und Vater Anfang vierzig war, schleppte er mich regelmäßig über die Hügel des Lake District, damit wir den Blick auf die englische Landschaft, die sich unter uns ausbreitete, genießen konnten. Ein Foto zeigt ihn mit vom Wind zerzauster Frisur vor einer Trockenmauer stehend, mich hoch auf dem Arm haltend und mir markante Landschaftspunkte jenseits der Mauer erklärend. Zu dieser Zeit funktionierte sein Körper im Großen und Ganzen in der Art eines perfekt optimierten Systems: Er verdaute Kohlehydrate und gewann aus ihnen Energie für die Muskeln, er bekämpfte Infektionen, die ich von der Schule heimbrachte. Ich erinnere mich, wie sein Atem schwerer wurde, wenn wir uns dem Gipfel des Scafell Pike näherten. Wenn seine Nieren Sauerstoffmangel registrierten, schickten sie Hormone zum Knochenmark, die dieses veranlassten, mehr Blutkörperchen für den Transport von Sauerstoff herzustellen. Andere Zellen ließen die schwarzen Haarbüschelchen auf seinem Handrücken wachsen oder erneuerten die Verkleidung seiner Magenwände, wenn das nach einem besonders strapaziösen Abend außer Haus nötig war. Ständig starben Millionen Zellen ab, während ebenso viele neue entstanden. Seine Hautzellen schuppten sich ab, wenn sie ihren natürlichen Lebenszyklus vollendet hatten, seine Blutzellen bauten sich ab, wenn die Tage der körperlichen Betätigung vorüber waren und er zu seiner sitzenden Gelehrtentätigkeit zurückkehrte. Ob und wie lange jede Zelle lebte, sich teilte und wann sie abstarb, darüber entschieden Vorgänge und Wechselwirkungen innerhalb und zwischen Tausenden Molekülen, eine Resultante der zusammenwirkenden «Willenskräfte» von Enzymen, Hormonen und Steroiden – man kann sich das in etwa so vorstellen, als würde der Kurs eines Ozeandampfers durch die Bewegungen und Aktivitäten seiner vielen Passagiere bestimmt.

An irgendeinem Tag seines Lebens setzte in einer Zelle seiner Prostatadrüse ein Zellteilungsprozess ein. In der entscheidenden Anlaufphase für die Teilung mussten jedes der 22 Chromosomenpaare sowie das Y- und das X-Chromosom exakt dupliziert werden. Ihre Struktur, bestimmt durch die Anordnung einiger Milliarden Nukleinsäuren der Typen A, G, C und T, musste unter exakter Wahrung der Abfolge kopiert werden. Nach den rund sechs Stunden, die dieser Prozess in Anspruch nahm, war die Zelle etwas praller als zuvor, weil sie nun zwei Chromosomensätze enthielt. War sie jetzt bereit, sich in zwei zu teilen? Mit der Entscheidung darüber waren zelluläre Systeme betraut, die kontrollierten, ob die Verdoppelung des Chromosomensatzes perfekt geklappt hatte, indem sie feststellten, ob jeder einzelne Nukleinsäurebaustein an der richtigen Stelle saß. Durchschnittlich wurde unter je rund einer Million Nukleinsäuren eine fehlerhafte entdeckt; dann wurde der Zellteilungsprozess angehalten und der fehlerhafte Baustein ersetzt. Wenn sich die Fehlbildung als irreparabel erwies, wurde die Zelle ohne Umstände aufgegeben und starb ab. Doch an jenem bestimmten Tag schien alles in Ordnung zu sein, und so erhielt Vaters Zelle grünes Licht, sich zu teilen.

Tatsächlich aber wies diese eine Zelle einen Baufehler auf, den die Qualitätskontrolle nicht entdeckt hatte. An dem duplizierten 17. Chromosom fehlte etwas, und diesen Fehler gab die Zelle an ihre Nachfolgegenerationen weiter. Die Fehlbildung befand sich im Mittelteil eines Gens mit der Bezeichnung P_{53}, das normalerweise eine wichtige Rolle bei der Fehler- und Qualitätskontrolle während der DNA-Duplizierung spielt. Zunächst einmal hatte dieser Fehler keinen Einfluss auf die Funktionsfähigkeit der Zelle, denn sie enthielt ja noch den Zwilling des 17. Chromosoms mit einem einwandfreien Gen P_{53}, das die Aufgabe auch allein erfüllen konnte. Doch obwohl die Zelle über einen funktionierenden Qualitätskontrolleur verfügte, wurde aus irgendeinem Grund bei der nächsten Teilung der Zelle die mutierte Form von P_{53} an die nächste Generation weitergegeben. Im Verlauf der Jahre wurden die Nachkommen der ersten fehlgebildeten Zelle oft abgetötet, wenn der Fehler entdeckt wurde, aber er blieb eben auch oft genug unentdeckt, sodass stets einige der Nachkommen überlebten.

Diese geschädigten Zellen bildeten natürlich keinen absoluten Ausnahme- oder Einzelfall. In Tausenden weiteren Zellen überall im Körper traten ähnliche Fehlbildungen immer wieder auf, die aber ohne schädliche Folgen blieben, weil alle unsere Zellen funktionsfähige Duplikate von fast allen Genen enthalten. Ernst wird es erst, wenn eine Zelle das «Pech» hat, zwei nicht funktionsfähige Exemplare eines wichtigen Gens abzubekommen.

✦

In meiner Kindheit ging die Familie oft am Sonntag – gewöhnlich immer dann, wenn Mama sich genug über die Unordnung im Haus geärgert hatte – zum Mittagessen in ein italienisches Restaurant. Die gestärkten weißen Leinentischtücher, die in die Jahre gekommenen italienischen Kellner und die Sorbets, die es zum Nachtisch gab, wirkten besänftigend auf die Streitbarkeit unserer Familie. Meine Schwester und ich bestellten am liebsten die Kinderportion Spaghetti, während Vater sich ein Steak, ein Lamm- oder Wildgericht schmecken ließ.

In den Stunden danach zerlegte sein Magen das Essen in seine Bestandteile. Eiweiß- und Fettmoleküle aus dem Fleisch wurden auf Tour durch seinen Körper geschickt. Substanzen einer bestimmten Stoffgruppe namens heterozyklische Amine (HA), die entstehen, wenn Fleisch auf hohe Temperaturen erhitzt wird, hatten sich auf der gebräunten oder angekohlten Oberfläche seines Fleischstücks befunden und zirkulierten nun ebenfalls in seinem Körper, und einige HA-Moleküle drangen in Zellen ein. Dort griffen die HA die DNA an und schädigten sie, was aber nur dazu führte, dass diese Zellen bei der Qualitätskontrolle durchfielen und zum Absterben verurteilt wurden. In anderen Zellen fingen Entgiftungsmoleküle, die durch die Zelle patrouillieren, die HA-Moleküle ab und banden sie an sich. Sie waren dann nicht mehr in der Lage, anderswo anzudocken und Schaden anzurichten. Auf diese Weise wurden die in den Körper gelangten HA nach und nach unschädlich gemacht und ausgeschieden.

Einige der wichtigsten Entgiftungsmoleküle werden von einem Gen namens $GSTP_1$ hergestellt, das sich auf dem 11. Chromosom befindet. Eines Tages wurden die $GSTP_1$-Gene in einer von Vaters Zellen beschädigt, vielleicht infolge einer Schwächung durch eine Infektion, vielleicht durch eine chemische Substanz, die Vater eingeatmet oder beim Essen zu sich genommen hatte, vielleicht aber auch einfach durch ein Versehen im Zuge der Duplizierung Hunderter Millionen Nukleinsäuren, die niemals vollkommen fehlerfrei gelingt. Aus welchem Grund auch immer, die $GSTP_1$-Gene in der Zelle konnten jedenfalls ihre Entgiftungsaufgabe nicht mehr erfüllen, sodass die Abwehrkraft der Zelle beeinträchtigt war. Unglücklicherweise betraf die $GSTP_1$-Fehlbildung beide Chromosomen, während in den allermeisten Fällen genetische Fehler nur bei einem Chromosomenzwilling auftreten. Damit nicht genug, trat diese Fehlbildung auch noch in einer der Zellen auf, die bereits ein fehlgebildetes Gen P_{53} enthielten, also bei einer Nachfahrin der Zelle, bei der einige Jahre zuvor der P_{53}-Defekt erstmals aufgetreten war. «Unglücklicherweise» ist ein viel zu schwaches Wort, um zu beschreiben, wie unwahrscheinlich es ist, dass diese potenziell fatalen Mutationen in ein und derselben Zelle auftreten. Selbst beim Lotto mit seinen bekanntermaßen verschwindend geringen Gewinnchancen ist die Wahrscheinlichkeit eines Haupttreffers größer als die, dass zwei schwerwiegende Mutationen in einer Zelle zusammentreffen. Das Dumme ist freilich, dass die Zahl der Zellen in unserem Körper mehr als tausendmal so groß ist wie die Erdbevölkerung, und so kommt es, dass trotz einer fast bei null liegenden Wahrscheinlichkeit immer wieder einige Zellen von diesem Schicksal ereilt werden. Diese Zelle in Vaters Prostata war eine von ihnen. Sie teilte sich, und ihre Nachkommen teilten sich erneut und gaben die Fehlbildung getreulich an ihre Nachkommen weiter.

✦

In meiner Jugendzeit fanden Vater und ich, nachdem er vergeblich versucht hatte, mich für die Oper zu begeistern, einen gemeinsamen Nenner in den Filmen von Jacques Tati und Woody Allen. Wir gingen zusammen ins Kino, wo er mit seinem schallenden Lachen immer wieder dafür sorgte, dass sich Köpfe zu uns umdrehten. Ich wäre vor Scham am liebsten gestorben, doch zu Hause stellte sich dann wieder die Angst vor seiner Sterblichkeit ein.

Testosteron, das in den Hoden und Nebennieren produziert wird, ist sozusagen das Bindemittel zwischen Männern. Es verändert in der Pubertät den männlichen Körper und durchflutet den Körper des erwachsenen Mannes Tag für Tag, wirkt an der ständigen Neubildung von Knochensubstanz mit und stimuliert die Spermaproduktion. Den Zellen der Prostata liefert das Testosteron die Botschaft, dass sie sich teilen sollen. Wenn ein Testosteronmolekül in irgendeine Zelle der Prostata eindringt, wird es dort zunächst einmal in eine andere Zustandsform abgewandelt, etwa so, als wenn ein Botenjunge, der in einem vornehmen Hotel einen Brief abliefern muss, gezwungen würde, vor Betreten des Foyers Hemd und Krawatte anzuziehen. Diese neue Substanz verbindet sich mit Proteinen einer anderen Stoffgruppe, sogenannten Androgenrezeptoren. Diese befinden sich in Warteposition nahe dem Zellkern. Wenn die Androgenrezeptoren sich mit dem Testosteronabkömmling verbunden und damit die vom Testosteron transportierte Botschaft übernommen haben, dringen sie in den Zellkern ein und weisen diverse Gene an, den Prozess der Zellteilung einzuleiten.

Als ich im Jünglingsalter und Vater etwa Anfang fünfzig war, waren aus der Zelle, die als Erste ein funktionsgestörtes Entgiftungsgen $GSTP_1$ und zugleich ein defektes Gen P_{53} aufgewiesen hatte, einige tausend geworden, ein Zellverband, der noch nicht einmal das Volumen eines Stecknadelkopfs hatte. Niemand weiß, wodurch das nächste Kapitel der Vorgeschichte von Vaters Krankheit eingeleitet wurde; vielleicht war es seine Schwäche für ein Zigarillo nach dem Essen, irgendein toxisches

Molekül, das er mit der Stadtluft einatmete, oder das scharf angebratene Kängurusteak, das er in irgendeinem exzentrischen Restaurant gegessen hatte. Auf jeden Fall schaffte es ein Molekül einer krebserregenden Substanz, alle Abwehrmechanismen seines Organismus zu umgehen und bis zu seiner Prostata zu gelangen. Es diffundierte durch die Wände der Blutkapillaren und landete durch Zufall bei dem Klümpchen aus fehlgebildeten Zellen. Da diesen Zellen die Abfangjäger fehlten, die von gesunden $GSTP_1$-Genen produziert worden wären, konnte das Karzinogen in den Kern eindringen und beschädigte dort das Gen für den Androgenrezeptor. Der Defekt hielt das Gen nicht davon ab, Androgenrezeptoren zu produzieren, nur waren es Rezeptoren, die sich etwas anders verhielten als die in gesunden Zellen: Sie akzeptierten Botschaften nicht nur von Testosteron, sondern auch von einer ganzen Reihe weiterer Hormone. Infolgedessen erhielt der Zellkern nun sehr viel häufiger die Anweisung, Zellteilungen zu vollziehen. So kam es zu einer stark beschleunigten Vermehrung der Zellen, die Träger eines defekten Gens P_{53}, zweier defekter $GSTP_1$-Gene und der fehlerhaften Androgenrezeptoren waren.

✦

Als Twen traf ich mich mit Vater, der zu der Zeit schon über sechzig war, in Restaurants in London. Gewöhnlich redeten wir aufgeregt durcheinander, er über die Pamphlete, die er druckte, ich über meine Karriere beim Fernsehen, und eigentlich waren wir beide zu sehr mit uns selbst beschäftigt, um einander verstehen zu können. Vielleicht war es auch eine eigene Art von Intimität: die Fähigkeit zusammenzusein, ohne einander wirklich zuzuhören. Wenn er sich verabschiedet hatte, schaute ich ihm gewöhnlich hinterher, wie er, immer etwas staksig wirkend, in Richtung des nächsten Bahnhofs davoneilte. Jedes Mal erschien er mir ein klein wenig älter, und ich meinte das Ticken der Sterblichkeitsuhr etwas lauter zu vernehmen. Ich behielt ihn im Auge, bis er um eine Ecke bog, nur für den Fall, dass es meine letzte Begegnung mit ihm gewesen wäre.

Es waren zu dem Zeitpunkt etwa zwanzig Jahre vergangen, seit das Gen P_{53} in einer einzigen Zelle seiner Prostata mutiert war. Nach normalen Maßstäben war er in jeder Beziehung gesund. Die mit einem dreifachen Defekt behafteten Zellen in ihm hatten sich womöglich auf ein paar Tausend Exemplare vervielfacht, aber es gab Faktoren, die die Geschwindigkeit, mit der sie sich vermehren konnten, bremsten. Die Bremswirkung wird ausgeübt von sogenannten Telomeren; sie bilden ein Ende des DNA-Stranges jedes Chromosoms. Jedes Telomer besteht aus einer vielfach wiederholten Sequenz aus einem bestimmten DNA-Fragment. Zum Zeitpunkt unserer Geburt sind die Chromosomenabschnitte, die aus Telomeren bestehen, vollständig; doch bei jeder Zellteilung geht ein Teil des Telomers verloren. Das Ergebnis jeder Zellteilung ist also eine Zelle der nächsten Generation, die eine kürzere Telomersequenz hat als ihre Mutterzelle. Da die Zellen sich über die Lebenszeit hinweg immer wieder teilen, werden die Telomersequenzen der Chromosomen zunehmend abgebaut. Nach der 20., 30. oder 50. Zellgeneration (je nachdem, wie lang die Telomersequenz ursprünglich war) sind keine Telomere mehr übrig, die kopiert werden könnten, es kann keine Zellteilung mehr stattfinden, die Zelle stirbt daher ab. Die Telomere sind daher so etwas wie die tickenden Uhren unserer Sterblichkeit. So seltsam es scheinen mag, Telomere haben sich im Zuge der Evolution behauptet, weil sie etwas Vorteilhaftes für unseren Organismus bewirken. Indem sie die Zeiteinheiten bis zum Tod herunterzählen und ganzen Zellgenerationen den Garaus machen, wenn deren Nützlichkeitsdauer abgelaufen ist, gehören sie zu den körpereigenen Abwehrmechanismen gegen den Krebs; sie sorgen für die ständige Verjüngung unserer Körperzellen und töten schlechte Zellen ab, bevor sie im Körper Schaden anrichten können.

Als Vater seinen 62. Geburtstag feierte, waren viele der mit dem dreifachen Defekt behafteten Zellen seiner Prostata schon Nachkommen in der rund 20. Generation seit Eintritt der Schädigung; jedes Mal, wenn sie sich teilten, machte das System der Telomere den größten Teil ihrer Nachkommen zunichte und hielt so die Zahl der aufständischen Zellen in Schach. Als er seinen 65. Geburtstag beging, hatte sich in seiner Prostata ein Klümpchen von der Größe eines Senfkorns gebildet, das aus ein paar Hunderttausend dieser dreifach geschädigten Zellen bestand. Diese große Zahl erhöhte natürlich das Risiko, dass sich der gelegte Krankheitskeim zu einer regelrechten Krankheit auswuchs. In der Tat aktivierte eines Tages einige dieser vielen hunderttausend Zellen, die sich gerade in der Teilung befanden, zufällig ein bis dahin inaktiv gewesenes Gen, das daraufhin mit der Herstellung eines Proteins namens Telomerase begann. Dieses Eiweiß hat die Fähigkeit, die in gealterten Zellen bereits dezimierten Telomere wieder zu vervollständigen, und beseitigt damit das Hindernis, das bis dahin die Vermehrung der Zellen mit dem Dreifachdefekt stark gebremst hatte. Es dauerte nicht lange, bis aus einer einzigen nunmehr mit einem vierfachen Defekt behafteten Zelle eine Million geworden waren.

Ungefähr um diese Zeit absolvierte Vater einen standardmäßigen ärztlichen Gesundheitscheck, bei dem sein Blut unter anderem auf eventuell erhöhte Werte eines Proteins mit der Bezeichnung Prostata-spezifisches Antigen (PSA) getestet wurde; laut Laborbericht war sein PSA-Spiegel normal – rund 15 Prozent der untersuchten Männer, die einen «normalen» PSA-Wert aufweisen, haben in Wirklichkeit doch einen Tumor dieser oder jener Art. Jedenfalls vermehrten sich die vierfach geschädigten Zellen weiter. Verglichen mit bösartigen Tumoren, wie sie in anderen Körperzonen auftreten, wachsen Tumore in der Prostata allerdings ungeheuer langsam. Vermutlich geriet eines Tages eine der vierfach geschädigten Zellen, die sich aus ihrem Verband löste und die Prostata verließ, in den Blutstrom und landete in Vaters Magen. Eine Prostatazelle im Magen ist freilich etwas ungefähr so Auffälliges und so Unwillkommenes wie ein Pazifist auf einem Schlachtfeld; deshalb wurde sie von Vaters Immunsystem sofort als Fremdkörper erkannt und zerstört.

✦

Vaters Freunde warteten zu seinem 70. Geburtstag mit einer Überraschung für ihn auf. Es waren zumeist pensionierte Professoren aus allen erdenklichen wissenschaftlichen Bereichen, von der Chemiewaffenkunde bis zur Lord-Byron-Exegese; sie waren ausgelassen fröhlich, hielten komische, überkandidelte Reden mit Anspielungen, die meistens zu hoch für mich waren, aber sie verströmten auch eine gewisse Wehmut, weil sie alle nicht mehr das Stehvermögen hatten, so lange durchzumachen oder so viel zu trinken, wie sie es früher einmal getan hatten.

Zu diesem Zeitpunkt umfasste Vaters Prostatatumor vielleicht eine Million Zellen und hatte die Größe einer Linse, verursachte aber noch keine fühlbaren Symptome. In jeder dieser Zellen befand sich ein defektes Exemplar des Gens P_{53}, ein nicht mehr funktionierendes Entgiftungssystem, weil beide $GSTP_{1}$-Gene deformiert waren, ein fehlerhafter Androgenrezeptor, der zu unspezifische Signale aussendete, und Telomerasen, die gealterten Genen das Leben verlängerten, mit gefährlichen Folgen. Auch in anderen Teilen von Vaters Körper hatten sich inzwischen kleinere Wildwüchse und Defekte gebildet, die aber alle noch nicht gravierend waren.

Jede der entarteten Zellen in der Prostata war zu diesem Zeitpunkt noch immer gegen weitere schädliche Mutationen gewappnet, weil sie alle noch ein intaktes zweites Exemplar des Gens P_{53} enthielten, und dieses bot die Gewähr dafür, dass das System, das die Qualität der DNA kontrollierte, weiter funktionierte. Doch irgendwann wurde dieses intakte P_{53}-Exemplar ausgebootet, und damit war der wichtigste Mechanismus für den Schutz des Genoms außer Kraft gesetzt. Als die Zelle, die als Erste diese Verstümmelung enthielt, sich teilte, existierte kein wirksames System der Qualitätskontrolle mehr. Alle Fehler, die bei der Duplizierung der DNA-Stränge unterliefen, blieben unkorrigiert und pflanzten sich exponentiell fort. Mit jeder Generation wurden die Gene nun instabiler; bei manchen gingen mehrere die Zellteilung bremsende Mechanismen auf einmal verloren, andere waren bald übersät mit Fehlern und Defekten. Nicht nur die Zahl der geschädigten Zellen vervielfachte sich, sondern auch ihre Varianten, und ihr Leben und Sterben gehorchte nun einem darwinistischen Selektionsprozess: Diejenigen, die besser dafür gerüstet waren, sich zu teilen, sich an den Ressourcen des Körpers zu bedienen und am Leben zu bleiben, gediehen und vermehrten sich, die weniger fähigen starben ab.

Mit jeder neuen Zellgeneration passte sich der Tumor besser an seine Umgebung an. Plötzlich gab es mutierte Gene, die die Fähigkeit hatten, den Organismus zum Aufbau von Blutgefäßen zur Versorgung des Tumors zu veranlassen, oder solche, die bewirkten, dass die Zellen nicht mehr wie bisher davor zurückschreckten, in anderweitig besetztes Territorium hinein zu expandieren. Von all dem spürte Vater nichts. Hätte er sich zu diesem Zeitpunkt einem PSA-Test unterzogen, so hätte sich nichts Auffälliges ergeben, denn aus irgendwelchen nicht recht erklärlichen Gründen stieg sein PSA-Spiegel nie an. Nur bei einer Biopsie hätte an den Tag kommen können, wie gefährlich die entarteten, wild gewordenen Zellen, die in seiner Prostata wucherten, bereits geworden waren.

✦

Kurz nach seinem 71. Geburtstag zogen Vater und ich uns in ein ländliches Ferienhäuschen im Süden Frankreichs zurück. Wir kochten im Wettbewerb miteinander. Auf mir lastete der Wunsch und Vorsatz, ihm zu sagen, wie gern ich ihn hatte und wie sehr er mir am Herzen lag. Sehr oft lagen mir die Worte auf der Zunge, aber sie kamen mir nie über die Lippen. Wie wir so in kurzen Hosen vor der Hütte saßen, Pistazienschalen ins Unterholz spuckten und redeten, waren wir uns so nahe wie damals, als er mich über die Trockenmauer hatte schauen lassen.

Sein Tumor hatte jetzt die Größe einer Erbse erreicht und enthielt Hunderte Millionen Zellen verschiedenster Art, die zwar allesamt von der ersten mit dem vierfachen Defekt behafteten Zelle abstammten, sich aber in zahlreiche Missbildungsformen verzweigt hatten. Sie alle teilten sich schneller als das umgebende Gewebe, in das sie hineinwuchsen.

Inmitten dieses Chaos mutierte ein weiteres Gen in einer der fehlgebildeten Zellen, und dieses Mal mit noch tiefer greifenden Folgewirkungen, denn die Beschädigung dieses Gens setzte Hunderte Regulationsmechanismen außer Kraft, die zusammen mit anderen die «Identität» der betreffenden Zelle bestimmt hatten. Man kann eine Zelle, die eine solche Schädigung erleidet, mit einem Menschen vergleichen, der einen massiven Amnesieschock erleidet: Die Zelle weiß nicht mehr genau, was für eine Art Zelle sie ist, wo sie hingehört und was sie zu tun hat. In Vaters Fall teilte sich diese «amnestische» Zelle wieder und wieder und wurde zur Stammmutter eines ganzen Volkes orientierungsloser Zellen. Der disziplinierenden Aufsicht des betreffenden Gens entzogen, drangen diese Zellen ungehemmt in das umgebende Territorium ein. Die verbesserte Durchblutung des Tumors führte dazu, dass viele von ihnen in den Blutstrom gelangten und durch den ganzen Körper wanderten. Der Verlust ihrer Zellidentität hatte zur Folge, dass diese modifizierten Prostatazellen jetzt einen Chamäleoncharakter annahmen und für das Immunsystem des Körpers unsichtbar wurden. Eine dieser Zellen ließ sich in einem von Vaters Halswirbeln nieder.

✦

Eine von Vaters beruflichen Tätigkeiten war die Arbeit als Redakteur bei einer akademischen Zeitschrift gewesen; als ich an meinem ersten Buch arbeitete, bot er mir seine Hilfe an. Er kam, inzwischen 73, nach London, setzte sich auf einen Stuhl in meiner Küche und zückte seinen roten Füller. Ich war, aus welchen Gründen auch immer, in Eile. Ich gab ihm das Manuskript und ließ ihn daran arbeiten, während ich fort war. Er verließ die Wohnung, bevor ich zurückkehrte, und fuhr nach Hause. Ausgerechnet als sich die Gefahr in ihm zuspitzte, hatte ich offensichtlich nicht mehr meine alte Angst, dass jedes Zusammensein mit ihm das letzte und daher das kostbarste sein könnte.

Nachdem sich die bösartig modifizierte Prostatazelle in Vaters Halswirbel niedergelassen hatte, setzte sie Proteine frei, die die Zellen des Wirbelknochens zur Teilung anregten. Diese Knochenzellen produzierten ihrerseits Proteine, die wiederum die bösartigen Prostatazellen zur Teilung anregten. Monate bevor Vater zum ersten Mal einen Schmerz empfand, verbreiteten sich diese vielfach geschädigten Zellen langsam über seine Halswirbelsäule, wie das Gespinst eines Fäulnispilzes durch die Wände eines Hauses kriecht. Gesunde Zellen wurden abgedrängt. In die dichte Gewebestruktur der Knochen fraßen sich Zellen hinein, deren Verbände schwammartige Strukturen bildeten, weil sie von Drüsenzellen abstammten. Das Knochengewebe begann aufzuweichen.

Die Zahl der bösartigen Zellen wuchs jetzt exponentiell. Im Verlauf von zwanzig Zellteilungszyklen oder Zellgenerationen kann aus einer einzigen bösartigen Zelle ein Tumor von der Größe eines Wassertropfens entstehen; noch einmal zwanzig Generation, und der Tumor hat die Größe einer Grapefruit. Bei ungebremstem exponentiellen Wachstum verdoppelt sich die Größe des Tumors ungefähr alle sechs Monate. Als Mathematiker hatten Vater große Zahlen immer fasziniert; als Patient verstand und spürte er, welche viszerale Wucht sie entfalten können.

Zu dem Zeitpunkt, da er erstmals Schmerzen verspürte, waren die Keime seines Krebses bereits über seinen ganzen Körper verteilt. Sein Chirurg entfernte in einer heroischen Operation Milliarden Zellen aus seinem Nacken, und der Onkologe, der ihn bestrahlte, tötete ein paar Monate später noch einmal viele Millionen ab, aber eine einzige übrig gebliebene Zelle mit der Fähigkeit, sich exponentiell zu vermehren, genügte, um die Krankheit wieder auf den Vormarsch zu bringen – und sie marschierte unaufhaltsam voran.

✦

Der Tod entpuppte sich als ein pragmatisches Handeln erforderndes Ereignis; gefragt waren die Fähigkeiten eines Projektmanagers und eines Unterhändlers: Eine Sterbeurkunde musste beschafft, Bestatter engagiert, Einladungen verschickt und ein Organisationsplan für die Totenwache erstellt werden. Das Schwierigste war jedoch, das Drehbuch für die Trauerfeier zu schreiben; Vater hatte zwar die zu verlesenden Texte vorgeschlagen, aber wir mussten diese editieren und zu einem Heft zusammenstellen, und dann mussten wir seine alten Freunde bitten, sich an der Verlesung dieser Texte zu beteiligen oder eigene Gedenkreden zu halten. Die Nüchternheit der vielen Dinge, die zu tun waren, stand im Gegensatz zu den überwältigenden Gefühlen des Verlusts und der Zerknirschtheit, die uns allen seit Monaten zu schaffen machten. Aus der Konkretheit dieser endlosen Aufgabenliste schöpften wir andererseits auch Trost; wir konnten uns daran festhalten. Dieselbe Nüchternheit strahlte der Autopsiebericht mit seiner trockenen Sprache und kalten Präzision aus, ebenso wie, wenngleich auf eine indirektere Weise, der Stapel wissenschaftlicher Arbeiten, der mir geholfen hatte, die mögliche Abfolge molekularer Vorgänge zu rekonstruieren, die letztlich zu Vaters Tod geführt hatte. Dass die Ursache für seine Krebserkrankung jetzt bis zu einem gewissen Grad begreifbar geworden war, empfanden wir nach all den Monaten des Wartens als erlösend.

Die Zukunft

Epilog

Zum Begräbnis, dessen Ablauf Vater selbst so sorgfältig vorgeplant hatte, kamen zweihundert Trauergäste, einige mehr als die dreißig, mit denen er gerechnet hatte. Musiker spielten Vaters Lieblingsstücke, Texte wurden rezitiert, einige seiner Freunde hielten Nachrufe. Ich sagte den Trauernden, dass ich meinen Vater geliebt hatte; bis dahin hatte ich ein solches Bekenntnis nie über die Lippen, sondern allenfalls zu Papier gebracht. In den Tagen und Wochen nach seinem Tod schöpfte ich Trost aus der eindrucksvollen Trauerfeier, der Erinnerung daran, dass Vaters Enkel ihn fast bis zuletzt mit Erdbeeren gefüttert hatten, und dem Zuspruch, den ich von meiner Mutter, meiner Schwester und meiner Freundin erfuhr.

Etwas Tröstliches hatte aber auch die Tatsache, dass die Menschheit vor der Krankheit, die meinen Vater umgebracht hatte, nicht kapitulieren würde. Meine Enttäuschung darüber, dass die Ärzte nicht mehr für Vater hatten tun können, änderte nichts daran, dass Tausende Forscher und Mediziner im Verlauf der vergangenen eineinhalb Jahrhunderte enorme Anstrengungen unternommen hatten, denen zu helfen, die von dieser heimtückischen Krankheit heimgesucht wurden. Große Männer und Frauen hatten epochale Entdeckungen gemacht, die von anderen verfeinert und perfektioniert worden waren. Der bei Vater vorgenommene chirurgische Eingriff und die Bestrahlungen hatten dem aktuellen Stand des ärztlichen Wissens und Könnens entsprochen, hatten sicherlich Vaters Leben verlängert und ihm mehr Lebensqualität verschafft. An die Operation, die es ihm erlaubt hatte, noch einmal für ein Dreivierteljahr voll ins Leben einzusteigen, hätte sich zwanzig Jahre früher kein Arzt der Welt herangewagt. Und meine Mutter ist noch heute, zwei Jahrzehnte nach ihrer ersten Brustkrebsdiagnose, ein Ausbund an Vitalität.

✦

Während der ganzen Zeit, in der Vaters Krankheit fortschritt und ich dieses Buch zu schreiben begann, hatte ich eine Frage im Hinterkopf, deren Beantwortung mir wichtig war: Geht die Menschheit heute mit der Krebskrankheit besser um als vor 200 Jahren? Auf den ersten Blick schien die Antwort auf der Hand zu liegen: Die ärztliche Kunst hatte Vaters Leben verlängert, und sie war in diesen 200 Jahren sehr weit vorangekommen. Andererseits drängte sich mir in beiläufigen Gesprächen der Eindruck auf, dass viele Menschen der Ansicht waren, das Krebsproblem werde immer noch größer werden, das zeigten nicht zuletzt die zunehmenden Fallzahlen. Ich hatte auch nicht vergessen, dass manche Medizinkritiker in den 1980er Jahren definitiv erklärt hatten, der Kampf gegen den Krebs sei verloren.

Ein Grund dafür, dass viel Uneinigkeit in Bezug auf dieses Thema herrscht, ist, dass selbst Statistiken, die auf den ersten Blick eine klare Sprache zu sprechen scheinen, angezweifelt werden. Angaben über die durchschnittliche Überlebenszeit von Frauen ab dem Zeitpunkt ihrer Brustkrebsdiagnose sollten, so meint man, eine unbestreitbare Aussagekraft haben. Tatsächlich geben sie Anlass zu Kontroversen. Für die wissenschaftlichen Optimisten geht aus den vorliegenden Statistiken eindeutig hervor, dass die Überlebensspannen länger geworden sind: Im Jahr 1900 konnten nur 30 Prozent der Frauen, bei denen Brustkrebs diagnostiziert wurde, damit rechnen, länger als fünf Jahre weiterzuleben; 1950 lag dieser Anteil bei fast 80 Prozent, heute geht er auf 98 Prozent zu. Es gibt jedoch Wissenschaftler, die behaupten, diese Zahlen beweisen hauptsächlich, dass die Medizin heute in der Lage ist, Brustkrebs wesentlich früher zu erkennen, sodass die Frauen zwar nach erfolgter Diagnose länger leben, aber nicht unbedingt ein höheres Lebensalter erreichen.

Man kann andererseits nicht unbedingt sagen, die Zunahme der Krebserkrankungen beweise, dass das Krebsrisiko gestiegen sei. Die Zahl der diagnostizierten Prostatakrebsfälle zum Beispiel stieg in Großbritannien, den USA und anderswo im Verlauf der 1990er Jahre um rund 60 Prozent. Die meisten Wissenschaftler würden jedoch darin übereinstimmen, dass wir es hier nicht mit einer epidemischen Ausbreitung des Prostatakrebses zu tun haben; die Erklärung liegt ihrer Überzeugung nach vielmehr darin, dass das neu entwickelte Instrument des Prostataspezifischen Antigentests die Möglichkeit eröffnet, die Krankheit in einem frühen Stadium zu diagnostizieren, sodass heute wesentlich mehr Männer als früher von einer solchen Diagnose profitieren.

Es gibt eine Messlatte für das Krebsproblem, die allem Anschein nach so gut wie keinen Spielraum für kontroverse Interpretationen lässt: die sogenannte altersstandardisierte Sterblichkeitsrate, die es Epidemiologen erlaubt, aktuelle Sterberaten mit denen voraufgegangener Generationen zu vergleichen, wobei die zunehmende Lebenserwartung als Einflussfaktor herausgerechnet wird. Legt man diesen Maßstab an, so zeigt sich, dass die Menschheit zum ersten Mal in ihrer Geschichte im Kampf gegen den Krebs Fortschritte macht – zumindest in der wohlhabenden Welt. Waren fast das ganze 20. Jahrhundert hindurch die krebsbedingten Todesfälle ziemlich dramatisch angestiegen, so weist seit ungefähr 1993 die altersstandardisierte Sterblichkeitsrate, wenn man alle Krebsarten zusammennimmt, einen Rückgang auf. In Amerika betrug dieser Rückgang in den letzten zehn Jahren bei Männern 1,5 und bei Frauen 0,8 Prozent pro Jahr. In europäischen Ländern wie Großbritannien, Frankreich und Deutschland sind ähnliche Rückgänge zu verzeichnen. Insgesamt ist in diesen zehn Jahren die relative Häufigkeit krebsbedingter Todesfälle um rund zehn Prozent gesunken.

Bei manchen Krebsarten ist der Rückgang deutlicher ausgefallen. So ist zum Beispiel bei Brustkrebs die Sterberate im verflossenen Jahrzehnt um fast ein Viertel gesunken – wahrscheinlich eine Folge der flächendeckenden Vorsorgeuntersuchungen für Frauen über fünfzig und der Tatsache, dass Brustkrebspatientinnen nach erfolgter Operation heute routinemäßig auch mit Tamoxifen und Chemotherapie weiterbehandelt werden. Dies bewahrte und bewahrt in Europa und Amerika Zehntausende Frauen jedes Jahr vor dem Krebstod. Parallel dazu sind bei Männern Todesfälle durch Lungenkrebs im gleichen Maß zurückgegangen wie die Zahl der Raucher. In Großbritannien sterben heute rund 25 Prozent weniger Männer an Lungenkrebs als noch vor zehn Jahren, während in den USA der Rückgang etwas geringer ausfällt.

Dieser Rückgang der absoluten und relativen Zahl von Todesfällen durch Krebs mag nicht so durchschlagend anmuten wie die Erfolge mancher Impfstoffe oder die Wirkung von Antibiotika gegen Infektionskrankheiten. Er verkörpert nichtsdestotrotz einen handfesten Triumph, zeigt er doch, dass in dem Maß, wie die Krankheit besser verstanden wird, ihre Ursachen bekämpft werden können, und dass die Ärzte heute wirksam in den Verlauf der Krankheit eingreifen können, sobald sie in Erscheinung tritt. Bedenkt man, wie unzugänglich diese Krankheit über lange Zeiträume gewesen ist, so zeugen die neueren Statistiken von einem unerhörten Fortschritt und geben Anlass zu großen Hoffnungen.

Es gibt natürlich auch eine Kehrseite der Medaille: Manche Krebsarten weisen bis heute eine steigende Sterberate auf. Beim malignen Melanom, einem Hautkrebs, der teilweise durch Sonnenstrahlung ausgelöst wird, liegt die Steigerungsrate in den meisten westlichen Ländern derzeit bei 1 bis 2 Prozent im Jahr. Auch bei Gebärmutterkrebs und bei einigen im Erwachsenenalter auftretenden Varianten der Leukämie steigen die Sterberaten noch immer leicht an.

Wie diese Trends sich in Zukunft entwickeln werden, ist bis heute umstritten, wie so vieles in der hoch motivierten Welt der Krebsmedizin. Die eine Seite der Kontroverse verkörpert Andrew von Eschenbach, Direktor des Nationalen Krebsinstituts der USA – der wohl mächtigste Leiter eines Krebsinstituts der Welt –, der im Februar 2003 erklärte, es sei das Ziel seiner Institution, «bis 2015 das Leiden und Sterben an Krebs zu beenden». Von Eschenbach vertritt die Auffassung, die weiter voranschreitende Revolution in der Molekularbiologie werde zu rapiden Fortschritten in unserem Verständnis der Mechanismen aller Krebsarten führen, mit der Folge, dass in absehbarer Zeit ein riesiges Arsenal zielgerichteter genetischer Medikamente wie Glivec zur Verfügung stehen werde. Richard Nixons fast vier Jahrzehnte zurückliegende Kriegserklärung an den Krebs wieder aufwärmend, erklärte Eschenbach vor einiger Zeit: «Es ist, wie wenn man sich vornimmt, innerhalb von zehn Jahren einen Mann auf den Mond landen zu lassen, wir müssen es in die Tat umsetzen. Ich bin überzeugt, dass wir dies tun müssen.»

Die entgegengesetzte Position vertritt Samuel Epstein, emeritierter Professor für Umwelt- und Arbeitsmedizin an der Universität von Illinois. In seinem Buch *Cancer-Gate* (2005) konstatiert er, der Staat und das Nationale Krebsinstitut hätten es verabsäumt, den Kampf gegen die Vergiftung der Umwelt aufzunehmen, und alle ihre Anstrengungen würden, weil sie sich nicht auf die Prävention, sondern nur auf die Therapie konzentrierten, das Ziel verfehlen, die Zahl der Krebstoten entscheidend zu reduzieren. Ausgehend von der Prämisse, dass «Krebs grundsätzlich eine verhütbare Krankheit ist», sieht der von Epstein propagierte Aktionsplan vor, dass Wirtschaft und Staat alle potenziell krebserregenden Substanzen in unserer Nahung und unserer Umwelt kontrollieren und reduzieren.

Dieses polarisierte Meinungsfeld in Bezug auf die Zukunft der Krebsbekämpfung, in dem sich wissenschaftliche Optimisten und Umweltpessimisten gegenüberstehen, hat eine lange Vorgeschichte. Rückblickend betrachtet, hat die Entwicklung der letzten fünfzig Jahre weder der einen noch der anderen Position eindeutig recht gegeben. Die Geschichte der Krebsmedizin stellt sich als eine Abfolge unregelmäßiger, oft zufälliger und erratischer Fortschritte dar. Nach meiner Überzeugung haben wir allen Grund anzunehmen, dass es bei diesem Bild auch in Zukunft bleiben wird.

Die Akkumulierung zahlreicher kleiner Fortschritte in der Medizin wird innerhalb der nächsten paar Jahrzehnte zu grundlegenden Veränderungen in der Art und Weise führen, wie Krebserkrankungen behandelt werden. In einem Wissenschaftsreport mit dem Titel *Cancer 2025: The Future of Cancer Care* schreibt Karol Sikora, Professor für Krebsmedizin am Imperial College of Medicine in London, man werde den Krebs im Jahr 2025 «als eine chronische Krankheit betrachten, in einer Reihe mit Diabetes, Herzkrankheiten und Asthma. Diese Krankheiten beeinflussen das Leben der Menschen, führen aber nicht unausweichlich zum Tod.» Dem in dem Report entworfenen Zukunftsszenario zufolge, an dem 50 Gesundheitsfachleute, Ärzte und Gesundheitspolitiker mitgewirkt haben, ist die allmähliche Schädigung unseres Genoms zwar ein unaufhaltsamer Prozess, der sich nur bremsen, aber nicht stoppen lässt; aber es wird möglich sein, den Krebstod immer weiter ins hohe Alter hinauszuschieben. Sikora glaubt, dass Krebserkrankungen in Zukunft schon in frühen Lebensjahren erkannt und dass die meisten von ihnen durch eine Reihe unterschiedlicher Therapien im Zaum gehalten werden können. Die Art und Weise, wie heute ein früh erkannter Brustkrebs behandelt wird – vor allem durch Operation mit anschließender Tamoxifen-Therapie –, ist in den Augen vieler Ärzte das Modell, das bei anderen Krebsarten in leicht abgewandelter Form zur Anwendung kommen wird.

Dieser gemessene Optimismus steht heute dank der vielen neu hinzugekommenen Erkenntnisse über die Genetik des Krebses auf festerem Boden als je zuvor. Je mehr die Mediziner darüber lernen, wie die Erkrankung abläuft, desto besser werden sie mit ihr fertig werden. So werden in Zukunft Krebswucherungen diagnostiziert werden, lange bevor sie bösartig, schmerzhaft oder gefährlich werden, ja schon bevor sie anfangen zu wachsen. An die Stelle der grobschlächtigen diagnostischen Methoden von heute – wie etwa des Ertastens von Knoten in der Brust – werden Bluttests und bildgebende Verfahren treten, die in der Lage sind, fehlgebildete Zellen aufzuspüren, lange bevor ihr Wachstum eine gefährliche Größenordnung erreicht. Damit werden Patienten mit erhöhtem Krebsrisiko – ob aus Gründen des Lebensalters, der persönlichen Krankengeschichte oder einer erblichen Vorbelastung – künftig die Chance haben, dass ihre Krankheit durch die Krebsvorsorge rechtzeitig erkannt werden kann. Schon heute liefert eine Untersuchung auf das Protein CA125, wenn nicht alles täuscht, verlässliche Indizien für einen entstehenden Eierstockkrebs, rund achtzehn Monate bevor die Patientin normalerweise die ersten Krankheitssymptome bemerkt. Es besteht die Hoffnung, dass damit eine entscheidende Zeitspanne für die ärztliche Intervention gewonnen und dem Tumor gar nicht erst die Zeit gelassen wird, sich zu lebensgefährlicher Größe zu entwickeln.

Die genetische Revolution verändert auch radikal das therapeutische Arsenal, das Ärzte zum Einsatz bringen können, wenn eine Ansammlung bösartiger Zellen entdeckt wird. Bisher richteten sich bei den meisten Krebsarten die Namensgebung und die Typisierung nach der Körperzone, in der sich die Wucherungen zuerst bemerkbar machen, sei es in der Lunge, in der Prostata oder in der Brust. In Zukunft wird man Krebsarten danach klassifizieren, welche Gene die Entartung der Zellen verursachen. Bei Lungenkrebs zum Beispiel, den man lange Zeit als eine Krebsart sui generis angesehen hat, unterscheidet man heute eine ganze Reihe unterschiedlicher Typen mit jeweils eigener Diagnostik und spezifischer Therapie. Eine ganz große Hoffnung vieler Forscher ist die, dass die neuen molekularbiologischen Erkenntnisse auch zur Entwicklung maßgeschneiderter Medikamente führen werden, die auf analoge Weise wie Glivec gegen eine ganz bestimmte genetische Mutation gerichtet sind. Auch außerhalb der Genetik haben Forscher Entdeckungen gemacht, die sich in der Krebsbehandlung anwenden lassen. Schon heute ist es möglich, Patienten radioaktive Marker zu injizieren und dann mithilfe eines Strahlen-Scanners die Undichtigkeit der Blutkapillaren eines Tumors zu messen, die einen Anhaltspunkt dafür liefert, wie gut der Tumor auf Bestrahlung und Chemotherapie ansprechen wird. Manche Chirurgen halten es für möglich, bösartige Zellen mit phosphoreszierenden Chemikalien zu markieren; sie könnten dann mit wesentlich größerer Präzision herausgeschnitten werden – auf einem Operationstisch mit einer etwas gespenstisch wirkenden Minimalbeleuchtung und von Chirurgen, die Nachtsichtbrillen tragen. In der Entwicklung befinden sich Nanosensoren, die sich, in die Blutbahn injiziert, gezielt in bestimmte Bereiche eines Tumors manövrieren lassen und in der Lage sind zu messen, wie er auf eine Bestrahlungstherapie ansprechen wird.

Im Gleichschritt mit den diagnostischen und therapeutischen Methoden werden sich zweifellos auch präventive Strategien entwickeln und verbessern. Derzeit wird ein neues Medikament getestet, das das

Brustkrebsrisiko reduzieren soll; es wirkt ähnlich wie Tamoxifen, indem es das Östrogen blockiert, gibt jedoch Anlass zu der Hoffnung, bei geringeren Nebenwirkungen noch bessere Resultate zu zeitigen. Ein neu entwickelter Impfstoff schützt den Körper vor einem Virus, das Halbwirbelkrebs auslösen kann; man geht davon aus, dass damit weltweit eine halbe Million Menschen pro Jahr vor dieser Krankheit bewahrt werden können. Und genauso wie sich die Schlinge der Ächtung um den Hals der Tabakindustrie immer enger zusammenzieht, besteht die Aussicht, dass die Lebensmittelindustrie wegen ihrer Mitverantwortung für die ein Krebsrisiko darstellende Fettlebigkeit unter zunehmenden Druck geraten wird.

Es ist indes nicht ausgeschlossen, dass der Aufwärtstrend einen Knick bekommt. Schon heute beklagen sich Forscher darüber, dass der lautstarke Protest gegen Tierversuche es ihnen zunehmend schwerer macht, therapeutische Ideen an Tieren zu testen. Da die meisten Fortschritte in der Krebsmedizin bisher mindestens teilweise auf Tierversuchen beruhen, ist es denkbar, dass solche politischen Querschüsse den Erkenntnisfortschritt verlangsamen. Ein anderes Hemmnis, über das Wissenschaftler sich beklagen, ist die zunehmende bürokratische Regulierung ihrer Arbeit; ein Forscher erzählte mir, er könne heute nicht mehr nach Gutdünken Zellen und Informationen mit Kollegen austauschen, wie es früher üblich gewesen sei. Davon abgesehen, besteht auch immer die Gefahr, dass wir durch unser eigenes Verhalten die von der medizinischen Forschung erarbeiteten Fortschritte zunichte machen. Die Fettleibigkeitsseuche könnte zum Beispiel einen Rattenschwanz an Krebserkrankungen nach sich ziehen, der ähnliche Dimensionen annehmen könnte wie die dem Rauchen geschuldete Lungenkrebsepidemie.

Ziemlich klar ist, dass die Behandlungsfortschritte ungleich verteilt sein werden. Es ist kaum damit zu rechnen, dass etwa alle im Jahr 2025 zur Verfügung stehenden therapeutischen Möglichkeiten den 14 Millionen Patienten zukommen werden, die in den Entwicklungsländern Jahr für Jahr mit Krebs diagnostiziert werden. Und selbst in den wohlhabenden Ländern werden die Fortschritte in stärkerem Maß den besser Betuchten zugute kommen als den Armen; schon heute zeichnen sich die ärmeren Teile der Gesellschaft dadurch aus, dass sie mehr rauchen und eine geringere Neigung zeigen, medizinische Hilfe in Anspruch zu nehmen. Zu den teuren diagnostischen und therapeutischen Instrumenten der Zukunft werden die Reichen und diejenigen, die ihre Interessen zu artikulieren wissen, leichteren Zugang haben.

Wir könnten die in Aussicht stehenden Fortschritte jedoch beschleunigen. Mehr Geld könnte in die Grundlagenforschung zur Biologie der Zelle investiert werden; in der Geschichte der Wissenschaft haben Erkenntnisse aus der Grundlagenforschung oft den Boden für neue Therapien bereitet. Auf kürzere Sicht könnten präventive Strategien in großem Ausmaß Leben retten. Das Rauchen sollte weiter eingeschränkt, die breite Masse über die Risiken des Sonnenbadens aufgeklärt werden. Nach wie vor wimmelt es an den Stränden des Mittelmeers und der anderer Urlaubsparadiese in aller Welt von Sonnenanbetern, mit Ausnahme vielleicht Australiens, wo das Bewusstsein für die damit verbundenen Gefahren stärker ausgeprägt ist. Die Bevölkerung sollte auch wesentlich besser über gesunde Ernährung aufgeklärt werden und mehr Möglichkeiten zur Teilnahme an Krebsvorsorgeprogrammen erhalten.

Während die Krebsmedizin rasche Fortschritte macht, gibt es in der Einstellung der Menschen zum Krebs nach wie vor Defizite. Ein Schleier von Tabus liegt noch immer über der Krankheit. In den Jahren, während ich dieses Buch schrieb, habe ich immer wieder erlebt, wie Leute, wenn ich auf Krebs zu sprechen kam, sich schüttelten, als sei ihnen der Teufel auf die Seele getreten. Ich habe gesehen, wie liebenswürdige Gesprächspartner sich schweigend davonstahlen, als hätte ich sie mit einem Schwall von Obszönitäten schockiert; andere senkten den Kopf, spitzten die Lippen und stießen einen tiefen Seufzer aus; und einige ließen mich wissen, wie langwierig und garstig die tödliche Endphase einer Krebskrankheit immer und unweigerlich sei.

Einstellungen wie diese können sehr reale Auswirkungen auf Patienten haben. Die britische Krebshilfe-Organisation BACUP hat nachgewiesen, dass viele Arbeitnehmer nach einer Krebsbehandlung aus dem Arbeitsmarkt herausfallen, eine Folge ihrer «Isolation, ihres Verlusts an Selbstvertrauen und ihres Mangels an Zutrauen zu ihrer Fähigkeit, gute Arbeit zu leisten». Es gibt zu wenige Organisationen, die diesen Menschen Hilfe leisten. Es liegt eine Fülle von Belegen dafür vor, dass die Angst vor Krebs viele Menschen zögern lässt, mit verdächtigen Symptomen zum Arzt zu gehen; sie verlieren so wertvolle Zeit, was ihre Überlebenschancen unter Umständen entscheidend verringert.

Wir brauchen daher einen grundlegenden Wandel dieser tabubehafteten Einstellungen, eine deutliche Absage an Auffassungen von Krebs, die sich aus den Irrtümern der Vergangenheit speisen, aus Galens Lehre von melancholischen Körpersäften oder aus der viktorianischen Angst vor dem Unheilbaren. Wir müssen uns aber auch vor dem unbedachten Optimismus hüten, der die Heilbarkeit des Krebses suggeriert, schon weil ein solcher Optimismus mit der Gefahr einhergeht, dass jeder gescheiterte Versuch, den «Zaubertrank» gegen Krebs zu finden, als Tragödie für die Menschheit eingestuft wird. Das Problematische an allen diesen Denkweisen ist, dass sie wenig mit der biologischen Wirklichkeit der Krebskrankheit zu tun haben.

Der erforderliche Wandel unserer Einstellung sollte mit unserem Verhältnis zu Krebspatienten und mit der Art und Weise, wie wir auf sie reagieren, beginnen. In dem Gedicht «How to behave with the Ill», das die englische Schriftstellerin Julia Darling 2002 schrieb, während sie an einer Krebserkrankung litt, heißt es:

> Sei direkt, sage: «Wie geht's deinem Krebs?»
> Versuch erst gar nicht, uns zu sagen, wie gut wir aussehen im
> Vergleich zu damals bei der Begegnung im Supermarkt.
> Hütet euch bitte, zu weinen oder emotional zu werden
> Und zu sagen, wie schrecklich alles ist.
> Vor allem (und das ist schwer, ich weiß)
> Versucht nicht, die Krankheit zu ignorieren oder die Klippe
> Zu umschiffen, indem ihr etwas von einem Bus oder einer Bank
> murmelt.
> Denkt daran, dass dieser Tag euer letzter sein könnte
> Und dass es ein Wunder ist, dass irgendeiner von uns
> Überhaupt da steht, atmet, agiert.

Wir müssen also unbedingt lernen, über Krebs zu sprechen und die Krankheit nicht mehr als ein schmerzhaftes Tabu zu betrachten. Es ist sehr wichtig, dass wir das lernen, weil jeder von uns früher oder später mit der Krankheit in Berührung kommen wird. Die Chance, an Krebs zu erkranken, liegt bei 1:3. Es ist an der Zeit zu verstehen, dass Krebs in Zukunft nicht mehr eine Krankheit sein wird, an der man stirbt, sondern eine, mit der man leben muss.

✦

Einige Monate nach Vaters Tod versammelte sich die Familie am Ufer des unweit unseres Hauses vorbeiführenden Kanals. Die Sonne blinzelte durch das Blätterwerk, und der Tag erinnerte mich an sommerliche Ausflüge mit Vater zu ebendieser Stelle, an der wir ein kleines Kanalboot liegen hatten, dem wir gelegentlich einen frischen Anstrich verpassten. Der Campanile der nahe gelegenen Universität läutete.

Jeder von uns hatte eine Tüte mit einem Teil von Vaters Asche darin. Niemand sagte ein Wort.

Dann begannen wir, jeder für sich, unsere Aschetüten auszuleeren. Mama bestreute die Schilfgräser, meine Tante erschreckte die Moorhühner, als sie ihre Tüte über der spiegelglatten Wasseroberfläche entleerte. Meine Schwester warf die Asche löffelweise gegen Baumstämme. Als ich nach einiger Zeit den Mut fasste, Vaters Asche zu berühren, fand ich sie körniger und weißer als erwartet. Als ich sie durch meine Finger auf den Boden rieseln ließ, staubte sie meine Schuhe ein: Calcium, Kohlenstoff, Wasserstoff, Sauerstoff und alle anderen im menschlichen Körper enthaltenen Elemente, durcheinandergewürfelt. Kein einziger DNA-Faden war erhalten geblieben, nichts, das man als Leben hätte bezeichnen können.

Alle in dieser Asche enthaltenen Atome hatten wahrscheinlich schon vor Dutzenden Millionen Jahren existiert, zu dem Zeitpunkt, als das Leben auf der Erde entstand, als die ersten DNA-Glieder sich in den Kernen einzelliger Organismen einnisteten. Die bemerkenswerte Qualität der DNA lag darin, dass im Zuge der Evolution neuer Arten einige der aus DNA-Bausteinen zusammengesetzten Gene von einfachen Organismen wie Hefe in die Erbinformation von Tieren und schließlich in die von Menschen übergingen. Dass diese Gene so robust und stabil waren, bedeutete, dass die evolutionären Lektionen, die eine Art gelernt hatte, an eine andere weitergegeben werden konnten und dass so im Lauf der Jahrmillionen immer komplexere Organismen entstehen konnten. Die andere, gegenläufige Voraussetzung jeder Evolution ist freilich die, dass Gene eine unbegrenzte Fähigkeit zum Mutieren besitzen müssen. Die Vielfalt des Lebens auf der Erde – von den Flügeln der Vögel in ihren zahllosen aerodynamischen Ausformungen über die Blätter der Bäume bis hin zum aufrechten Gang meines Vaters, zu seiner Ichstärke und seiner intellektuellen Neugier – wäre ohne subtile genetische Mutationen nicht denkbar.

Doch just dieser wunderbare Prozess der genetischen Mutation, der eine so wesentliche Rolle in der Schöpfung und Evolution des Lebens spielt, war auch für den Tod meines Vater verantwortlich: Die fehlerhaften Botschaften, die die Zellen seiner Prostata veranlassten, sich auf unkontrollierte Weise zu teilen, waren nur deswegen entstanden, weil die DNA so mutationsfreudig ist. Das Paradoxe am Krebs ist, dass seine Mechanismen so eng mit denen des Lebens verwandt sind.

Meine Familie fuhr fort, Vaters Asche zu verstreuen. Ein Teil davon schwamm auf der Oberfläche des Wassers. Ein Windstoß wirbelte einige Aschepartikel in die Luft. Meine Angehörigen und ich standen umher, unschlüssig, was wir tun sollten. Wir waren uns in den verflossenen sechzehn Monaten nähergekommen, aber jetzt wusste keiner etwas zu sagen.

Die Augenblicke dehnten sich, und wir starrten auf die vom Wind gekräuselte Wasseroberfläche, während über uns die Blätter raschelten. Wenn ich an Vater dachte, konnte ich nur Erinnerungsfetzen festhalten – die Art, wie er seine Hand auf ein schönes Buch legte …, der Geruch von Druckfarbe und Öl …, das Rattern der Druckerpresse. Ich sah uns aneinandergekauert auf dem Dach unseres Kanalboots sitzen und es durch die verregnete englische Landschaft steuern, die Beine durch die enge Luke gezwängt, um die warme Vibration des Motors an den Füßen zu spüren; Vaters Hand an der Ruderpinne, zu der meine Arme nicht hinreichten.

Langsam begann die Asche unter die Wasseroberfläche abzusinken; nur der feinste Staub blieb noch oben liegen. Ich malte mir meinen Vater aus, wie er spätabends mir gegenüber am Küchentisch saß und mir angeregt ein Erlebnis aus der Vergangenheit erzählte. Ich erinnerte mich an das Gespräch, in dem er mich zum ersten Mal ermunterte, mich mit der Geschichte der Krebsmedizin zu beschäftigen. Damals glaubte ich, es gehe ihm darum, mich von seinen Schmerzen abzulenken. Wie ein williges Kind hatte ich seine Anregung nur allzu gern aufgegriffen. Jetzt, da seine Asche in die Natur zurückgekehrt war, wurde mir klar, dass er schon damals wusste, dass diese Episoden aus der Geschichte der Krebsmedizin mir Hoffnung geben würden. Selbst wenn er gewusst hätte, dass er sterben musste, hätte er das Bedürfnis gehabt, seinen Glauben an die Macht des Wissens an mich weiterzugeben. Es wäre ihm ein Anliegen gewesen, mir die Überzeugung einzupflanzen, dass in Zukunft Menschen, denen widerfuhr, was ihm widerfahren war, dank des triumphalen Fortschritts der Medizin länger leben würden.

Der Aschenstaub auf dem Wasser war wieder einer spiegelnd glatten Oberfläche gewichen. Die Evolution hatte sich einen ihrer Söhne endgültig wieder einverleibt.

Meine Angehörigen und ich gingen zum Auto zurück, zurück in unser Leben, das weitergehen würde.

Nachwort zur deutschen Ausgabe

Mama und ich hielten uns in der Küche auf, wo ich immer mit Vater gesessen hatte. Vor uns lagen Blätter des Manuskripts für dieses Buch, bekritzelt mit Korrekturen und Ergänzungen. Die Arbeit des Editierens hatte uns zusammengeführt. Während andere sich nicht trauten, meine Gedanken über Vater kritisch zu kommentieren, ging Mutter ohne jede Scheu daran, den Text mit Skalpell und Hackebeil zu überarbeiten. Sie schwang den Textmarker, kritzelte an meiner Syntax herum und stellte infrage, ob ich das eine oder andere medizinische Detail verständlich oder korrekt erklärt hatte. Nie zuvor hatte ich sie mit so viel Klarheit und Bestimmtheit reden hören. Es war, als würde sie mit ihren 74 Jahren gerade erst den Zenit ihrer schöpferischen Intelligenz erreichen.

Mitten in einer dieser Sitzungen stand sie auf, stöberte in einem Papierstapel und förderte einen Brief von ihrem Arzt zutage. Ich las ihn, während sie sich angestrengt bemühte, ein gleichmütiges Gesicht aufzusetzen. Der Brief enthielt die Mitteilung, dass sie ein Gewächs in der Gebärmutter hatte. «Es ist wahrscheinlich ein Fibrom», sagte sie, «gutartig, nichts ernst zu nehmendes.» Ich fragte, was das praktisch bedeute. «Nur eine kleine Operation», sagte sie. Und wie lange würde sie in der Klinik sein? «Nur ein paar Tage.» Ich fragte, ob die Diagnose sicher sei. «Nicht ganz», sagte sie, «es könnte sich auch um eine Art Krebs handeln.» Und dann ging sie, als sei die Nachricht, dass sie womöglich Krebs hatte, das Normalste von der Welt, zum Teekessel hinüber und bot mir eine Tasse an. Ich setzte ein bemühtes Lächeln auf, passend zu ihrer scheinbaren Sorglosigkeit, und dann gingen wir wieder an die redaktionelle Arbeit am Buch.

Beim Schreiben des Buches hatte ich das Gefühl gewonnen, mit Vaters Tod und mit der Krankheit, die ihn getötet hatte, gleichsam meinen Frieden gemacht zu haben. Ich dachte, es sei mir gelungen, die irrationalen Ängste, die mich beim Gedanken an seine Krankheit immer überkommen hatten, zu begraben. Wenn Freunde, bei deren Eltern Krebs diagnostiziert worden war, mich um Rat fragten, war es mir zunehmend leichter gefallen, ein paar bewährte Empfehlungen abzuspulen: dass sie sich hüten sollten, in Panik zu geraten, dass die Krebsmedizin Fortschritte gemacht habe, dass es ziemlich wahrscheinlich sei, dass die Krankheit behoben werden könnte, und dass Aussicht auf viele Jahre des Überlebens bestünde.

Doch an dem Abend, als Mama mir den Brief zeigte, versagten diese Gewissheiten bei mir ihren Dienst. In meiner Schlaflosigkeit schwirrten meine Gedanken durch verschiedene Abstufungen der Angst. Die Mythen der Krebskrankheit – dass sie ein Kuss des Schicksals sei oder durch zu viel Trauer und Sorge herbeigeführt werde – geisterten wie ungebetene Gäste durch mein System. Wenn ich sie fortjagte, verschwanden sie, nur um ein paar Augenblicke später in einem anderen Winkel meines Gehirns wieder aufzutauchen. Ich hatte das dumpfe Gefühl, in ein finsteres mittelalterliches Denkmuster zurückzufallen: Mama hatte zweimal einen Krebs überlebt, ein drittes Mal wäre zu viel des Glücks.

Am Tag ihrer Operation schaute ich auf dem Weg in die Klinik in ihrem Haus vorbei. Überall standen Schachteln und Kisten, beklebt mit Post-it-Etiketten, die Auskunft über den Inhalt gaben. Offensichtlich hatte sie Vorkehrungen für ihren Weggang getroffen und rechnete damit, dass wir uns ohne sie im Haus zurechtfinden müssten. Auf dem Küchentisch lag ein Zettel mit Angaben zu ihren Bankkonten und zu dem Ort, wo sie ihr Testament deponiert hatte. Ich besuchte Mama an diesem Abend in der Klinik; sie war von der Narkose noch leicht benommen. «Die Operation ist erfolgreich verlaufen», sagte sie, «aber das Gewächs war größer, als sie erwartet hatten. Wie viel sind 10 bis 15 Zentimeter?» Ich spreizte meinen Daumen und Zeigefinger und sagte ihr, das entspreche der Größe einer Grapefruit.

Einen Tag später erfuhr ich von Mama, die Histologen hätten festgestellt, dass es sich um einen Krebstumor des Typs Rhabdomyosarkom handle. Zu Hause suchte ich das Internet nach medizinischen Texten durch, die diesen Krebstypus behandeln, und fand heraus, dass ein Rhabdomyosarkom der Gebärmutter bei älteren Frauen äußerst selten vorkommt. In der Mehrzahl der Fälle sind Teenager betroffen. Was ich an Informationen herausfischen konnte, war spärlich und sehr akademisch. Einen Großteil verstand ich einfach nicht, doch die Worte «durchschnittliche Überlebensdauer achtzehn Monate» sprangen mir mehrmals aus dem Bildschirm entgegen.

Nach Mamas Entlassung aus dem Krankenhaus trieb mich die Sorge weiter um, denn es war nicht auszuschließen, dass Zellen aus ihrem Tumor durch die Wände ihrer Gebärmutter nach außen gedrungen waren und sich in ihrem Körper ausgebreitet hatten. Als ich das nächste Mal nach Birmingham kam, um mir Mamas Urteil über die jüngste Textfassung des Buches abzuholen, blieb die Angst unartikuliert. Sie kommentierte die einzelnen Kapitel mit großem Eifer, und keiner von uns hatte den Nerv, ihre Krankheit anzusprechen.

Drei Wochen nach ihrer Operation begleitete ich Mama ins Krankenhaus, um mir mit ihr anzuhören, was der behandelnde Arzt über die Resultate ihres neuesten Magnetresonanz-Scans zu berichten hatte. Er klemmte die Bilder auf einen Leuchtkasten, und ich konnte vage die Silhouette von Mamas Körper ausmachen. Er erklärte, Ansammlungen von Krebszellen würden sich als weiße Flecken zeigen. Ich überflog die Aufnahmen von Mamas Rumpf und sah eine Ansammlung von schmutziggrauen Wolken. Meine Schultern, hochgezogen und verspannt nach Monaten der Sorge, schienen plötzlich nach unten zu sinken. Ich drehte mich zu Mama um, und sie lächelte wie ein Schulmädchen, das gerade eine Prüfung bestanden hat.

Der Arzt tippte mit dem Kugelschreiber auf einen winzigen weißen Fleck direkt unter Mamas Schulterblättern. «Das hier bereitet mir ein klein wenig Sorge», sagte er, «aber es ist wahrscheinlich bedeutungslos.»

Mama und ich verließen das Krankenhaus in dem Wissen, dass die Wahrscheinlichkeit, dass ihr Krebs zurückkehren würde, gering war. Sie sagte: «Na ja, warten wir's einfach ab.»

Es ist jetzt fast drei Jahre her, dass ich die letzten Worte des Buches niedergeschrieben habe. Als Mama krank wurde und operiert werden musste, glaubte ich, ich müsse das ganze Buch gemäß meiner neuen Stimmungslage umschreiben. Aber natürlich änderte ihre Krankheit nicht das Geringste an der Tatsache, dass die tastende Entwicklung neuartiger Krebsmedikamente den Charakter einer unumkehrbaren Revolution gewonnen hat. Die Aufgabe, kanzeröse Gene zu analysieren, ihre Achillesfersen zu identifizieren und pharmazeutische Mittel zu finden, mit denen sie unschädlich gemacht werden können, wird heute in industriellem Maßstab angegangen. Neben Glivec sind schon sehr viele weitere zielgerichtete Medikamente auf den Markt gekommen; dazu gehören zum Beispiel Herceptin und Tycerb gegen bestimmte Arten von Brustkrebs und Velcade gegen Multiple Myelome. Andere Wirkstoffe sind auf beiden Seiten des Atlantiks gerade dabei, sich durch langwierige Zulassungsprozesse zu schleusen.

Was vielleicht am meisten Anlass zu Optimismus gibt, ist die Entdeckung, dass manche dieser Medikamente nicht nur gegen die Krebsart wirksam sind, für die sie entwickelt wurden. So liegt zum Beispiel dieselbe genetische Mutation, die das Leukämiemittel Glivec zielgerichtet bekämpft, auch einer seltenen Form von Magenkrebs zugrunde, dem sogenannten Gastrointestinalen Stromalen Tumor (GIST). Manche mit Glivec behandelten GIST-Patienten konnten erleben, wie ihr Tumor – der womöglich schon ihren gesamten Bauchraum ausfüllte – innerhalb von sechs Wochen zusammenschrumpfte und abstarb. Entdeckungen wie diese eröffnen den Ausblick auf eine weiterführende Hoffnung: dass die Zahl der Gene, die eine wesentliche Rolle bei der Auslösung von Krebswucherungen spielen, sehr viel kleiner sein könnte als ursprünglich einmal befürchtet und dass es somit möglicherweise genügen wird, nur ein paar hundert Medikamente zu entwickeln, um die große Mehrzahl aller Krebserkrankungen bekämpfen zu können.

Die Reise der Krebsmedizin führt jedoch über den mechanistischen Ansatz der Blockierung fehlgebildeter Gene in jeder einzelnen Krebszelle weit hinaus. Ganze Forschungsbereiche sind gerade im Entstehen, die das organische Zusammenwirken von Millionen Zellen, aus denen ein größerer Tumor besteht, entschlüsseln; das Ziel ist es, die dabei gewonnenen Einsichten für die Therapie zu nutzen. Man kann die Art und Weise, wie man Krebs bis jetzt bekämpft hat, nämlich Zelle für Zelle, mit der Strategie eines Jägers vergleichen, der versucht, alle Exemplare einer Art einzeln zu erlegen. Was den Forschern jetzt jedoch vorschwebt, ist ein, nun ja, Paradigmenwechsel hin zu einem Ansatz, der sich an der Erfahrung orientiert, dass in der Natur schon geringfügige Veränderungen der Durchschnittstemperaturen oder der Vegetationsdichte zum Aussterben einer ganzen Art führen können.

Ein Beispiel für diesen Ansatz ist die Entdeckung, dass Tumore Signale an den umgebenden Organismus aussenden, mit der Anweisung, Blutgefäße zu bilden, um die Versorgung des Tumors mit Blut und Nährstoffen zu gewährleisten. Ein Medikament namens Avastin ist in der Lage, speziell bei Magenkrebs die Errichtung solcher Nachschubwege zu unterbinden und damit das Tumorwachstum zu stoppen.

Eine andere Forschungsrichtung bemüht sich darum, innerhalb eines Tumors die Zellen zu identifizieren, die die treibenden Kräfte der Krankheit sind. Diese sogenannten Stammzellen dirigieren und speisen das Wachstum des Tumors, indem sie sich rapide vermehren, während die Masse der anderen Zellen als langlebigere Bausteine für strukturelle Stabilität sorgen. Man geht von der Hypothese aus, dass Krebstherapien oft fehlschlagen, weil nicht alle Stammzellen ausnahmslos abgetötet werden, sondern einige wenige am Leben bleiben und dem Tumor eine zweite Chance bescheren. Ein ganzer Wust von Forschungsprojekten und klinischen Versuchsreihen hat sich die Aufgabe gestellt, Mittel und Wege zur gezielten Bekämpfung dieser Stammzellen zu finden.

Die Krebsforschung unserer Zeit ist also von sehr viel Optimismus und Euphorie durchdrungen. Teilerfolge werden fast im Tagesturnus verkündet. Das bedeutet letztlich aber, dass die lang herbeigesehnte «Heilung des Krebses» weiterhin eine im Denken vieler Menschen verankerte Vision bleibt. Eine der meistgestellten Fragen, die ich seit dem Schreiben dieses Buches zu hören bekomme, lautet: Besteht Aussicht darauf, dass der Krebs heilbar wird, und wenn ja, wann wird es so weit sein?

Leider klafft, wie schon so oft in der Geschichte der Krebskrankheit, eine große Lücke zwischen den Erwartungen und Visionen der Menschen und der Realität des wissenschaftlichen Fortschritts. Im Lichte all dessen, was wir heute wissen, ist leicht zu erkennen, dass die Vorstellung von einem «Heilmittel gegen Krebs» sich noch aus einer überholten Auffassung der Krebskrankheit speist; sie stammt aus einer Zeit, in der Infektionskrankheiten wie Kinderlähmung oder Tetanus die Folie für das Verständnis der Krebskrankheit lieferten. In Wirklichkeit ist der Krebs eine evolutionär bedingte Krankheit, die aus Vorgängen im Körperinneren resultiert, und deshalb wird es nie möglich sein, einen «Zaubertrank» gegen ihn zu entwickeln, analog etwa zu einem antibiotischen Wirkstoff gegen Infektionskrankheiten oder einem vorbeugend wirkenden Impfstoff. Dies schmälert aber in keiner Weise die triumphalen Fortschritte, die die Krebsmedizin nicht nur in Bezug auf das Verständnis der Mechanismen des Krebses erzielt hat, sondern auch bei der Entwicklung wirksamer Therapien gegen die Krankheit.

Wird der Krebs je heilbar sein? Das vielleicht nicht, aber es wird eine große und weiter zunehmende Zahl wirksamer Krebstherapien geben, die krebskranken Menschen ein zunehmend längeres Leben mit der Krankheit ermöglichen werden.

Sechs Monate nach Mamas Operation chauffierte ich sie ins Krankenhaus, wo wir uns die Befunde des letzten MRI-Scans ansehen und anhören wollten. Sie war optimistisch wie immer. Ich parkte das Auto, und wir marschierten zusammen die Treppe zur Klinik hinauf. Sie sprach über ihre neuesten Pläne, die Urlaubsreisen, die sie für das kommende Jahr plante, und ihre Ideen für die Renovierung ihres Hauses.

Während wir auf den Aufzug warteten und sie munter weiterredete, ging mir auf, dass meine Mutter eigentlich ein Musterbeispiel für die moderne Krebsmedizin ist. Ihre Ärzte hatten ihr zweimal einen Knoten aus der Brust und einmal einen Tumor aus der Gebärmutter herausoperiert. Außerdem hatten sie ihr mehrmals Hautflecken entfernt, vorsorglich für den Fall, dass es sich um bösartige Gewächse handelte. Sie hatte Operationen und Strahlenbehandlungen durchgemacht und Tamoxifen zur Vorbeugung genommen. Und jetzt, über 25 Jahre nach ihrer ersten Diagnose, strömte sie über vor Vitalität.

Wir mussten nicht lange warten. Im Besprechungszimmer erklärte uns der behandelnde Arzt, ihre Tomogramme seien über jeden Verdacht erhaben. Die Chancen auf eine Rückkehr des Krebses seien minimal. Wieder einmal war meine Mutter eine Krebsüberlebende.

Wir kehrten zum Auto zurück und schwärmten uns gegenseitig vor, wie glücklich wir uns schätzen können, in solchen Zeiten zu leben.

März 2008 *Adam Wishart*

Danksagung

Mein Dank gilt:

- den Ärzten, Wissenschaftlern und Historikern, die das Manuskript zu diesem Buch ganz oder teilweise gelesen haben: Professor David Epel, Gitendra Wickremasinghe, Professor Karol Sikora, Professor Henry Harris, Professor John Cairns, Graham Flint, Professor Michael Baum. Professor Mel Greaves, Richard Rettig, Dr. Chris Parker, Professor Paolo Domizio, Professor Vivian Nutton, Dr. Tim Eisen, Dr. Adrian Thomas und Professor Richard Love. Sollten noch Irrtümer im Text verblieben sein, gehen sie auf mein Konto;
- denen, die ich für die historischen Teile des Buches interviewen durfte: Richard Doll, Bob Weinberg, Chaiho Shih, Michael Wigler, John Cairns, John Bailar III, Charles Weissmann, Mathilde Krim, Bernard Fisher, Allan Campbell, Samuel Broder, James Wolff, Kathy Helzlsouer, Mitch Dowsett, Pat Pilkington, David Henshaw, Cindy Pearson, Helen Cooke, Adriane Fugh-Berman, Heather Goodare, Charles Sawyers und Richard Love;
- den Mitarbeitern des Cancer Institute an der Oregon Health & Science University: Brian Druker, Rachel Macknight, Tomasz Beer, Grover Bagby und Michael Bagby; Gloria Stone und Alex Matter von Novartis und nicht zuletzt den Glivec-Patienten und – Patientinnen Suzan McNamara, Bud Romine, Sharon Godfrey, Judy Orem und Doug Jensen;
- denen, die mich mit den grundlegenden Mechanismen der Krebskrankheit vertraut gemacht haben: Tim Eisen, Chris Parker, Michael Baum; Karol Sikora, Bill Nelson, Gitendra Wickremasinghe, Paolo Domizio, H. Gilbert Welch und Charlotte Bevan;
- den Mitarbeitern der Wellcome Library, des Science Reading Room an der British Library und des Rare Books Department an der Columbia University;
- meinen Verlegern und Lektoren: Andrew Franklin, Daniel Crewe, Penny Daniel und Caroline Pretty beim Verlag Profile Books und Elisabeth Schmitz bei Grove Atlantic;

– den Ärzten und Schwestern, die sich um meinen Vater kümmerten, allen voran Graham Flint, David Spooner und Vijay Raichura; der gesamten Belegschaft des University Hospital in Birmingham;
– meinen Freunden, die es auf sich nahmen, das Manuskript in seinen verschiedenen Entwurfsstadien zu lesen: Tim Tzouliadis, Paul Murphy, Shefali Malhoutra, Stuart Nicholson, Barry Ryan, Gillian du Charme, Charlotte Desai und Leo Hollis. Und Andrew Bethell dafür, dass er mir riet, über Väter und Söhne zu schreiben. Catherine Chesters und Chris Morphet für großartige Illustrationen. Und Sasha Vidakovic für einen wunderbaren Einband – und dafür, dass er mich dazu ermuntert hat, für den Druck eine von Vaters Schriften zu verwenden.

Viel zu verdanken hat dieses Buch dem Feuereifer von Patrick Walsh, dem besten Freund und Agenten, den ein Autor sich wünschen kann; er hielt das Projekt hartnäckig am Leben und redigierte das Manuskript mit starker Hand durch seine vielen Entwurfsstadien. Mein Dank gilt auch Emma Parry in New York.

Danken möchte ich auch meiner Familie. Meiner Schwester Benita dafür, dass sie während Vaters Krankheit da war und mir erlaubte, über sie und ihre Kinder zu schreiben. Joe Baker dafür, dass er das Manuskript gelesen hat. Großen Dank schulde ich Papas Schwester Helen Wishart für ihre Kommentare zum Manuskript und für ihren Stoizismus und ihren Humor in den Monaten seiner Krankheit. Desgleichen Linnéa Engemann dafür, dass sie mich ertragen hat.

Einen großen Teil der Belastung durch Vaters Krankheit und danach durch dieses Buch hat Mama geschultert. Andere hätten vielleicht Abstand zu dem gesucht, was sie durchgemacht hatte; doch sie zeigte sich als glanzvolle, ideenreiche und ernsthafte Kritikerin des Buches, während sie mich zugleich mit einem unerschöpflichen Vorrat an Solidarität und Zuspruch bedachte. Ich habe dieses Buch zwar ihrem Mann gewidmet, aber es ist ebenso sehr ein Produkt ihres Einfühlungsvermögens und ihrer Weisheit. Danke, Mama.

Mein Dank gilt schließlich Andrea Wulf, die mir während Vaters Krankheit die Hand hielt und sowohl mich als auch ihn ermunterte, unsere Gespräche über geschichtliche Themen fortzuführen. Ihr Einfluss ist auf jeder Seite dieses Buches zu spüren, zumal sie das Manuskript öfter als irgendjemand sonst gelesen hat. Mehr als für alles andere bin ich ihr jedoch dankbar für das Funkeln, das sie in mein Leben bringt. Danke.

Anmerkungen

Der Anfang: Ausbruch

12 [Als vor über einer Million Jahren] Siehe Greaves, *Krebs,* S. 6–15.

12 [Einer der ältesten erhaltenen Texte] Siehe Micozzi, *Disease in Antiquity,* S. 838; siehe auch Spigelman und Bentley, *Cancer in Ancient Egypt.*

12 [Tausend Jahre später] Siehe Greaves, *Krebs,* S. 11.

12 [um 400 v. Chr.] Detaillierter hierzu siehe Retsas, *Paleo-Oncology.*

12 [nur für einen winzigen Prozentsatz] Micozzi erörtert diese Frage in *Disease in Antiquity.* Ricci u. a. weisen in *Some Considerations about the Incidence of Neoplasms in Human History* die allmähliche Zunahme der Krebsfälle im ersten Jahrtausend nach Christus *en detail* nach.

12 [zwei Drittel aller Krebserkrankungen] Entnommen den *CancerStats* in Cancer Research UK. In den *Cancer Facts and Figures* der American Cancer Society findet sich (S. 3) die Angabe, 76 Prozent der Krebserkrankungen träten nach dem 55. Lebensjahr auf.

13 [Warum sich diese Symptome entwickeln] Zit. nach Reedy, *Galen on Cancer and Related Diseases,* S. 229.

13 [Galen war bekannt als Leibarzt] Zit. nach Nutton, *Ancient Medicine,* aus Kap. 15, The Life and Career of Galen.

13 [Schwellungen, die widernatürlich sind] Zit. nach Reedy, *Galen on Cancer* and *Related Diseases,* S. 229.

13 [Ägypter hatten nach seiner Ansicht] Siehe Nutton, *Managing a Metaphor,* S. 6.

14 [Ich habe für die Medizin so viel getan] Zit. nach Porter, *Die Kunst des Heilens,* S. 78.

15 [Die ersten Wurzeln der wissenschaftlichen Heilkunst] Siehe Porter, ebd., S. 213.

16 [eines Mädchens namens Elizabeth Trevers] Siehe Jackson, *The Strange Case of Ms Elizabeth Trevers.*

16 [Man wird kaum einen Nonnenkonvent finden] Zit. nach Greaves, *Krebs,* S. 145.

16 [blieb der Krebs ein seltenes Leiden älterer Frauen] Siehe Greaves, ebd., S. 15. In Verona erkrankten fast zehnmal so viele Frauen wie Männer an Krebs.

16 [Man behalf sich mit alten Methoden] Siehe De Moulin, *Historical Notes on Breast Cancer,* S. 211.

17 [Der Chirurg sollte in diesem Fall] Zit. nach De Moulin, ebd., S. 215.

17 [Ein holländischer Tüftler] Siehe De Moulin, ebd., S. 213.

18 [das erste ausschließlich der Krebsbehandlung gewidmete Krankenhaus] Siehe Porter, *Die Kunst des Heilens,* S. 388; siehe auch Greaves, *Krebs,* S. 15.

18 [Tumore würden durch «Übersäuerung» ausgelöst] Siehe De Moulin, *Historical Notes on Breast Cancer,* S. 208.

18 [De sedibus et causis morborum] Siehe Porter, *Die Kunst des Heilens,* S. 265.

20 [sie werden enge] Zit. nach Greaves, *Krebs,* S. 209.

20 [die Tuberkulose und die häufigen Seuchen] Siehe Sontag, *Krankheit als Metapher.*

20 [Die erste statistische Analyse] Siehe Greaves, *Krebs,* S. 15.

20 [einzig und allein von der Absicht] Siehe Baillie u. a., *The Medical Committee of the Society.*

21 [Mangel an zur Sektion freigegebenen Leichen] Sogar Rudolf Virchow klagte 1839 darüber, es stünden ihm nicht genug Leichen für seine Untersuchungen zur Verfügung. *Briefe an seine Eltern,* S. 28 f.

21 [Viele Familien weigerten sich] Siehe Richardson, *Death. Dissection and the Destitute,* S. 93.

21 [Tumulte in New York] Siehe Sappol, A *Traffic of Dead Bodies,* S. 108.

1831: Chirurgie

23 [Am Samstag, dem 9. April 1831] Siehe *The Lancet, Guy's Hospital.*

23 [ein gigantischer Tumor] Zeitgenössische Berichte sprachen von einem Tumor, doch Professor Michael Baum ließ mich wissen, dass heutige Mediziner das Gewächs des Chinesen als einen Wasserbruch betrachten, als eine Flüssigkeitsansammlung innerhalb der Hodenhüllen, die nichts mit Krebs zu tun hat.

23 [in dieser Beschaffenheit und diesen Ausmaßen] Zit. nach *The Lancet, Guy's Hospital.* Die folgenden Zitate beziehen sich auf diesen Artikel.

24 [Sir Astley Cooper] Siehe die beißende Biographie von Geoffrey Keynes.

24 [Besuch in den königlichen Gemächern] Siehe Fisher, *Joseph Lister,* S. 125.

24 [Die Eigenschaft, die bei chirurgischen Eingriffen] Zit. nach Cooper, *Lectures,* S. 8.

25 [fest die Zähne zusammen] Siehe *The Lancet, Guy's Hospital.*

25 [Meiner Meinung nach] Siehe Simpson, *Letter.*

26 [jeder Beschreibung spottendes Grauen] Zit. nach Porter, *Die Kunst des Heilens,* S. 368.

27 [der 27-jährige Grünschnabel] Siehe dazu die in der Bibliographie aufgeführten Bücher von Wolfe, Fradin und Duncum.
28 [Es erschien mir unmöglich] Zit. nach Wolfe, *Tarnished Idol*, S. 81.
28 [Am 16. Oktober 1846] Siehe Ayer, *An Eye-witness Account.*
28 [zu meiner großen Überraschung] Zit. nach Duncum, *The Development of Inhalation Anaesthesia*, S. 110.
29 [Wir haben den Schmerz besiegt] Zit. nach Fradin, *We Have Conquered Pain*, S. 67.
30 [Isabella Pim entdeckte im Juni] Diese Episode findet sich in Cameron, *Reminiscences of Lister;* siehe auch Fisher, *Joseph Lister*, Godlee, *Lord Lister*, and Guthrie, *Lord Lister.*
30 [sondern ein zu großer Blutverlust] Zit. nach Fisher, *Joseph Lister*, S. 145.
30 [verschiedener niedriger Lebensformen] Siehe Lister, *A New Method of Treating Compound Fracture*, S. 327.
31 [Niemand kann behaupten] und [Ich empfand seine tief empfundene Freundlichkeit] Zit. nach Godlee, *Lord Lister*, S. 211.
31 [Ich vermute, dass wenn du] Zit. nach Fisher, *Joseph Lister*, S. 148.
31 [wieviel es ihm abforderte] Cameron, *Reminiscences of Lister*, S. 32.
32 [Ich darf sagen] Zit. nach Fisher, *Joseph Lister*, S. 148.
32 [präsentierte er sie nun] Ebd., S. 149.
32 [keinen Zweifel in Bezug auf die Ursache] Lister, *On the Antiseptic Principle*, S. 246.
32 [diese kleinen Biester?] John Hughes Bennett, zit. nach Porter, *Die Kunst des Heilens*, S. 375.
33 [eine 43-jährige Frau namens Therese] Siehe Absolon, *Developmental Technology*, S. 95.
33 [wie die Nachwelt ihn beurteilen würde] Siehe Absolon, *The Surgeon's Surgeon*, S. 7.
34 [Es herrschte nicht die geringste Konfusion] Brief Billroths, zit. nach Absolon, *Developmental Technology*, S. 95 ff.
35 [Ich war freudig überrascht] Ebd., S. 97.
35 [bildete sich der Tumor neu] Siehe Absolon, *The Surgeon's Surgeon*, S. 7.

1845: Zellen

37 [eine 50-jährige Köchin] Siehe Virchow, *Weißes Blut.*
37 [Himbeergelee] Siehe Lesky, *The Vienna Medical School.*
38 [Virchow war der Sohn] Mehr über Virchow in der Einleitung zu Virchow, *Briefe an seine Eltern.*
39 [Das war eine Zeit] Virchow, *The Cellular Pathology* S. 71, in Rather, *Disease, Life and Man.*

39 [Virchow begann die Autopsie damit] Virchow beschreibt sein Vorgehen in seinem Werk *Die Sections-Technik im Leichenhause des Charité-Krankenhauses, mit besonderer Rücksicht auf gerichtsärztliche Praxis.* 1877.

40 [eine wahre Danaïden-Arbeit] Virchow, *Briefe an seine Eltern,* S. 97.

42 [einen Vortrag vor hohen Gesundheitsbeamten] Virchow, *Briefe an seine Eltern,* S. 99.

42 [vollkommen umwälzerisch] Ebd., S. 99. Wie Virchow an gleicher Stelle berichtet: «Die alten Militärärzte Wollten aus der Haut fahren ob so neuer Weisheit.»

42 [nie für so dumm gehalten] Ebd., S. 99 f.

42 [Es ist das Privileg] Virchow, *Die Cellularpathologie,* S. 135.

43 [überaus traurig] Ebd., S. 139.

43 [Rokitansky vermische] Ebd., S. 132.

43 [in ein System von Glaubensartikeln] Ebd.

43 [ungeheuren Anachronismus] Ebd., S. 136.

43 [ein großer Aufruhr] Virchow, *Briefe an seine Eltern,* S. 114.

44 [naturwissenschaftlichen Marktplatz] Zit. nach Rather, *Virchow's Review of Rokitansky's Handbuch,* S. 130.

40 [Archiv für Pathologie] Virchow, Rudolf. Ueber die Standpunkte in der wissenschaftlichen Medicin; in *Sämtliche Werke,* Bd. 4, Abtl. 1, S. 16.

46 [Neben diesen großen Ereignissen] Virchow, *Briefe an seine Eltern,* S. 117.

46 [das lebhafteste Verlangen] Ebd., S. 122.

46 [die Stumpfheit] Ebd.

46 [Man sieht hier deutlich] Ebd., S. 124.

46 [unmerklich in das sociale] Virchow, Rudolf: *Mitteilungen.*

47 [relativ unbedeutende Rolle] Virchow, *Briefe an seine Eltern,* S. 141.

47 [Der Anblick Berlin's] Ebd., S. 141.

47 [als meine Bürgerpflicht] Schlumberger, *Rudolf Virchow,* S. 152.

47 [dass er entlassen wurde] Virchow, *Briefe an seine Eltern,* S. 182 f.

47 [radicalen Tendenzen] Ebd., S. 182.

48 [Politisch ist hier alles Stagnation] Zit. nach Boyd, *Rudolph Virchow,* S. 50.

48 [Wir finden uns] Ebd., S. 52.

48 [Omnis cellula e cellula] *Virchow, Cellular-Pathologie* sowie *Die Cellularpathologie,* 4. Aufl., S. 24.

48 [durch kontinuierliche Teilung] Zit. nach Kisch, *Forgotten Leaders,* S. 260.

49 [[Remak] betont schließlich] Ebd.

49 [Bennett beschuldigte Virchow] Siehe Parker, *On the Discovery of Leukaemia.*

50 [Man verzeihe mir] Zit. nach Rather, *A Commentary,* S. 63.

50 [bilden einen freien Staat] Zit. nach Ackerknecht, *Rudolf Virchow,* S. 69.

53 [Unter solchen Umständen] Darwin, *Über die Entstehung der Arten,* hier zit. nach http://www.textlog.de/23106.html.

1895: Bestrahlung

56 [Am 8. November 1895] Siehe Porter, *Die Kunst des Heilens,* S. 605.
57 [Das Phänomen selbst] Zit. nach *New York Times,* 4. Februar 1896.
57 [Mit der Entdeckung von Krankheitskeimen] Siehe Porter, *Die Kunst des Heilens,* S. 431.
58 [die achthäufigste Todesursache] Siehe Patterson, *The Dread Disease,* S. 31 ff.
58 [für die Behandlung von Haut- und Brustkrebs] Eisenberg, *Radiology,* S. 485.
59 [ein 16-jähriges Mädchen] Siehe Béclère, *Le traitement médical.*
61 [Curies wissenschaftliche Karriere] Siehe Porter, *Die Kunst des Heilens,* S. 607.
62 [Kataklysmus' atomarer Umwandlung] Zit. nach Eve Curie, *Madame Curie,* S. 119.
63 [Aladinsche Wunderlampe] *From the Medical Record: A Weekly Journal of Medicine and Surgery,* 17. Oktober 1903.
63 [Eine der schrecklichsten Geißeln] Zit. nach Quinn, *Marie Curie,* S. 389.
63 [Ich habe das Gefühl] Zit. nach Reid, *Marie Curie, S. 134.*
63 [wissenschaftliche Themen] Ebd., S. 246.
63 [Was es bedeutet] Ebd., S. 249.
63 [verschüchterten kleinen Frau] Meloney in der Einleitung zur amerikanischen Ausgabe von Marie Curies Buch *Pierre Curie,* S. 5.
64 [Edisons gut ausgestattetem Labor] Ebd., S. 4.
64 [zum Fortschritt der Wissenschaft] Ebd., S. 6.
64 [etliche mächtige Männer und Frauen] Siehe Reid, *Marie Curie,* S. 251.
64 [*The Delineator*] Zit. nach Quinn, *Marie Curie,* S. 387.
64 [ihr persönliches Gehalt] Ebd., S. 387.
65 [Ein Gran wäre unzureichend] Zit. nach Reid, *Marie Curie,* S. 252.
65 [Das Gramm Radium] Ebd., S. 254.
65 [Blaskapellen die Marseillaise] Eve Curie, *Madame Curie,* S. 256.
66 [die amerikanische Ärzteschaft] Siehe Clark, *Radium Girls,* S. 59.
66 [Es kann auf jeden Fall] Zit. nach *New York Times,* 12. Mai 1921.
67 [ließ Meloney einen Schneider kommen] Siehe Eve Curie, *Madame Curie,* S. 251.
67 [erschöpft und desinteressiert] Zit. nach Reid, *Marie Curie,* S. 263.
67 [Symbol für 1 Gramm] Quinn, *Marie Curie,* S. 397.
67 [Diese kleine Phiole] Ebd.
67 [meiner Arbeit mit Radium] Ebd., S. 398.
67 [Es gibt keinen dokumentierten Fall] Ebd.
68 [Claudius Regaud] Siehe del Regato, *Radiological Oncologists.*
70 [und geheimnisvollen Krankheit] Zit. nach Clark, *Radium Girls,* S. 35. Mein Bericht stützt sich im Folgenden auf ihre Ausführungen.

72 [Vielleicht hat das Radium] Zit. nach Quinn, *Marie Curie,* S. 416.
72 [Sie wird bald] Ebd., S. 415.
72 [Grace Fryer] Clark, *Radium Girls,* S. 120.
72 [Wenn das Radium] Zit. nach Kovarik, «Radium Girls».
73 [Fünf Frauen lächeln] Ebd.
73 [verwerfliche Travestie der Gerechtigkeit] Ebd.
73 [15 000 Dollar] Clark, *Radium Girls,* S. 135.

1930: Ursachen

77 [Schreckgespenst] Carson, *Der stumme Frühling,* S. 16.
77 [Ein Zukunftsmärchen] Ebd., S. 15.
77 [Schatten des Todes] Ebd.
77 [Zum ersten Mal in der Weltgeschichte] Ebd., S. 27.
78 [Als das Industriezeitalter anbrach] Ebd., S. 222 ff.
79 [Wilhelm Hueper] Huepers Lebensgeschichte habe ich im Wesentlichen seinen eigenen Memoiren entnommen, *Adventures of a Physician in Occupational Cancer.* Biografisches Material über ihn findet sich auch bei Robert Proctor, *Cancer Wars,* S. 37.
79 [ein Monster] Zit. nach Patterson, *The Dread Disease,* S. 82.
79 [eine Reihe konkurrierender Theorien] Siehe Proctor, *Cancer Wars,* S. 32.
80 [Ausbreitung irgendwelcher Viren] Ebd., S. 105.
80 [Psychoanalytiker aus der Freud-Schule] Wilhelm Reich verfasste 1948 mit *Der Krebs* das definitive Manifest dieser Denkrichtung, wobei die Ideen schon Jahre zuvor umhergeschwirrt waren.
80 [Niemand weiß, was] Miss Gee, in Auden, *Another Time,* S. 75:

Nobody knows what the cause is,
Though some pretend they do;
It's like some hidden assassin
Waiting to strike at you.

81 [zu seiner großen Bestürzung] Hueper, *Adventures of a Physician,* S. 140.
82 [ein neuer Risikofaktor] Ebd.; siehe auch bei Proctor, *Cancer Wars,* S. 142.
82 [auf ihre toxischen und pharmakologischen Eigenschaften] Hueper, *Adventures of a Physician,* S. 140, 142.
82 [die dazu nötigen Mittel aufzutreiben] Ebd.
82 [Wir beschlossen, unser Glück] Ebd., S. 143; ausführlicher erörtert diese Episode Proctor in *Blitzkrieg,* S. 23 ff.
82 [Heil Hitler] Zit. nach ebd., S. 24.
82 [je zivilisierter] Zit. nach ebd., S. 35.
83 [Krebsverhütung im großen Maßstab] Zit. nach ebd., S. 36 f.
83 [Sein erstes Bewerbungsgespräch] Hueper, *Adventures of a Physician,* S. 144.
83 [eine neue Zellrasse] Zit. nach Proctor, *Blitzkrieg,* S. 60.

84 [Das Abenteuer war vorbei] Hueper, *Adventures of a Physician,* S. 145.
85 [modernen und künstlichen Umwelt] Hueper, *Occupational Tumors and Allied Diseases,* S. 4.
85 [Farben, Beizen, Sprengstoffe] Ebd., S. 40.
86 [kommunistischer Neigungen] Siehe Hueper, *Adventures of a Physician,* Kap. 4.
88 [der damals 36 Jahre alte Doll] Dieser Passus stützt sich auf Richard Doll, *The First Reports on Smoking and Lung Cancer,* sowie auf eine persönliche Unterredung mit Richard Doll.
88 [zwanzig Jahre versechsfacht hatte] Doll, *Smoking and Carcinoma of the Lung.*
89 [mein Geld auf Autoabgase] Zit. nach Le Fanu, *The Rise and Fall of Modern Medicine,* S. 49.
89 [Franz Müller] Proctor erörtert diesen Punkt ausführlich in *Blitzkrieg,* S. 222 ff.
89 [extreme Raucher] Ebd., S. 225.
90 [Viel Glück bei Ihrer Arbeit] Ebd., S. 237.
90 [In London] Diese Passage stützt sich auf Doll und Hill, *Smoking and Lung Cancer.*
90 [50-mal so groß] Ebd., S. 747.
92 [ein völlig neues Verfahren] Siehe Doll, *Cohort Studies.*
92 [Stangen Lucky Strike] Kluger, *Ashes to Ashes,* S. 160.
93 [krebserregende Wirkung auf Labortiere] Ebd., S. 162.
93 [Krankengeschichte der 40 000 Ärzte] Doll und Hill, *The Mortality of Doctors in Relation to Their Smoking Habits.*
94 [keine überzeugenden klinischen] Kluger, *Ashes to Ashes,* S. 169.
95 [die Zigarettentheorie akzeptieren zu können] Hueper, *Adventures of a Physician,* S. 183.
95 [deutsche Einstellung zur Wissenschaft] Interview mit Richard Doll.
95 [1956 veröffentlichten Doll und Hill] Kluger, *Ashes to Ashes,* S. 195.
96 [ein Buch über dieses Thema] Carson, *Der stumme Frühling.*
96 [ehrliche, ungewöhnlich gut informierte] Brooks, *House of Life,* S. 255.
97 [verdächtig genug] Leopold, *A Darker Ribbon,* S. 127.
97 [eigenartige harte Schwellung] Ebd., S. 129.
97 [Unter den hervorragenden] Carson, *Der stumme Frühling,* S. 246.
98 [das Rauchen von Zigaretten] Advisory Committee to the Surgeon General, *Smoking and Health,* S. 31.
101 [Mehrheit der Karzinogene] Carson, *Der stumme Frühling,* S. 245.
101 [in unserer natürlichen Umwelt] Proctor erörtert diese Idee ausführlicher in *Cancer Wars,* S. 134.
101 [nach dem Rauchen die Ernährung] Bemerkenswerterweise wird diese Auffassung von Le Fanu, *The Rise and Fall of Modern Medicine,* S. 354, bestritten.
101 [dass eine Frikadelle] Salmon u. a., *Minimization of Heterocyclic Amines.*

102 [unsere heutige Lebensweise] Eine ausführlichere Diskussion dieses Themas findet sich bei Greaves, *Krebs – der blinde Passagier der Evolution.*

1947: Chemotherapie

105 [das vierjährige Mädchen] Diese Geschichte habe ich im Wesentlichen bei Farber u. a., *Temporary Remissions in Acute Leukemia in Children,* gefunden.
105 [Nach Angaben einer der Ärzte] Pochedly, *Dr James A. Wolff II First Successful Chemotherapy of Acute Leukemia.*
106 [Nach Auffassung der meisten Ärzte] Alfred Gilman, *The Initial Clinical Trial of Nitrogen Mustard,* S. 557.
107 [in der Bostoner Kinderklinik] Fergusson, *A Living Legend of Pediatric Oncology Nursing,* S. 229–38.
107 [Eine Veränderung in dieser Größenordnung] Farber u. a., *Temporary Remissions in Acute Leukemia in Children,* S. 787.
108 [gut entwickelten und gut genährten] Ebd., S. 788.
109 [Ärzte einen regelrechten Kleinkrieg] Pochedly, *Dr. James A. Wolff II First Successful Chemotherapy of Acute Leukemia,* S. 452.
109 [Janeway wirkte auf die jungen Ärzte ein] Siehe Mercer, *The Team.*
110 [ein zweijähriger Junge] Hier handelt es sich um Fall 5 aus Farber u. a., *Temporary Remissions in Acute Leukemia in Children.*
111 [Ein zweieinhalbjähriges Mädchen] Ebd., Fall 4.
112 [Farber ließ Dr. Mercer zunächst auflaufen] Pochedly, *Dr. James A. Wolff II First Successful Chemotherapy of Acute Leukemia,* S. 452.
112 [in einer ausgezeichneten körperlichen Verfassung] Farber u. a., *Temporary Remissions in Acute Leukemia in Children,* S. 788.
112 [den Bogen überspannt] Pochedly, *Dr. James A. Wolff II First Successful Chemotherapy of Acute Leukemia,* S. 453.
113 [Das Kind ist Linda Dias] *New York Times,* 16. April 1947.
113 [Sehr rapide Fortschritte] Zit. nach Patterson, *The Dread Disease,* S. 142.
113 [Jahr für Jahr mehr als 170 000] Ebd., S. 152.
115 [Wenn die ganze Stimmung] Farber u. a., *Advances in Chemotherapy of Cancer in Man,* S. 6.
115 [nie gestattet, dass wir die Hoffnung aufgeben] Galbraith, *Leben in entscheidender Zeit.* S. 279.
116 [Ich halte es in der Tat für bedauerlich] US Congress, Department of Labor and Federal Security Agency Appropriations for 1953, Anhörungen, 82. Congress, 2. Sitzung, 20. Februar 1952. S. 197.
116 [holte Rhoads viele Veteranen] Siehe Lasker, *The Unforgettable Character of Dusty Rhoads.*
117 [diesen sehr, sehr dünnen] *The Reminiscences of Mary Lasker,* Oral History Collection, Columbia University, 18. April 1966.

118 [Dieser kleine Bursche] Zit. nach Rettig, *Cancer Crusade,* S. 57.
118 [So wie ich es sehe] Zit. nach Patterson, *The Dread Disease,* S. 196.
119 [1957 hatte das Testen] Goodman und Walsh, *The Story of Taxol.*
119 [Das massenhafte und mechanische] Gellhorn, *Invited Remarks on the Current State of Research,* S. 6.
120 [Sein brennendes Streben] Lasker, *The Unforgettable Character of Dusty Rhoads.*
122 [Howard Earle Skipper] Siehe Le Fanu, *The Rise and Fall of Modern Medicine,* S. 138–55.
123 [Wir begannen uns zu fragen] Laszlo, *The Cure of Childhood Leukemia,* S. 234.
123 [James Eversull] Seine Geschichte erzählt Laszlo ebd., S. 244.
123 [Wir mussten aus einem Patienten] Ebd., S. 234.
123 [Ich kann mich noch gut] Ebd., S. 244.

1969: Krieg gegen den Krebs

125 [eine Maschine der American Airlines] Aus Mary Laskers Terminkalender für 1969. Über weite Teile basiert dieses Kapitel auf nachgelassenen Papieren in Frau Laskers Archiv an der Columbia University sowie auf Richard Rettigs maßgeblichem Buch *Cancer Crusade.*
125 [auf 181 Millionen Dollar] Rettig, *Cancer Crusade,* S. 30.
125 [dieselben menschlichen Ressourcen] Aus der Denkschrift *Need for a Senate Commission on the Conquest of Cancer as a National Goal by 1976,* 9. Januar 1970, in *The Reminiscences of Mary Lasker,* The Oral History Research Office, Collection of Columbia University.
126 [zeigte sie nur noch wenig Geduld] Immer wieder klang in Frau Laskers alljährlichen Interviews für das Oral History Project ihre Geringschätzung für die Grundlagenforschung durch. Auf der anderen Seite verlieh sie hartnäckig den Lasker Award für Medizinische Grundlagenforschung.
126 [die medizinische Wissenschaft zum Patienten zu bringen] *The Reminiscences of Mary Lasker,* 7. Januar 1972.
126 [zum Büro des Senators Ralph Yarborough] Rettig, *Cancer Crusade,* S. 80.
126 [650 Millionen Dollar] Siehe Garb, *Cure for Cancer,* S. 298.
126 [mit dem geringst möglichen Zeitverlust] Ebd., S. v.
127 [George Bush] Tatsächlich konnte sich Yarborough schon bei den Primaries nicht durchsetzen und schied aus dem Senat aus; siehe Rettig, *Cancer Crusade, S. 87.*
127 [sehr, sehr unorganisierten] Siehe ebd., S. 81.
128 [Lasker gab daraufhin 22 000 Dollar] Ebd., S. 79–81.
129 [Eine schlechte Nachricht] Siehe S. B. Medawar und J. S. Medawar,

Aristotle to Zoos: A Philosophical Dictionary of Biology, Oxford University Press, 1985, S. 32.

129 [ein Virus, das erstmals 1964] Siehe M. A. Epstein, B. G. Achong und Y. M. Barry, *Virus Particles in Cultured Lymphoblasts from Burkitt's Lymphoma, The Lancet,* 28. März 1964, S. 702–3.

130 [Special Virus Cancer Program] Eine ausführlichere Diskussion des SVCP findet sich bei Weinberg, *Krieg der Zellen. Krebs: Ursachenforschung und Heilungsmöglichkeiten,* S. 108–122.

130 [Gebäude mit der Nummer 41] Siehe Auerbach, *Institute to Probe Causes of Cancer.*

131 [Eine Patientenvergleichsstudie zeigte] *Tests Link Some Cancers to Virus, Washington Post,* 5. Dezember 1969.

131 [eine neue Hypothese] Huebner und Todaro, *Oncogenes of RNA Tumor Viruses.*

131 [Wenig später verabschiedete der Senat] Siehe Rettig, *Cancer Crusade,* S. 81.

132 [Wissenschaftler haben ein Virus gefunden] Auerbach, *New Virus Strongly Linked to Breast Cancer.*

132 [bat Senator Yarborough Frau Lasker] *The Reminiscences of Mary Lasker,* 29. Dezember 1970.

132 [Sie empfahl Benno Schmidt] Tatsächlich kam der Vorschlag, Schmidt zu engagieren, von Laurence Rockefeller.

132 [In den Herbstmonaten 1970] Siehe Rettig, *Cancer Crusade,* S. 102.

133 [Während republikanische Mitglieder] Ebd., S. 122.

133 [Da Kennedy womöglich 1972] Ebd., S. 125.

135 [unkritischen Eiferern] Ebd., S. 133.

136 [den Fortschritt nicht beschleunigen] Ebd., S. 235.

136 [Die 325 000 Krebskranken] Ebd., S. 217.

137 [Dieses Gesetzeswerk kann] Ebd., S. 278.

137 [Es war ein schöner Tag] *The Reminiscences of Mary Lasker,* 7. Januar 1972, S. 742.

137 [Die Leute in den Nationalen Gesundheitsinstituten] Ebd., 8. Juli 1978, S. 748.

138 [eine vom Staat in Auftrag gegebene Studie] Siehe Culliton, *Cancer: Select Committee Calls Virus Program Closed Shop.*

138 [Es gab und gibt] Ebd., S. 1111.

140 [Vielen Dank dafür] Mary Laskers Archive, Akte *Kennedy.*

140 [Sie haben es in kürzester Zeit] Zit. nach Lerner, *The Breast Cancer Wars,* S. 173.

140 [Mary Lasker wünschte sich] Interview mit Mathilde Krim.

141 [Nur an einem einzigen Ort] Hall, *A Commotion in the Blood,* S. 160.

141 [einfach faszinierend] Lasker, *History of Interferon,* S. 20–296.

141 [Ich weiß ganz genau] Ebd., S. 20–795.

141 [Natürlich wird dies einige Forscher] Ebd., S. 20–797.

142 [völlige Glückseligkeit] Zit. nach Hall, *A Commotion in the Blood,* S. 201.
142 [der Tag, an dem die Molekularbiologie] Wade, *Cloning Gold Rush Turns Basic Biology into Big Business.*
143 [Wir haben einen hohen Preis] Jordan Gutterman, zit. nach Panem, *The Interferon Crusade,* S. 23.
143 [Plötzlich mussten Forscher] Siehe Panem, *The Interferon Crusade,* S. 75–8.
143 [Sie haben nichts angeboten] Zit. nach Hall, *A Commotion in the Blood,* S. 208.
144 [Auswertung von Krebsstatistiken] Bailar und Smith, *Progress Against Cancer?.*
145 [35 Jahre intensiver Bemühungen] *The Reminiscences of Mary Lasker,* 10. August 1981, S. 219.
146 [Ich verstehe das nicht] Ebd.

1979: Alternativen

149 [einen großen schmerzenden Knoten] Siehe Brohn, *Gentle Giants,* S. 4; dieses Kapitel schöpft auch aus Frau Brohns Aussagen in den Interviews für *The Gentle* Way *With Cancer?,* einer sechsteiligen Dokuserie, die BBC 2 im März 1983 ausstrahlte.
149 [Sein Umgang mit meiner Krise] Brohn, *Gentle Giants,* S. 2.
150 [Hätte das Krankenhaus] Ebd., S. 7.
150 [einem großen Packen] Ebd., S. 6.
151 [einen Krankheitserreger genau wie resistente Bakterienstämme] Ebd., S. 39. Siehe Illich, *Nemesis.*
151 [Andere Kritiker] Siehe Moss, *The Cancer Industry.*
153 [Das bestimmende Gefühl] Brohn, *Gentle Giants,* S. 4.
153 [Ich wusste, dass mein Krebs] Ebd.
153 [Es war unser erster tastender Versuch] Ebd., S. 18.
154 [fast gegen meinen Willen] Ebd., S. 24.
154 [sich womöglich als die wirksamste] Zit. nach Hager, *Force of Nature,* S. 598.
155 [It's a bugger] Brohn, *Gentle Giants,* S. 35.
157 [Dann kommen sie in dieses ganz gewöhnliche Haus] *A Gentle Way With Cancer?.*
157 [Feuert euch selbst] Brohn, *Working Your Way Back to Health,* Prospekt des Bristol Cancer Help Centre, März 1982.
158 [Es ist eine Tatsache] Alec Forbes, *Cancer and Its Non-toxic Treatment,* Prospekt des Bristol Cancer Help Centre.
159 [Wer hier herkommt] *A Gentle Way with Cancer?.*
159 [von Millionen winziger Energiekügelchen] Simonton, Matthews-Simonton und Creighton, *Getting Well Again,* S. 7; deutsch: *Wieder gesund werden,* S. 15.

160 [Funktionieren die Therapien?] Forbes, *Cancer and Its Non-toxic treatment.*
160 [Trotzdem warb Penny Brohn] Siehe Brohn, *The Bristol Programme,* S. 74.
161 [an der physischen, emotionalen] Zit. nach *The Times, Healing Backed by Prince.*
161 [Beim Krebs hat die Naturwissenschaft] *The Times,* Leitartikel vom 10. August 1983.
163 [Sir Walter Bodmer] Siehe Bagenal u. a., *Survival of Patients with Breast Cancer Attending Bristol Cancer Help Centre.*
164 [Ich sehe keine Anhaltspunkte] *A Gentle Way with Cancer?.*
164 [das ist der springende Punkt.] Ebd.
164 [Das bedeutet, dass wir in ein paar Jahren] Brohn, *The Bristol Programme,* S. 6.
165 [und den Fehler abstellen?] Interview mit Michael Wetzler.
165 [glatzköpfig, glatt, dick] Appleyard, *Chaos Creeps up on Science as Two Medicines Collide.*
166 [Frauen mit Brustkrebs] Bagenal u. a., *Survival of Patients with Breast Cancer Attending Bristol Cancer Help Centre,* S. 609.
166 [In dem Bristoler Programm könnte ein Element] Sherman, *Cancer Patients at Holistic Centre.*
166 [Tags darauf prangte] Siehe Walker, *Dirty Medicine,* S. 585.
166 [während McElwain mit den Augen rollte] Appleyard, *Chaos Creeps up on Science as Two Medicines Collide.*
166 [unmöglich vorstellen] Ebd.
166 [mögliche Schwächen] Hayes und Carpenter, *Bristol Cancer Help Centre.*
167 [Wir bedauern, dass unser Studienbericht] Chilvers, McElwain u. a., Leserbrief, *The Lancet,* 10. November 1990.
168 [eine subtile Verlagerung der öffentlichen Sympathien] Siehe Eisenberg u. a., *Unconventional Medicine in the United States.* Siehe auch Downer u. a., *Pursuit and Practice of Complementary Therapies: 16 per cent of cancer patients are taking unconventional medicine.*
168 [Das Krebshilfezentrum Bristol] Siehe Cooke, *The Bristol Approach to Living With Cancer.*
170 [Mein Kampf gegen den Krebs] Ausubel, *When Healing Becomes a Crime,* S. 17.

1982: Gene

174 [Robert Weinberg] Die Geschichte, die in diesem Kapitel erzählt wird, speist sich vor allem aus Weinberg, *Krieg der Zellen. Krebs: Ursachenforschung und Heilungsmöglichkeiten,* und Angier, *Natural Obsessions.* Ferner aus Interviews des Autors mit Robert Weinberg, Chiaho Shih und Michael Wigler.

174 [Wir hatten relativ wenig Interesse] Weinberg, *Krieg der Zellen,* S. 18.
176 [eine Offenbarung] Ebd., S. 179.
176 [um Haaresbreite] Interview mit Robert Weinberg.
176 [Doch Goldfarb erklärte Weinberg] Siehe Angier, *Natural Obsessions,* S. 75.
177 [Ich hatte Skrupel] Ebd., S. 76.
178 [was für einen verrückten Laborbetrieb] Ebd.
178 [nach 25 Versuchen] Weinberg, *Krieg der Zellen,* S. 208 f.
178 [Im April 1978] Ebd., S. 179.
178 [Meine Depression verstärkte sich] Ebd., S. 199.
180 [Als Shih im Laboratorium auftauchte] Zit. nach Angier, *Natural Obsessions,* S. 91.
180 [Er schlug vor, Shih solle einen neuen Satz] Ebd., S. 93.
181 [Mein Vortrag hatte] Weinberg, *Krieg der Zellen,* S. 216; Shih u. a., *Passage of Phenotypes of Chemically Transformed Cells.*
181 [Keine sehr überzeugende Beweisführung] Weinberg, *Krieg der Zellen,* S. 216.
181 [Das war für mich ein Wendepunkt] Zit. nach Angier, *Natural Obsessions,* S. 98.
181 [Die Leute machten sich über Bob lustig] Mariano Barbacid, zit. ebd., S. 96.
182 [Shih und Weinberg schickten] Shih u. a., *Transforming Genes of Carcinomas and Neuroblastomas Introduced into Mouse Fibroblasts.*
183 [Ich war es absolut leid] Weinberg, *Krieg der Zellen,* S. 235.
184 [Wir mussten diesen Genen näher] Ebd., S. 235.
184 [Sie lachten Bob aus] Zit. nach Angier, *Natural Obsessions,* S. 109.
184 [Wir wurden zu diesem Wettlauf gezwungen] Interview mit Weinberg.
185 [Ich war die ganze Zeit unzufrieden] Interview mit Chiaho Shih.
185 [Es war unglaublich aufregend] Interview mit Michael Wigler.
185 [Wir waren kurz vor der Ziellinie] Weinberg, *Krieg der Zellen,* S. 247.
185 [Alle drei Forscherteams veröffentlichten] Shih und Weinberg, *Isolation of a Transforming Sequence*; Barbacid u. a., *Oncogenes in Human Tumor Cell Lines*; Goldfarb u. a., *Isolation and Preliminary Characterization of a Human Transforming Gene.*
185 [Wir haben den unmittelbaren Beweis] Shih und Weinberg, *Isolation of a Transforming Sequence.*
186 [Die Euphorie] Weinberg, *Oncogenes of Human Tumor Cells.*
187 [Tabin begann seine Arbeit damit] Siehe Angier, *Natural Obsessions,* S. 121.
188 [Allmählich packte mich die Verzweiflung] Weinberg, *Krieg der Zellen,* S. 275.
189 [eine der bislang verblüffendsten Entdeckungen] *Nature, Anatomy of a Cancer Gene,* S. 103.
190 [Die Erforschung des Krebses] *New York Times,* 24. Oktober 1982.
190 [Nach Einschätzung mancher Wissenschaftshistoriker] Siehe Fujimora,

Crafting Science; Morange, *From the Regulatory Vision of Cancer to the Oncogene Paradigm.*

192 [Eine erste Reaktion war Enttäuschung] Zit. nach Angier, *Natural Obsessions,* S. 115.

192 [einen jener seltenen, flüchtigen Momente] Weinberg, *Krieg der Zellen,* S. 182.

192 [Es gab einige wenige Gene] Siehe Weinberg, *Fewer and Fewer Oncogenes.*

1992: Prävention

196 [Schätzungsweise ist bei fünf bis zehn Prozent] National Institute of Health, *Cancer Facts: Genetic Testing for BRCA1 and BRCA2: It's Your Choice,* http://cis.nci.nih.gov/fact/3-62.htm.

197 [in einer bahnbrechenden Arbeit] Fisher u. a., *Five-Year Results of a Randomized Clinical Trial Comparing Total Mastectomy and Segmental Mastectomy with or without Radiation in the Treatment of Breast Cancer, New England Journal of Medicine,* 14. März 1985, S. 665–73.

198 [Zeige mir einen Helden] Interview mit Bernard Fisher.

198 [Das von Bernard Fisher initiierte Vorbeugeprogramm] Fisher u. a., *Tamoxifen for Prevention of Breast Cancer.*

198 [ihr höchste Priorität zuerkannt] Siehe Interview mit Broder.

198 [und 68 Millionen Dollar] Roan, *Cancer Prevention Trials Open New Era in Medicine.*

198 [Bernard Fisher und andere internationale Forscher] Siehe Jordan, *Tamoxifen.* Tatsächlich tritt die Risikominderung nur bei Frauen mit einer so genannten östrogenrezeptor-positiven Veranlagung ein. Rund zwei Drittel aller Patientinnen mit Brustkrebsoperation fallen unter diese Kategorie.

199 [die 175 000 Brustkrebsfälle] Fisher, *The Evolution of Paradigms for the Management of Breast Cancer,* S. 2371.

199 [drastische, paradigmatische Wende] Ebd., S. 2380.

199 [Unter dem Kosten-Nutzen-Aspekt] Fugh-Berman, *Tamoxifen in Healthy Women.*

199 [Risiken, die für Kranke akzeptabel sind] Ebd.

189 [an risikoreiche Therapien gewöhnt] Interview mit Frau Fugh-Berman.

201 [Angst machende Erfahrung] Friedman, *The Women Who Volunteer for a Cancer-Prevention Study.*

201 [durch nichts von einer Teilnahme abbringen] Interview mit Renee Rauch.

201 [Seit ich in das Programm eingestiegen bin] Friedman, *The Women Who Volunteer for a Cancer-Prevention Study.*

202 [Nachdem ich ein Informationstreffen] Human Resources And Intergovernmental Relations Subcommittee Of The Committee On Government Operations, *Breast Cancer Prevention Study.*

202 [Die erschreckendste Erkenntnis] Ebd., S. 260.

203 [einige archaische Tabus infrage zu stellen] Lerner, *Breast Cancer Wars,* S. 271.

203 [Kurzstatements in den Medien] Fisher, *Thoughts from a Journey,* S. 2305.

203 [23 von ihnen] Fisher u. a., *Endometrial Cancer in Tamoxifen-Treated Breast Cancer Patients.*

204 [Todesfällen auf Grund von Gebärmutterkrebs] Zit. nach Seachrist, *Restating the Risks of Tamoxifen,* S. 911.

204 [wenn wir sie sicherlich nicht zurückweisen würden] Ebd.

204 [Wir haben eine Risiko-Nutzen-Analyse durchgeführt] Ebd.

207 [Wenn Brustkrebs-Patientinnen] New York Times, *The Breast Cancer Fabrications.*

207 [Diese Episode liefert ein weiteres Beispiel] Zit. nach Altman, *Federal Officials to Review Documents.*

208 [Diese Kritik wird vorgebracht] Zit. nach *Cancel Tamoxifen Trial, Critics Urge, San Francisco Chronicle,* 16. März 1994.

208 [Wir taten das, um sicherzustellen] Interview mit Samuel Broder.

208 [Meine Wut und Empörung] House of Representatives, *Scientific Misconduct in Breast Cancer Research.*

209 [eine schlechte Idee gewesen] Ebd.

210 [zwölf unparteiische Experten] Der Consensus Report dieser Expertengruppe lässt sich nachlesen auf http://consensus.nih.gov/1997/1997 Breast CancerScreeninglo3html.htm.

210 [Die gegenwärtig verfügbaren Daten] Ebd.

211 [jede Frau [solle] selbst entscheiden] Ebd.

211 [Verlautbarung der Experten haben ihn «schockiert»] Zit. nach Welch, *Should I Be Tested for Cancer?,* S. 127.

211 [einem Todesurteil gleich] Zit. nach Lerner, *Breast Cancer Wars,* S. 244.

211 [verabschiedete der US-Senat einstimmig] Wells, *Mammography and the Politics of Randomised Controlled Trials.*

212 [persönlichen Einschätzung ihres Erkrankungsrisikos] New England Journal of Medicine, *Contentious Screening Decisions,* 24. April 1997.

212 [meine Passion für die wissenschaftliche Arbeit] Ebd., S. 172.

213 [Die strengste im Abschlussbericht des Office enthaltene Rüge] *ORI Investigation Report,* ORI 94–08, Office of Research Integrity, 28. Februar 1997.

213 [Die ganze kafkaeske Episode] Zit. nach Peto u. a., *The Trials of Dr. Bernard Fisher.*

214 [Das ist eine außerordentlich emotionale Erfahrung] Transkript der Pressekonferenz vom 6. April 1998.

215 [Biopsien an jungen männlichen Patienten] Siehe Sakr u. a., *The Frequency Of Carcinoma and Intraepithelial Neoplasia of the Prostate.*

1999: Den Genen auf der Spur

Grundlage für dieses Kapitel waren Interviews des Autors mit Bud Romine, Dr. Brian Druker, Alex Matter, Nick Lydon, Suzan McNamara sowie mit Olivia Stone von der PR-Abteilung des Pharmakonzerns Novartis. Wenn nicht anders vermerkt, entstammen die wörtlichen Zitate in diesem Kapitel meinen eigenen Recherchen.

222 [ein Chemiker namens Jürg Zimmermann] Siehe Vasella, *Magic Cancer Bullet,* S. 48.
223 [bei häufiger vorkommenden Krebsarten wie Lungenkrebs] Zit. nach Hardy, *Drug May Offer Hope to Adults with Leukemia.*
223 [The Oregonian] Koglin, *New Drug May Fight Common Leukemia.*
228 [Ihre tragische Krankheit] Vasella, *Magic Cancer Bullet,* S. 32.
236 [Ich sah die hohen Risiken] Ebd., S. 93.
238 [Wir bitten Sie daher um Ihre Zusicherung] Ebd., S. 116.
238 [Ich wollte nicht, dass eine immer größere Zahl] Ebd., S. 96.
239 [Novartis hat erhebliche Anstrengungen] Ebd., S. 118.

2003: Die Takte des Todes

245 [eine plausible Darstellung des Verlaufs der Krebserkrankung] Dieser Versuch zu rekonstruieren, was im Körper meines Vaters vorging, ist natürlich eine Fiktion. Ich werde nie herausfinden, was genau passiert ist. Zumal sich auch die Wissenschaftler noch heftig darüber streiten, welche Gene beim Prostatakrebs aktiv werden und in welcher Reihenfolge sie es tun. Aber ich glaube, es ist eine vertretbare Rekonstruktion dessen, was abgelaufen sein könnte. Geholfen hat mir dabei Chris Parker vom Institute of Cancer Research, ebenso die Lektüre der folgenden Forschungsarbeiten: Rhodes u. a., *Large-Scale Meta-Analysis*; Karayi und Markham, *Molecular Biology of Prostate Cancer*; Tricoli u. a., *Detection of Prostate Cancer and Predicting Progression,* sowie Weinberg, *One Renegade Cell.*

Die Zukunft: Epilog

258 [dass die Überlebensspannen länger geworden sind] American Cancer Society, *Cancer Facts and Figures;* Cancer Research UK, *CancerStats Alonograph* 2004.
259 [Vorsorgeuntersuchungen für Frauen über fünfzig] Jones, *Reduction in Mortality from Breast Cancer.*

260 [das Leiden und Sterben an Krebs zu beenden] Goldberg und Goldberg, *Special Report: The NCI 2015 Goal.*

260 [innerhalb von zehn Jahren einen Mann auf dem Mond landen zu lassen] Ebd., S. 2.

260 [Krebs grundsätzlich eine verhütbare Krankheit] Epstein, *Cancer-Gate,* S. 20.

261 [als eine chronische Krankheit betrachten] Sikora und Sims, *Cancer 2025: An Introduction.*

262 [Untersuchung auf das Protein $CA1_{25}$] Siehe O'Brien, *The Silent Killer.*

262 [Undichtigkeit der Blutkapillaren eines Tumors] Siehe Dzik-Jurasz u. a., *Imaging,* S. 31.

263 [Impfstoff schützt den Körper vor einem Virus] Lehtinen und Paavonen, *Vaccination Against Human Papillomaviruses Shows Great Promise.*

263 [14 Millionen Patienten] Sikora und Sims, *Cancer 2025: An Introduction.*

264 [Isolation, ihres Verlusts an Selbstvertrauen] Morrell und Pryce, *Work and Cancer.*

265 [How to behave with the Ill] Mit Genehmigung der Familie von Julia Darling: Das Gedicht ist erschienen in *The Poetry Cure,* hrsg. von Julia Darling und Cynthia Fuller, Newcastle University/Bloodaxe 2005.

Bibliografie

Grundlegende Literatur zum Thema:

Angier, Natalie, *Natural Obsessions*, Virago 1988.

Greaves, Mel, *Krebs – der blinde Passagier der Evolution*, Springer, Berlin u. a. 2003.

Kluger, Richard, *Ashes to Ashes*, Alfred A. Knopf, 1996.

Le Fanu, James, *The Rise and Fall of Modern Medicine Abacus*, 2000.

Lerner, Barron H., *The Breast Cancer Wars*, Oxford University Press, 2001.

Olson, James, *Bathsheba's Breast: Women, Cancer, History*, Johns Hopkins University Press, 2002.

Patterson, James T., *The Dread Disease: Cancer and Modern American Culture*, Harvard University Press, 1987.

Proctor, Robert N., *Cancer Wars: How Politics Shapes What We Know and What We Don't Know*, Basic Books, 1995.

Sontag, Susan, *Krankheit als Metapher*, Hanser, München u. Wien 2003.

Weinberg, Robert, *Krieg der Zellen. Krebs: Ursachenforschung und Heilungsmöglichkeiten*, Droemer Knaur, München 1998.

Welch, H. Gilbert, *Should I Be Tested For Cancer?* University of California Press, 2004.

Der Anfang: Ausbruch

American Cancer Society, *Cancer Facts and Figures*, 2005.

Baillie, William, u. a., *‹The Medical Committee of the Society for Investigating the Nature and Cure of Cancer›, Edinburgh Medical and Surgical Journal, 2* 1806, S. 382–9.

Cancer Research UK, *Cancer Slats Monograph 2004* (2004).

DeMaitre, Luke, ‹Medieval Notions of Cancer: Malignancy and Metaphor›, *Bulletin of the History of Medicine*, 72, 1998, S. 609–37.

De Moulin, Dr. D., ‹Historical Notes on Breast Cancer›, *Netherlands Journal of Surgery, 33:4*, 1981, S. 206

Franco, Giuliano, ‹Ramazzini's and Workers' Health›. *The Lancet,* 354, 1999 S. 858–61.

Jackson, E I., ‹The Strange Case of Ms Elizabeth Trevers who was Affrighted to an Astonishment›, *Journal of the Royal Society of Medicine,* 85, 1992, S. 173.
Micozzi, M. S., ‹Disease in Antiquity: The Case of Cancer›, *Archives of Pathology & Laboratory Medicine,* 115, 1991, S. 838–44.
Nutton, Vivian, *Ancient Medicine,* Routledge, 2004.
– ‹Managing a Metaphor: Cancer in Classical Antiquity›, *Cancer Topics, 11,* 2000, S. 6–8.
Porter, Roy, *Die Kunst des Heilens. Eine medizinische Geschichte der Menschheit von der Antike bis heute,* Spektrum, Heidelberg 2003.
Reedy, Jeremiah, ‹Galen on Cancer and Related Diseases›, *Clio Medica, 10,* 1975, S. 227–38.
Retsas, Spyros, *Paleo-Oncology,* Farrand Press, 1986.
Ricci, Ricardo, Rita Lama, Gabriella Di Tota, Arnaldo Capelh und Luigi Capasso, ‹Some Considerations about the Incidence of Neoplasms in Human History›. *Journal of Paleopathology,* 7, 1995 S. 5–11.
Richardson, Ruth, *Death, Dissection and the Destitute,* Weidenfeld & Nicolson, 2001.
Sappol, Michael, A *Traffic of Dead Bodies,* Princeton University Press, 2002.
Spigelman, M., und P. Bentley, ‹Cancer in Ancient Egypt›, *Journal of Paleopathology,* 9, 1997, S. 107–14.
Virchow, Rudolph, *Briefe an seine Eltern, 1839 bis 1864,* hrsg. v. Marie Rabl, Wilhelm Engelmann, Leipzig 1906.

1831: Chirurgie

Absolon, Karel B., *Developmental Technology of Gastric Surgery,* Kabel Publishers, 1987.
– *The Surgeon's Surgeon: Theodor Billroth,* Coronado Press, 1987.
Ayer, Washington, ‹An Eyewitness Account of the Discovery of Anaesthesia›, in *Milestones in Anaesthesia,* University of Nebraska Press, 1965.
Cameron, Hector, *Reminiscences of Lister Jackson,* Wylie & Co., 1927.
Cooper, Astley, *Lectures on the Principles and Practice of Surgery,* John Thomas Cox, 1829.
Duncum, Barbara, *The Development of Inhalation Anaesthesia,* Royal Society of Medicine Press, 1994.
Fisher, Richard B., *Joseph Lister 1827–1912,* Macdonald & Jane's, 1977.
Fradin, Dennis, *We Have Conquered Pain,* McElderry Books, 1996.
Godlee, Rickman John, *Lord Lister,* Oxford, 1924.
Guthrie, Douglas, *Lord Lister. His Life and Doctrine,* E. & S. Livingstone, 1949.
Keynes, Geoffrey, *The Life and Works of Sir Astley Cooper,* John Murray, 1922.
The Lancet, ‹Guy's Hospital›, *The Lancet,* 30–31:2, 1831.

Lister, Joseph, ‹A New Method of Treating Compound Fracture, Abscess etc.›, *The Lancet,* 16. März 1867, S. 326.
– ‹On the Antiseptic Principle in the Practice of Surgery›, *British Medical Journal,* 2, 21. September 1867.
Simpson, William, ‹Letter›, *The Lancet,* 16. April 1831, S. III.
Wolfe, Richard J., *Tarnished Idol: William Thomas Green Morton and the Introduction of Surgical Anesthesia,* Norman Publishing, 2001.

1845: Zellen

Ackerknecht, Erwin, *Rudolf Virchow: Arzt, Politiker, Anthropologe,* Enke, Stgt 1957.
Benaroyo, Lazare, ‹Rudolf Virchow and the Scientific Approach to Medicine›, *Endeavour,* 22:3, 1998, S. 114–16.
Boyd, Byron A., *Rudolf Virchow: The Scientist as Citizen,* Garland Publishing Inc., 1991.
Grunze, Heinz, *History of Clinical Cytology,* G-I-T Verlag E. Giebeler, 1983.
Harris, Henry, *The Birth of the Cell,* Yale University Press, 1998.
Kisch, Bruno, ‹Forgotten Leaders in Modern Medicine›, *Transactions of the American Philosophical Societies,* 44:2, 1954, S. 227.
Lesky, Erna, *Die Wiener Medizinische Schule im 19. Jahrhundert,* Böhlau, Graz und Köln 1978.
Long, Esmond, *A History of Pathology,* Bailliere, Tindall & Cox, 1928.
McMenemey; W. H., ‹Cellular Pathology, with Special Reference to the Influence of Virchow's Teachings on Medical Thought and Practice›, in *Medicine and Science in 1860s,* Wellcome Trust, 1968, S. 13–43.
Parker, A. C., ‹On the Discovery of Leukaemia, or Should It Be Leucocythaernia?›, *Proceedings of the Royal College of Physicians of Edinburgh,* 20, 1990, S. 493–501.
Rather, Lelland, A *Commentary on the Medical Writings of Rudolf Virchow,* Norman Publishing, San Francisco 1990.
– *Disease, Life and Man,* Stanford University Press, 1959.
– *The Genesis of Cancer* Johns Hopkins University Press, 1978.
– ‹Virchow's Review of Rokitansky's Handbuch in *Preussische Medizinal-Zeitung,* Dec. 1846›, *Clio Medica,* 4, 1969, S. 127.
Rokitansky, Carl, Handbuch der Pathologischen Anatomie, Wien 1842–46.
Schlumberger, H. G., ‹Rudolf Virchow: Revolutionist›, *Annals of Medical History,* 4, 1942, S. 147–53.
Virchow, Rudolf, *Die Cellularpathologie in ihrer Begründung auf physiologische und pathologische Gewebelehre,* A. Hirschwald, Berlin 4. Auflage 1871.
– *Cellular Pathology,* ed. L. J. Rather, Dover Publications, 1971.
– *Cellular Pathology: Editorial,* trans. Lelland Rather, *Disease, Life and Man,* pp. 71–101.

– *Die Sections-Technik im Leichenhause des Charité Krankenhauses, mit besonderer Rücksicht auf gerichtsärztliche Praxis,* Berlin 1877.
– *Briefe an seine Eltern, 1839 bis 1864,* hrsg. v. Marie Rabl, Wilhelm Engelmann, Leipzig 1907.
– ‹Über die Standpunkte in der wissenschaftlichen Medicin›, *Virchows Archiv,* Springer, Berlin und Heidelberg, Bd. 70, Nr. 1, Mai 1877.
– ‹Weißes Blut›, in *Wissenschaftliche Medicin von Rudolf Virchow,* Meidinger Sohn & Co., 1856, S. 149.
– ‹Cellular-Pathologie›, *Virch. Archiv* VIII, 3, 1855.

1895: Bestrahlung

Béclère, Antoine, ‹Le traitement medical des tumeurs hypophysaires, du gigantism et de l'acromégalie par la radiothérapie›, Société *Médicale des Hôpitaux* 19. Februar 1909, S. 174.
Bernier, Jacques, Eric J. Hall und Amato Giaccia, ‹Radiation Oncology: A Century of Achievements›, *Nature Reviews,* 4, 2004, S. 737.
Clark, Claudia, *Radium Girls: Women and Industrial Health Reform, 1910–1935,* University of North Carolina Press, 1997.
Curie, Eve, *Madame Curie. Ihr Leben und Wirken,* Droemer, Wiesentheid 1946.
– ‹One Hundred Years of Radiation Oncology›, *Current Radiation Oncology Volume* 2, hrsg. v. Thomas Tobias u. Thomas Patrick Edward Arnold, 1996.
– *Radiological Oncologists: The Unfolding of a Medical Speciality,* Radiology Centennial Inc., 1993.
Curie, Marie, *Pierre Curie,* Springer, Wien 1950.
Del Regato, Juan, ‹Antoine Béclère›, *International Journal of Radiation Oncology Biology, Physics,* 4, 1978, S. 1069–79.
Eisenberg, Ronald, *Radiology: An Illustrated History,* Mosby Year Book 1992.
Ekirch, A. Roger, *At Day's Close: Night in Times Past,* Norton, 2005.
Gleaves, Margaret, ‹Radium: With a Preliminary Note on Radium Rays in the Treatment of Cancer›, *Medical Record,* 7. Oktober 1903.
Goldsmith, Barbara, *Obsessive Genius: The Inner World of Marie Curie,* Weidenfeld & Nicolson, 2005.
Hirshberg, Leonard Keene, ‹Radium – Discovered by a Woman is a Boon to Her Sex›, *Washington Post,* 21. Mai 1921.
Kovarik, Bill, ‹Radium Girls›, in *Mass Media and Environmental Conflict,* Sage Publications, 2002.
Meloney, Mrs William Brown, ‹Introduction›, in M. Curie, *Pierre Curie,* 1924.
New York Times, ‹Mme. Curie finds America a Marvel›, 25. Juni 1921;
– ‹Mme. Curie plans to end all cancers›, 12. Mai 1921;
– ‹Power of Roentgen Rays›, 4. Februar 1896;
– ‹Radium presented to Madame Curie›, 21. Mai 1921.

Nobel Foundation, *Nobel Lectures, Presentation Speeches and Laureates› Biographies: Chemistry*, 1901–1921, 1966.
Pinell, Patrice, *The Fight Against Cancer in France 1890–1940*, Routledge, 2002.
Quinn, Susan, *Marie Curie. Eine Biographie.* Insel, Frankfurt a. M. 1999.
Reid, Robert, *Marie Curie*, Diederichs, Düsseldorf 1980.
Röntgen, Wilhelm Conrad, ‹Über eine neue Art von Strahlen›, *Sitzungsberichte der Würzburger Physik-medic. Gesellschaft*, 1898.
Shaw, George Bernard, *Der Arzt am Scheideweg*, in Trebitsch, Siegfried (Hrsg.), *7 Stücke / George Bernard Shaw*, Aufbau, Berlin und Weimar 1965.
Washington Post, ‹Mme. Curie Drops West Coast Trip›, 29. Mai 1921.

1930: Ursachen

Advisory Committee to the Surgeon General of the Public Health Service, *Smoking and Health*, US Department of Health, Education and Welfare, 1964.
Aronowitz, Robert, ‹Balancing Hope. Trust and Truth: Rachel Carson, Her Doctors and Breast Cancer›, Vortrag auf der History of Cancer Conference. NIH, 2004.
Auden, W. H., *Another Time,* Faber & Faber Ltd., London 1944.
Austoker, Joan, A *History of the Imperial Cancer Research Fund 1902–1986*, Oxford University Press, 1988.
The Blue Sheet, ‹NIH's Hueper, Authority on Chemical Carcinogens, in Open Revolt›, *Blue Street. Drug Research Reports,* 4:17, 13. September 1961.
Brooks, Paul, *The House of Life: Rachel Carson at Work*, Houghton Mifflin, 1972.
Carson, Rachel, *Der stumme Frühling,* C. H. Beck, München 2007.
Doll, Richard, ‹Cohort Studies: History of the Method›, in *A History of Epidemiologic Methods and Concepts,* hrsgg. v. Alfredo Morabia, Birkhäuser Verlag 2004, S. 152–60.
– ‹The First Reports on Smoking and Lung Cancer›, in *Ashes to Ashes: The History of Smoking and Health,* hrsgg. v. S. Lock, L. A. Reynolds und E. M. Tansey, The Wellcome Trust, 1998.
Doll, Richard, und Austin Bradford Hill, ‹The Mortality of Doctors in Relation to Their Smoking Habits: A Preliminary Report›, *British Medical Journal,* 26. Juni 1954, S. 4877;
– ‹Smoking and Carcinoma of the Lung›, *British Medical Journal*, 30. September 1950, S. 4682.
Engle, William, ‹The Case for the Smoker›, *Washington Post,* 9. Oktober 1955, S. 6.
Hueper, W C., *Adventures of a Physician in Occupational Cancer: A Medical Cassandra Tale,* unveröff. Manuskript, National Library of Medicine, Bethesda, 1976;

– ‹Cancer of the Urinary Bladder in Workers of Chemical Dye Factories and Dyeing Establishments›, *Journal of Industrial Hygiene,* 16:5, 1934, S. 255;
– ‹Environmental Lung Cancer›, *Journal of Medicine in Industry,* 20:2, 1951, S. 49;
– ‹Lung Cancer and the Tobacco Smoking Habit›, *Industrial Medicine & Surgery,* 23, 1954, S. 13–19;
– ‹Memorandum Written by Dr Wilhelm Hueper›, *Blue Sheet: Drug Research Reports,* 4:17, 13. September 1961;
– ‹Occupational Bladder Cancer›, *Proceedings of the Second National Cancer Conference, S.* 361, 1952, American Cancer Society, 1954;
– *Occupational Tumors and Allied Diseases,* Charles C. Thomas, 1942.

Kennaway, E. L., ‹A Contribution to the Mythology of Cancer Research›, *The Lancet.* 26. Dezember 1942, S. 769;
– ‹Mythology of Cancer Research. A Letter›, *The Lancet,* 8. Mai 1943, S. 599.

The Lancet, ‹Medical Research Council's Statement on Tobacco Smoking and Cancer of the Lung›, 29. Juni 1957, S. 134.

The Lancet, ‹Tobacco and Lung Cancer›, 12. August 1950, S. 257.

Leopold, Ellen, *A Darker Ribbon: Breast Cancer, Women, and Their Doctors in the Twentieth Century,* Beacon Press, 1999.

New York Times, ‹Cancer Aide Urges Tests on Pesticides›, 24. Juli 1963.

Parascandola, Mark, ‹Two Approaches to Etiology: The Debate over Smoking and Lung Cancer in the 1950s›, *Endeavour,* 28:2, 2004.

Proctor, Robert. *Blitzkrieg gegen den Krebs,* Klett-Cotta, Stuttgart 2002.

Reich, Wilhelm, *Der Krebs,* Kiepenheuer und Witsch, Köln 1974.

Ross, Walter S., *Crusade: The Official History of the American Cancer Society,* Arbor House, 1987.

Salmon, Cynthia, Mark Knize, Frances Panteleakos, Rebekah Wu, David Nelson und James Felton, ‹Minimization of Heterocyclic Amines and Thermal Inactivation of Escherichia Coli in Fried Ground Beef›, *Journal of the National Cancer Institute,* 92 2000, S. 1773 f.

Sellers, Christopher, ‹Discovering Environmental Cancer: Wilhelm Hueper, Post-World War II Epidemiology, and the Vanishing Clinician's Eye›, *American Journal of Public Health,* 87, 1997, S. 1824–35.

Smith, George Davey, ‹Lifestyle, Health, and Health Promotion in Nazi Germany›, *British Medical Journal,* 18–25, Dezember 2004, S. 1424 f.

UPI, ‹Cancer Official Warns of Pesticide «Dynamite»›, *Washington Post,* 24. Juli 1963, S. A2.

UPI, ‹Link to Cigarettes Held Unproved›, *New York Times,* 27. Juli 1954, S. 23, 25.

Viorst, Milton, ‹Experts Discuss Smoking as Cause of Lung Cancer›, *Washington Post,* 21. August 1957, S. C6.

Wynder, Ernest L., und Evarts A. Graham, ‹Tobacco Smoking as a Possible Etiologic Factor in Bronchiogenic Carcinoma›, *Journal of the American Medical Association,* 143:4 27. Mai 1950, S. 329.

1947: Chemotherapíe

Alexander, Stewart, ‹Medical Report of the Bari Harbour Mustard Casualties›, *Military Surgeon,* 101, 1947, S. 1216.

Andrus, E. C., D. W. Bronk u. a., *Advances in Military Medicine,* Little, Brown and Company, 1948.

Brues, Austin, ‹The New Emotionalism in Research›, *Cancer Research,* 15:6, July 1955, S. 345.

Dameshek, William, ‹The Use of Folic Acid Antagonists in the Treatment of Acute and Subacute Leukemia›, *Blood*, 4, 1949, 168.

Farber, Sidney, ‹Scope of Chemotherapy in Hodgkin's Disease›, *Annals of the New York Academy of Science,* 73, 1958, 372–9;

– ‹Second Annual David A. Karnofsky Memorial Lecture›, *Cancer,* 28, 1971, S. 856;

– ‹Some Observations on the Effect of Folic Acid Antagonists on Acute Leukemia and Other Forms of Incurable Cancer›, *Blood*, 4, 1949, S. 160–67;

– Diverse Briefe an Mary Laskcr, in der Bibliothek der Columbia University.

Farber, Sidney, Elliott Cutler, James Hawkins, J. Hartwell Harrison, E. Converse Peirce und Gilbert Lenz, ‹The Action of Pteroyglutamic Conjugates on Man›, *Science*, 19. Dezember 1947, S. 619–21.

Farber, Sidney, Louis Diamond, Robert Mercer, Robert Sylvester und James A. Wolff, ‹Temporary Remissions in Acute Leukemia in Children Produced by Folic Acid Antagonist, 4-ammopteroyl-glutamic acid Aminopterin›, *New England Journal* of *Medicine,* 239:23, 3. Juni 1948, S. 787–93.

Farber, Sidney, R. Toch, E. M. Sears und D. Pinkel, ‹Advances in Chemotherapy of Cancer in Man›, *Advances in Cancer Research,* 4, 1956, S. 1–71.

Frei, Emil, ‹The National Cancer Chemotherapy Program›, in *Health and Disease: A Reader,* hrsgg. v. Nick Black, David Boswell, Alastair Gray, Scan Murphy und Jennie Popay, Open University Press, 1984.

Galbraith, J. K., *Leben in entscheidender Zeit,* Bertelsmann, München 1982.

Gellhorn, Alfred, ‹Invited Remarks on the Current State of Research in Clinical Chemotherapy›, *Cancer Chemotherapy Reports,* 5, 1959, S. 1–12.

Gilman, Alfred, ‹The Initial Clinical Trial of Nitrogen Mustard›, *American Journal* of *Surgery,* 105, 1963, S. 574–8.

Goodman, Jordan, und Vivien Walsh, The *Story* of *Taxol: Nature and Politics in the Pursuit of an Anti-cancer Drug,* Cambridge 2001.

Grealy, Lucy, *Mein Gesicht ist meine Seele: eine Frau bewältigt die Folgen ihrer frühen Krebskrankheit,* Droemer Knaur, München 1995.

Lasker, Mary, ‹The Unforgettable Character of Dusty Rhoads›, *Reader's Digest,* 1960.

Laszlo, John, *The Cure of Childhood Leukemia,* Rutgers University Press, 1995.

MacGregor, Alistair, ‹The Search for a Chemical Cure for Cancer›, *Medical History,* 10, 1966, S. 374–85.

Mercer, Robert D., ‹The Team›; *Medical and Pediatric Oncology,* 33, 1999, S. 408 f.

New York Times, ‹Navy Flying Sick Child›, 17. April 1948.

New York Times, ‹President Proclaims Cancer Month›, 26. März 1948.

Pochedly, Carl, ‹Dr James A. Wolff II First Successful Chemotherapy of Acute Leukemia›, *American Journal of Pediatric Hematology,* 6, 1984, S. 449–54.

Ravdin, I. S., ‹The Cancer Chemotherapy Program›, *Cancer Chemotherapy Reports,* 5, 1959, S. 13.

Rettig, Richard, *Cancer Crusade: The Story of the National Cancer Act 1971,* Princeton University Press, 1977.

Ruccione, K., und Fergusson, ‹A Living Legend in Pediatric Oncology Nursing: Jean Fergusson›, *Journal of Pediatric Oncology Nursing,* 18, 2001, S. 229–38.

Sylvester, Robert, ‹Further Reflections›, *Medical and Pediatric Oncology,* 33, 1999, S. 408.

Wolff, James, ‹First Light on the Horizon: The Dawn of Chemotherapy›, *Medical and Pediatric Oncology,* 33, 1999, S. 405–7;

– ‹History of Pediatric Oncology›, *Pediatric Hematology and Oncology,* 8, 1991 S. 89–91.

Zubrod, C. Gordon, ‹Historic Milestones in Curative Chemotherapy›, *Seminars in Oncology,* 6, 1979, S. 490.

Zubrod, C. Gordon, und S. Schepartz, ‹The Chemotherapy Program of the National Cancer Institute: History: Analysis and Plans›, *Cancer Chemotherapy Reports,* 50, 1966. S. 349.

1969: Krieg gegen den Krebs

Associated Press, ‹Scientists Hail Virus Discovery›, *Washington Post,* 11. März 1969, S. A11.

Auerbach, Stuart, ‹Increasing the Odds Against a Rare Bone Cancer›, *Washington Post,* 8. März 1974, B1, S. 2;

– ‹Institute to Probe Causes of Cancer in «Hot Virus» Lab›, *Washington Post,* 9. Februar 1969, S. 3;

– ‹New Virus «Strongly Linked» to Breast Cancer›, *Washington Post,* 20. Juni 1970, S. A3.

Bailar, J. C., und E. M. Smith, ‹Progress Against Cancer?›, *New England Journal of Cancer,* 314, 8. Mai 1986, S. 1226–32.

Bishop, Jerry, ‹The Wrong Way to Fight Cancer›, *New York Times,* 16. Juli 1971, S. 6.

Brenner Drew, Elizabeth, ‹The Health Syndicate›, *Atlantic Monthly,* Dezember 1967, S. 75–82.

Bud, R. E, ‹Strategy in American Cancer Research After World War II›, *Social Studies in Science,* 8, 1978, S. 425–59.

Burke, Richard, *Ted Kennedy und die Macht eines Clans,* Lübbe, Berg.-Gladbach 1993.

Cantell, Kari, *The Story of Interferon,* World Scientific, 1998.

Cohn, V., ‹Scientists Making Copy of Disease-fighting Gene›, *Washington Post,* 17. Januar 1980.

Crichton, Michael, *Andromeda,* Droemer Knaur, München 1973.

Culliton, Barbara, ‹Cancer Advisory Board: Nobody's Rubber Stamp›, *Science,* 3. November 1972, S. 479;

– ‹Cancer: Select Committee Calls Virus Program Closed Shop›, *Science,* 14. Dezember 1973, S. 1110;

– ‹Virus Cancer Program: Review Panel Stands by Criticism›, *Science,* 12. April 1974, S. 143–5.

Garb, Solomon, *Cure for Cancer: A National Goal,* Springer Publishing Company, 1968.

Gutterman, J. U., G. R. Blumenschein u. a., ‹Leukocyte Interferon-Induced Tumour Regression in Human Metastatic Breast Cancer, Multiple Myeloma and Malignant Lymphoma›, *Annals of Internal Medicine,* 93, 1980, S. 399–406.

Hall, Stephen S., *A Commotion in the Blood. Life, Death and the Immune System,* Henry Holt & Company, 1997.

Huebner, Robert J., und George J. Todaro, ‹Oncogenes of RNA Tumor Viruses as Determinants of Cancer›, *Proceedings of the National Academy of Sciences,* 64, November 1969, S. 1087–94.

Lasker, Mary, ‹History of Interferon›, Mary Lasker Papers, 1. Dezember 1978, Columbia University.

National Panel of Consultants on the Conquest of Cancer, *National Program for the Conquest of Cancer.* Committee on Labor and Public Welfare, United States Senate, 1970.

Panem, Sandra, *The Interferon Crusade,* Brookings Institute, 1984.

Pieters, Toine, ‹A Biography of a Wonder Drug›, in *100 Years of Organized Cancer Research* – 100 Jahre organisierte Krebsforschung, hrsg. v. Wolfgang Eckart, Georg Thieme Verlag, Stuttgart 2000;

– ‹Marketing Medicines through Radomised Controlled Trials: The Case of Interferon›, *British Medical Journal* 317, 1998, S. 231–3.

Rettig, Richard, *Cancer Crusade: The Story of the National Cancer Act 1971,* Princeton University Press, 1977.

Ross, Walter, *Crusade: The Official History of the American Cancer Society,* Arbor House, 1987.

Strickland, Stephen P., *Politics, Science and Dread Disease,* Harvard University Press, 1972.

Time Magazine, ‹The Big IF in Cancer›, 31. März 1980.

Wade, Nicholas, ‹Cloning Gold Rush Turns Basic Biology into Big Business›, *Science,* 16. Mai 1980, S. 688–92;
– ‹Race for Human Cancer Virus: Odds Against Houston Team Lengthen›, *Science,* 24. September 1971, S. 1220;
– ‹Special Virus Cancer Program: Travails of a Biological Moonshot›, *Science,* 24. Dezember 1971, S. 1306–11.
Washington Post, ‹Tests Link Some Cancers to Virus, Team of US Researchers Reports›, 5. Dezember 1969, S. A24.
Weissmann, Charles, ‹Recombinant Interferon – The 10th Anniversary›, in *Recombinant Protein Drugs,* hrsgg. v. P. Buckel, Birkhauser Verlag, 2001.

1979: Alternativen

Appleyard, Bryan, ‹Chaos Creeps up on Science as Two Medicines Collide›, *Sunday Times,* 9. September 1990.
Ausubel, Kenny, *When Healing Becomes a Crime,* Healing Arts Press, 2000.
Bagenal, E. S., D. E Easton, E. Harris, C. E. D. Chilvers und T. J. McElwain, ‹Survival of Patients with Breast Cancer Attending Bristol Cancer Help Centre›, *The Lancet,* 8. September 1990, S. 606–10.
Barrett, Stephen, und William Jarvis, *The Health Robbers: A Close Look at Quackery in America,* Prometheus Books, 1993.
Bodmer, Walter; ‹Letter›, *The Lancet,* 10. November 1990, S. 1188.
Brohn. Penny, *The Bristol Programme,* Century, 1987;
– *Gentle Giants,* Century, 1986.
Brohn, Penny, und Alec Forbes, Prospekte des Bristol Cancer Help Centre, 1982.
Bryan, Jenny, ‹Ripple of Hope from a Port of Storm›, *The Guardian,* 30. August 1989.
Cameron, Ewan, und Allan Campbell, ‹The Orthomolecular Treatment of Cancer›, *Chem-Bio Interactions* 1974, S. 285–315.
Cameron, Ewan, Allan Campbell und Thomas Jack, ‹The Orthomolecular Treatment of Cancer: Reticulum Cell Sarcoma: Double Complete Regression›, *Chem-Bio Interactions* 1975, S. 387–93.
Cameron, Ewan, und Linus Pauling, ‹Supplemental Ascorbate in the Supportive Treatment of Cancer›, *Proceedings of the National Academy of Sciences,* 73:10, 1976, S. 3685–9.
Campbell, Allan, Thomas Jack und Ewan Cameron, ‹Reticulum Cell Sarcoma: Two Complete «Spontaneous» Regressions, in Response to High Dose Ascorbic Acid Therapy›, *Oncology,* 48, 1991, S. 495–7.
Cooke, Helen, *The Bristol Approach to Living with Cancer,* Robinson, 2003.
Downer, S. M., M. M. Cody, E. McCluskey, E. D. Wilson, S. J. Arnott, T. A. Lister und M. L. Slevin, ‹Pursuit and Practice of Complementary Therapies by

Cancer Patients Receiving Conventional Treatment›, *British Medical Journal,* 9. Juli 1994, S. 86–9.

Dye, Lee, ‹The Deeply Personal War of Linus Pauling›, *Los Angeles Times,* 2. Juni 1985, Teil 6, S. 1.

Eisenberg, David, Ronald C. Kessler, Cindy Foster, Frances E. Norlock, David R. Calkins und Thomas Delbanco, ‹Unconventional Medicine in the United States›, *New England Journal of Medicine,* 28. Januar 1993.

Ernst, Edzard, *Complementary Medicine: The Evidence So Far,* Peninsula Medical School, 2004.

Goodare, Heather, *Fighting Spirit,* Scarlet Press, 1996.

Hager, Thomas, *Force of Nature,* Simon & Schuster, 1995.

Hayes, R J., P. G. Smith and L. Carpenter, ‹Bristol Cancer Help Centre›, *The Lancet,* 10. November 1990, S. 1185.

Hill, Chris, ‹Cancer Help Study Team Admits Errors›, *The Guardian,* 9. November 1990.

Hunt, Liz, ‹News of Death Greatly Exaggerated›, *The Independent,* 15. November 1993.

Illich, Ivan, *Die Nemesis der Medizin. Die Kritik der Medikalisierung des Lebens,* Verlag C. H. Beck, München [5]2007.

Laurance, Jeremy, ‹Disillusionment, Suspicion, Disaster›, *The Independent,* 11. Dezember 1990.

Markle, Gerald, und James Petersen, ‹Resolution of Laetrile Controversy: Past Attempts and Future Prospects›, in *Scientific Controversies,* hrsgg. v. H. Tristram Engelhardt und Arthur L. Caplan, Cambridge University Press, 1987.

Moss, Ralph, *The Cancer Industry,* Equinox Press, 1980.

Pauling, Linus, und Ewan Cameron, *Cancer and Vitamin C: A Discussion of the Nature, Causes, Prevention and Treatment of Cancer With Special Reference to the Value of Vitamin C,* The Linus Pauling Institute of Science and Medicine, 1979.

Richards, Evelleen, *Vitamin C and Cancer: Medicine or Politics,* Macmillan, 1991.

Sheard, T A. B., ‹Bristol Cancer Help Centre›. *The Lancet,* 15. September 1990, S. 683.

Sherman, Jill, ‹Cancer Patients at Holistic Centre «are more likely to die»›, *The Times,* 6. September 1990.

Simonton, O. Carl, Stephanie Matthews-Simonton und James Creighton, *Wieder gesund werden,* Rowohlt, Reinbeck bei Hamburg 2002.

The Times, ‹Healing Backed by Prince›, 17. Juni 1983.

The Times, ‹Physician Heal Thyself›, 10. August 1983.

Walker, Martin J., *Dirty Medicine: Science, Big Business and the Assault on Natural Health Care,* Slingshot Publications, 1994.

Whorton, James, *Nature Cures: The History of Alternative Medicine in America,* Oxford University Press, 2002.

1982: Gene

Barbacid, Mariano, und Marcos Malumbres, ‹RAS Oncogenes: The First 30 years›, *Nature Reviews,* 3, 2003, S. 7–13.

Barbacid, Mariano, Simonetta Pulciam, Eugenio Santos, Anne Lauver, Linda Long und Keith Robbins, ‹Oncogenes in Human Tumor Cell Lines: Molecular Cloning of a Transforming Gene from Human Bladder Carcinoma Cells›, *Proceedings of the National Academy of Sciences,* 79, 1982, S. 2845–9.

Bishop, Michael, ‹Cancer: The Rise of the Genetic Paradigm›, *Genes and Development,* 9, 1995, S. 1309–15.

Cairns, John, ‹The Origin of Human Cancers›, *Nature,* 29. Januar 1981, S. 353.

Cooper, Geoffrey, Channing Der und Theodore Krontiris, ‹Transforming Genes of Human Bladder and Lung Carcinoma Cell Lines are Homologous to the Ras of Harvey and Kirsten Viruses›, *Proceedings of the National Academy of Sciences,* 79, Juni 1982, S. 3637–40.

Cooper, Geoffrey, und Theodore Krontiris, ‹Transforming Activity of Human Tumor DNAs›, *Proceedings of the National Academy of Sciences,* 78, Februar 1981, S. 1181–4.

Fujimura, Joan, *Crafting Science: A Sociohistory of the Quest for the Genetics of Cancer,* Harvard University Press, 1996.

Goldfarb, M., K. Shimizu, M. Perucho und M. Wigler, ‹Isolation and Preliminary Characterization of a Human Transforming Gene from T24 Bladder Carcinoma Cells›, *Nature,* 296, 1, April 1982, S. 404–9.

Jones, Steve, *Die Botschaft der Gene. Evolution als Erblast und Chance,* List, München und Leipzig 1995.

Marx, Jean, ‹Cancer Cell Genes Linked to Viral oncGenes›, *Science,* 216, 14, Mai 1982. S. 724;

– ‹Gene Transfer Yields Cancer Clues›, *Science,* 215, 19. Februar 1982, S. 955.

McAuliffe, Sharon, und Kathleen McAuliffe, ‹The Genetic Assault on Cancer›, *New York Times Magazine,* 24. Oktober 1982, S. 39.

Morange, Michel, ‹From the Regulatory Vision of Cancer to the Oncogene Paradigm, 1975–1985›, *Journal of the History of Biology,* 30, 1997, S. 1–29.

Nature, ‹Anatomy of a Human Cancer Gene›, 300, 11. November 1982.

Nature, ‹Two Views of the Causes of Cancer›, 239, 5. Februar 1981, S. 431.

Parada, Luis, Clifford Tabbin, Chiaho Shih und Robert Weinberg, ‹Human EJ Bladder Carcinoma Oncogene is Homologue of Harvey Sarcoma Virus Ras Gene›, *Nature,* 297, 10. Juni 1982, *S.* 474.

Reddy, E. Premkumar, Roberta K. Reynolds, Eugenio Santos und Mariano Barbacid, ‹A Point Mutation is Responsible for the Acquisition of Transforming Properties by the *T24* Human Bladder Carcinoma Oncogene›, *Nature,* 300, 11. November 1982, S. 149.

Shih, Chiaho, L. C. Padhy, Mark Murray und Robert Weinberg, ‹Transforming

Genes of Carcinomas and Neuroblastomas Introduced Into Mouse Fibroblasts›, *Nature,* 290, 19. März 1981, S. 261.
Shih, Chiaho, Ben-Lion Shilo, Mitch Goldfarb, Ann Dannenberg und Robert A. Weinberg, ‹Passage of Phenotypes of Chemically Transformed Cells via Transfection of DNA and Chromatin›, *Proceedings of the National Academy of Sciences,* 76, 1979, S. 5714–18.
Shih, Chiaho, und Robert Weinberg, ‹Isolation of a Transforming Sequence from a Human Bladder Carcinoma Cell Line›, *Cell,* 29, 1982, S. 161–9.
Tabin, Clifford, S. M. Bradley, C. I. Bargmann, R. A. Weinberg, A. G. Papageorge, E. M. Scolnick, R. Dhar, D. Lowy und E. H. Chang, ‹Mechanism of Activation of Human Oncogene›, *Nature,* 300, 11. November 1982, S. 143.
Weinberg, Robert, ‹Fewer and Fewer Oncogenes›, *Cell,* 30. August 1982, S. 3–4;
– ‹A Molecular Basis of Cancer›, *Scientific American,* November 1963, S. 126–42;
– ‹Oncogenes of Human Tumor Cells›, TIBS, April 1982, S. 135 f.
Wigler, Michael, Kenji Shimzu, Mitch Goldfarb, Yolande Suard, Manuel Perucho, Yen Li, Tohru Kamata, Jim Fermisco, Ed Stavnezer und Jorgen Fogh, ‹Three Human Transforming Genes Arc Related to the Viral Ras Oncogene›, *Proceedings of the National Academy of Sciences,* 80, April 1983, S. 2112–16.

1992: Prävention

Altman, Lawrence, ‹Federal Officials to Review Documents in Breast Cancer Study with Falsified Data›, New York Times, 27. März 1994, S. 22.
Boyd, Robert, ‹New Mammogram Report Leaves Women Adrift›, *Chicago Tribune,* 24. Januar 1997.
Bush, Trudy, und K. J. Helzlsoucr, ‹Tamoxifen for the Primary Prevention of Breast Cancer: A Review and Critique of the Concept and Trial›, *Epidemiologic Reviews* 1993, S. 233–43.
Center for Health Communications, *Report of the Conference on Science, Technology, and the News Media,* Harvard School of Public Health, 1995.
Crewdson, John, ‹Fraud in Breast Cancer Study: Doctor Lied on Data for a Decade›, *Chicago Tribune,* 13. März 1994, S. 1.
Fisher, Bernard, ‹A Commentary on Endometrial Cancer Deaths in Tamoxifen-Treated Breast Cancer Patients›, *Journal of Clinical Oncology,* 14, 1996, S. 1027;
– ‹The Evolution of Paradigms for the Management of Breast Cancer: A Personal Perspective›, *Cancer Research,* 52, 1. Mai 1992, S. 2371–83;
– ‹Highlights of the NSABP Breast Cancer Prevention Trial›, *Cancer Control,* 4, 1997;
– ‹Thoughts From a Journey›, *Journal of Clinical Oncology,* 1. December 1993, S. 2297–305.

Fisher, Bernard, Joseph Constantino, Carol Redmond, Edwin Fisher, D. Lawrence Wickerman und Walter M. Cronin, ‹Endometrial Cancer in Tamoxifen-Treated Breast Cancer Patients›, *Journal of the National Cancer Institute,* 86, 6. April 1994.

Fisher, Bernard, Joseph Constantino, D. Lawrence Wickerman, Carol Redmond, Maureen Kavanah, Walter Cronin, Victor Vogel, Andre Robidoux, Nikolay Dimitrov, James Atkins, Mary Daly u. a., ‹Tamoxifen for Prevention of Breast Cancer›, *Journal of the National Cancer Institute,* 90, 16. September 1998, S. 1371.

Friedman, Sally, ‹The Women Who Volunteer for a Cancer Prevention Study›, *New York Times,* 28. Februar 1993, S. A1.

Fugh-Berman, Adriane, ‹Tamoxifen in Healthy Women: Preventative Health or Preventing Health?›, in National Women's Health Network, *Network News,* September/Oktober 1992, S. 3.

Fugh-Berman, Adriane, und Samuel Epstein, ‹Tamoxifen: Disease Prevention or Disease Substitution›, *The Lancet,* 340, 7. November 1992, S. 1143.

House of Representatives, Committee on Energy and Commerce, Subcommittee on Oversight and Investigations: ‹Scientific Misconduct in Breast Cancer Research›, 13. April 1994.

House of Representatives, Human Resources and Intergovernmental Relations Subcommittee of the Committee on Government Operations, ‹Breast Cancer Prevention Study: Are Healthy Women Put at Risk by Federally Funded Research?›, 22. Oktober 1992.

Jordan, Craig, ‹Designer Estrogens›, *Scientific American,* 1. Oktober 1998;
– ‹Tamoxifen: A Personal Retrospective›, *Lancet Oncology,* 1, 2000, S. 43–9;
– ‹Tamoxifen: For the Treatment and Prevention of Breast Cancer› PRR, 1999.

Jorgensen, Karsten Juhl, und Peter C. Gøtzsche, ‹Presentation on Websites of Possible Benefits and Harms from Screening for Breast Cancer: Cross Sectional Study›, *British Medical Journal,* 17. Januar 2004, S. 148.

Klausner, Richard, und Bernard Fisher, ‹News Conference to Discuss a New Study on Effects of Tamoxifen› FDCH Political Transcripts, 1998.

Marshall, Eliot, ‹Reanalysis Confirms Results of «Tainted» Study›, *Science,* 270, 8. Dezember 1995, S. 1562;
– ‹Tamoxifen: Hanging in the Balance›, *Science,* 264, 10. Juni 1994, S. 1534.

National Women's Health Network, ‹Network Opposes Tamoxifen Trial›, *Network News,* Januar/Februar 1991, S. 3.

New York Times, ‹The Breast Cancer Fabrications›, 20. März 1994, S. 16.

Olson, James. *Bathsheba's Breast: Women, Cancer & History,* John Hopkins University Press, 2002.

Pauker, S. G., und J. E. Kassirer, ‹Contentious Screening Decisions – Does the Choice Matter?›, *New England Journal of Medicine,* 336, 24. April 1997, S. 1243.

Pearson, Cindy, ‹Estrogen Without Cancer? Don't Bet Your Life On It›, National Women's Health Network, *Network News*, März/April 1998;
– ‹Congress Holds Hearing on Tamoxifen Trial›, National Women's Health Network, *Network News*, Januar/Februar 1993;
– ‹NCI Warns Women on Tamoxifen of Risk of Fatal Uterine Cancer›, National Women's Health Network, *Network News*, März/April 1994.
Peto, Richard, R. Collins, D. Sackett, J. Darbyshire, A. Babiker, M. Buyse, H. Stewart, M. Baum, A. Goldhirsch, G. Bonadonna, E. Valagussa, L. Rutqvist, D. Elbourne, C. Davies, O. Dalesio, M. Parmar, C. Hill, M. Clarke, R. Gray und R. Doll, ‹The Trials of Dr. Bernard Fisher: A European Perspective›, *Control Clinical Trials*, Februar 1997, S. 1–13.
Rennie, Drummond, ‹Editorial: Breast Cancer How to Handle Misconduct›, *Journal of the American Medical Association*, 271, 20. April 1994, S. 1205.
Roan, Shari, ‹Cancer Prevention Trials Open New Era in Medicine›, *Los Angeles Times*, 7. September 1992, S. 1.
Sakr, W. A., G. E Haas, B. E Cassin, J. E. Pontes und J. D. Crissman, ‹The Frequency of Carcinoma and Intraepithelial Neoplasia of the Prostate in Young Male Patients›, *Journal of Urology*, August 1993, S. 379–85;
– ‹NIH Tightens Clinical Trial Monitoring›, *Science*, 264, 22. April 1994, S. 499;
– ‹Restating the Risks of Tamoxifen›, *Science*, 263, 18. Februar 1994, S. 910.
Wells, Jane, ‹Mammography and the Politics of Randomised Controlled Trials›, *British Medical Journal*, 317, 31. Oktober 1998, S. 1224–30.

1999: Den Genen auf der Spur

Druker, Bryan, Shu Tamura, Elisabeth Buchindunger, Sayuri Ohno, Gerald Segal, Shane Fannings, Jürg Zimmermann und Nicholas Lydon, ‹Effects of a Selective Inhibitor of the AN Tyrosine Kinase on the Growth of Bcr-Abl Positive Cells›, *Nature Medicine*, 2. Mai 1996, S. 561.
Hardy, Alexandra, ‹Drug May Offer Hope to Adults with Leukemia›, *Seattle Times*, 12. Mai 1996.
Koglin, Oz Hopkins, ‹New Drug May Fight Common Leukemia›, *The Oregonian*, 30. April 1996.
Vasella, Daniel, *Magic Cancer Bullet*, Harper Business, 2003.

2003: Die Takte des Todes

Fordyce, C. A., C. M. Heaphy, N. E. Joste, A. Y. Smith, W. C. Hunt, J. K. Griffith, ‹Association Between Cancer-free Survival and Telomere DNA Content in Prostate Tumors›, *Journal of Urology*, 173, Februar 2005, S. 610.

Karayi, M. K., und A. E Markham, ‹Molecular Biology of Prostate Cancer›, *Prostate Cancer and Prostatic Diseases*, 7, 2004, S. 6–20.

Rhodes, Daniel R., K. Shanker, Nandan Deshpande, Radhika Varambally, Debashis Ghosh, Terrence Barrette, Akhilesh Pandey und Arul M. Chinnaiyan, ‹Large-Scale MetaAnalysis of Cancer Microarray Data Identifies Common Transcriptional Profiles of Neoplastic Transformation and Progression›, *Proceedings of the National Academy of Sciences*, 101, Juni 2004, S. 9309–14.

Salmon, Cynthia, Mark G. Knize, Frances N. Panteleakos, Rebekah W. Wu, David O. Nelson und James S. Felton, ‹Minimization of Heterocyclic Amines and Thermal Inactivation of Escherichia Coli in Fried Ground Beef›, *Journal of the National Cancer Institute*, 92, 2000, S. 1773–8.

Tricoli, James, Mason Schoenfeld und Barbara A. Conley, ‹Detection of Prostate Cancer and Predicting Progression: Current and Future Diagnostic Markers›, *Clinical Cancer Research*, 10. Juni 2004, S. 3943–53.

Vogelstein, Bert, und Kenneth W. Kinzler, ‹Cancer Genes and the Pathways They Control›, *Nature Medicine*, 10, August 2004, S. 789–99.

Die Zukunft: Epilog

American Cancer Society, *Breast Cancer Facts and Figures, 2003–2004*, 2005;
– *Cancer Facts and Figures, 2005*, 2005.

Cancer Research UK, *CancerStats Monograph 2004*, 2004.

Dalgleish, Angus, Mike Richards und Karol Sikora, ‹Prevention›, in Karol Sikora, *Cancer 2025*.

Donovan, R. J., O. B. Carter, G. Jalleh und S. C. Jones, ‹Changes in Beliefs about Cancer in Western Australia, 1964–2001›, *Medical Journal of Australia*, 2004.

Dzik-Jurasz, Andrzej, Malcolm Mason und Harvey Schipper, ‹Imaging›, in Karol Sikora, *Cancer 2025*.

Ellis, Ian, John Fox und Bill Gullick, ‹Diagnosis›, in Karol Sikora, *Cancer 2025*.

Epstein, Samuel, *Cancer-Gate. How to Win the Losing Cancer War*, Baywood Publishing, 2005.

Goldberg, Paul, und Kirsten Boyd Goldberg, ‹Special Report: The NCI 2015 Goal›, *Cancer Letter*, 14. Februar 2003.

Jones, Alison, ‹Reduction in Mortality from Breast Cancer›, *British Medical Journal*, 330, 29. Januar 2005, S. 205–6.

Kunkler, Ian, Nick James und Jane Maher, ‹Radiotherapy›, in Karol Sikora, *Cancer 2025*.

Lehtinen, Matti, und Jorma Paavonen, ‹Vaccination Against Human Papillomaviruses Shows Great Promise›, *The Lancet*, 364, 13. November 2004, S. 1731–2.

Morrell, Jill, und Joanna Pryce, *Work and Cancer: How Cancer Affects Working Lives*, CancerBacup, 2005.

O'Brien, Catherine, ‹The Silent Killer: How Britain is Leading the Fight Against Ovarian Cancer›, *The Times*, 17. Januar 2005.

Schwartz, L. M., S. Woloshin, F. J. Fowler, Jr. und H. G. Welch, ‹Enthusiasm for Cancer Screening in the United States›, *Journal of the American Medical Association*, 291, 7. Januar 2004, S. 71–8.

Sikora, Karol, *Cancer 2025: The Future of Cancer Care*, Expert Review of Anticancer Therapies, 2004.

Sikora, Karol, und Olivia Sims, ‹Cancer 2025: An Introduction›, in Sikora, Karol, *Cancer 2025*.

Register